AF339287

DES
ÉCOULEMENTS BLENNORRHAGIQUES

CONTAGIEUX, AIGUS ET CHRONIQUES,

DE L'HOMME ET DE LA FEMME

PAR L'URÈTHRE, LA VULVE, LE VAGIN ET LE RECTUM.

DE LEURS ACCIDENTS ET DE LEURS COMPLICATIONS,

SUIVIS D'UNE ÉTUDE SUR LES

ÉCOULEMENTS BLANCS NON CONTAGIEUX PAR LES ORGANES GÉNITAUX CHEZ LES DEUX SEXES

PAR

LE DR POUILLET

PARIS

V. ADRIEN DELAHAYE et Cie, LIBRAIRES-ÉDITEURS,

PLACE DE L'ÉCOLE-DE-MÉDECINE.

1879

DES

ÉCOULEMENTS BLENNORRHAGIQUES

CONTAGIEUX, AIGUS ET CHRONIQUES

DE L'HOMME ET DE LA FEMME

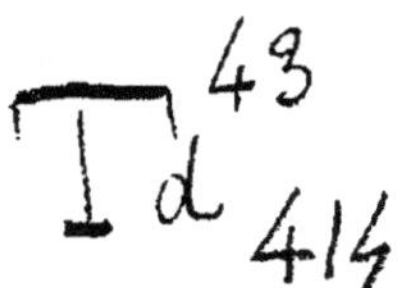

DU MÊME AUTEUR

OBSERVATION DE KYSTE OVARIQUE MULTILOCULAIRE CHEZ UNE FEMME QUI AVAIT EU DOUZE ACCOUCHEMENTS, etc. — *Bulletin médical du nord de la France*, décembre 1869.

LETTRE A M. LE PRÉFET DE LA SEINE SUR UN PROJET D'INSTALLATION D'UN SERVICE MÉDICAL NOCTURNE A PARIS. — *Figaro* 17 septembre 1875.

DE LA BLENNORRHÉE CHEZ L'HOMME. Essai critique sur ses divers modes de traitement. Paris 1875.

ESSAI MÉDICO-PHILOSOPHIQUE SUR LES FORMES, LES CAUSES, LES SIGNES, LES CONSÉQUENCES ET LE TRAITEMENT DE L'ONANISME CHEZ LA FEMME. — 2º édition revue et augmentée. 1 vol. in-18. Paris, V. Adrien Delahaye et Cⁱᵒ 1877.

LA SPERMATORRHÉE. Traité des pertes séminales. — 2ᵐᵉ édition. 1 vol. in-18. Paris. V. Adrien Delahaye et Cⁱᵉ 1879.

PARIS. — IMPRIMERIE E. MARTINET, RUE MIGNON, 2

DES
ÉCOULEMENTS BLENNORRHAGIQUES

CONTAGIEUX, AIGUS ET CHRONIQUES,

DE L'HOMME ET DE LA FEMME,

PAR L'URÈTHRE, LA VULVE, LÉ VAGIN ET LE RECTUM.

DE LEURS ACCIDENTS ET DE LEURS COMPLICATIONS,

SUIVIS D'UNE ÉTUDE SUR LES

ÉCOULEMENTS BLANCS NON CONTAGIEUX PAR LES ORGANES GÉNITAUX CHEZ LES DEUX SEXES,

PAR

LE DR POUILLET

BIBLIOTHÈQUE NATIONALE R.F. IMPRIMÉS

PARIS

V. ADRIEN DELAHAYE ET Cie, LIBRAIRES-ÉDITEURS,

PLACE DE L'ÉCOLE-DE-MÉDECINE.

1879

Tous droits réservés.

PRÉFACE

—

Indistinctement répandues dans toutes les classes de la société, les maladies vénériennes, loin de diminuer, deviennent, au contraire, de plus en plus fréquentes de nos jours.

Cela tient évidemment au relâchement des mœurs, au libertinage, à l'extension incessante de la prostitution et à la précocité sexuelle, qui semble être la caractéristique de notre époque matérialiste qui ne vit que pour l'estomac et les génitalia.

Castè vivat qui se sanum cupit!

a dit Astruc ; mais cet aphorisme est difficile à mettre en pratique par nos contemporains que torture un besoin irrésistible et toujours renouvelé de volupté physique.

La chasteté est une vertu d'antan et dont sourit notre génération abâtardie, mais assoiffée d'amour. Quant à l'abstention sexuelle, si elle est une nécessité hygiénique pour ceux et celles qui n'ont point encore acquis l'âge génital, il faut avouer qu'elle mène les adultes à une continence exagérée ou à la manuélisation. Or la continence absolue et la manuélisation sont un état et un vice antiphysiques et antisociaux dont les conséquences, terribles souvent, graves toujours, sont certainement plus à craindre que les affections vénériennes convenablement traitées.

Nous ne sommes pas l'apologiste des causes propagatrices des maladies dont nous allons traiter ; nous constatons un fait, c'est-à-dire la fréquence de ces affections ; nous en établissons le pourquoi apparent qu'il nous semble impossible de voir disparaître aussi longtemps que l'état des choses subsistera, aussi longtemps que des réformes, portant sur l'éducation et l'instruction de la jeunesse, sur le luxe et les raffinements de la civilisation qui nous envahissent, sur le mariage enfin, ne viendront pas assigner un terme à la licence et aux déportements, en changeant les bases pourries de notre société.

Contraste étrange !

Tant fréquentes et si répandues qu'elles soient, les maladies vénériennes sont cependant assez peu connues de la majorité des médecins. Tous savent qu'elles existent ; mais beaucoup ne connaissent que leur existence.

Chaque jour on voit des praticiens, savants en tous autres points, commettre des erreurs grossières, ordonner des traitements arriérés, intempestifs et inutiles; n'amender que les symptômes morbides et renvoyer comme guéris des malades qui ne le sont qu'à moitié. C'est l'à peu près thérapeutique élevé à la hauteur d'un principe.

Et cette ignorance coupable tire sa source de l'infatuation inhérente à l'exercice médical, qui fait croire à certains qu'ils ont la science intuitive de la pathologie. Ils disent avec superbe, en faisant une variante au vers de l'immortel comique latin : « Je suis médecin, et je pense que rien de ce qui est médical ne m'est étranger ! »

En commençant leurs études médicales, les futurs praticiens possèdent quelques rudiments de la nosographie vénérienne, comme nombre de jeunes gens d'ailleurs; mais trop souvent ils se contentent de ce maigre bagage scientifique, soit que leur goût les pousse vers certaines parties plus agréables de la science, soit — c'est le cas ordinaire — qu'ils ne puissent suivre *de visu*, dans les hôpitaux spéciaux, les maladies spéciales, et se trouvent, par cela même, dans la nécessité de les étudier en des livres incomplets ou volumineux et hérissés de commentaires ardus et de discussions transcendantes, dans des livres, en un mot, peu attrayants et point classiques.

Aussi, lorsqu'ils sont plus tard appelés à donner leurs soins aux vénériens, à peine s'ils sont à même de reconnaître l'affection qu'ils ont sous les yeux et, à plus forte raison, d'en guérir les porteurs. Ils font des ordonnances à grands coups de dictionnaire de thérapeutique, parce qu'ils n'ont qu'un fond de connaissances insuffisant; ils rassurent ou effrayent à la légère leurs clients, parce qu'une observation rigoureuse ne leur a pas appris à posséder la prudence si utile à l'exercice médical.

En fait de maladies vénériennes, il faut pouvoir être sûr de soi et n'avoir confiance qu'en soi ; car — l'expérience le prouve chaque jour — si des victimes de l'amour, les unes, insoucieuses de leur santé, sont presque heureuses de chanter leurs blessures érotiques; les autres, au contraire, sont plus ou moins prêtes à nier quand même, ou à afficher des airs naïfs de rosière. Si les premières, aux confidences faciles, permettent d'asseoir un prompt et bon diagnostic; en revanche les secondes, aux dénégations rapides ou à la mémoire par trop fugace, peuvent jeter le jeune praticien dans un doute et même dans une erreur fort préjudiciable tant à la réputation du traitant qu'à la santé du traité.

Ces seules considérations nous ont poussé à publier ce travail que nous nous sommes efforcé de rendre aussi clair et facile que complet et méthodique.

Puissions-nous — c'est là notre ambition — avoir atteint notre but, c'est-à-dire être utile à ceux qui savent superficiellement comme à ceux qui ne savent pas du tout.

Quatre sections divisent notre ouvrage :

Les trois premières sont relatives aux écoulements contagieux, à leurs accidents, à leurs complications, et forment, en leur ensemble, une monographie détaillée de la blennorrhagie chez l'homme et chez la femme. La quatrième partie, faite surtout dans un but diagnostique complémentaire, est consacrée à l'étude des flux blancs non virulents dont la source réside dans les organes génitaux.

Soucieux d'être aussi exact que complet, nous avons mis tous nos soins à faire cesser la confusion qui règne encore dans les descriptions de bon nombre d'affections, virulentes ou non, de l'homme et principalement de la femme; nous avons essayé aussi de jeter un peu de clarté sur certains points obscurs, très-négligés et trop inconnus, de pathologie sexuelle. Cela nous a amené à tracer, dans le cours de ce travail, l'histoire de quelques entités morbides, dont les unes sont à peine signalées par les auteurs qui nous ont précédé, et dont les autres ont été laissées par eux dans le plus profond oubli.

Enfin, persuadé que savoir reconnaître et traiter convenablement une maladie constitue, au point de vue pratique, presque toute la médecine, nous nous sommes appesanti particulièrement sur le diagnostic, sans craindre les redites utiles, sans négliger les répétitions nécessaires ; et nous n'avons formulé, avec tous les détails qu'ils comportent, que les modes thérapeutiques les plus rationnels et les traitements expérimentés et recommandés par les maîtres et les spécialistes les plus autorisés.

Du moins telle a été notre ferme intention ; à ceux qui nous liront de voir si nous avons rempli notre programme.

Octobre 1878.

DES
ÉCOULEMENTS BLENNORRHAGIQUES

CONTAGIEUX, AIGUS ET CHRONIQUES,

DE L'HOMME ET DE LA FEMME,

PAR L'URÈTHRE, LA VULVE, LE VAGIN ET LE RECTUM.

GÉNÉRALITÉS

Affections vénériennes. — Définition. — Division. — Origine. — *Blennorrhagie.* — Définition. — Étymologie. — Historique. — Étiologie. — Contagiosité. — Division. — Siége. — Profession. — Age. — Sexe.

On désigne en pathologie sous le nom d'affections vénériennes des maladies pouvant attaquer la généralité des tissus de l'économie, mais sévissant principalement sur les organes de la génération, à la suite de rapports sexuels normaux ou antiphysiques.

On les a divisées en trois classes :

1° **Affection virulente générale.** — C'est une maladie contagieuse qui affecte l'économie entière, prend des

1

formes diverses sur des tissus dissemblables et reconnaît pour cause l'introduction dans l'organisme d'un virus spécial.

On la nomme encore syphilis ou vérole.

2° Affection locale non virulente. — Elle est représentée par une inflammation de la muqueuse génitale variant en intensité, inflammation consécutive au stimulus d'un coït répété, au contact d'un flux leucorrhéique, lochial, cancéreux, menstruel. Elle est en tout semblable à la phlegmasie que développent le traumatisme, l'introduction d'un instrument lithotriteur, d'un pessaire, d'une sonde, d'un corps étranger, la masturbation ainsi que l'irritation génitale d'excitants internes comme la bière, le vin et le cidre nouveaux, les alcools, surtout quand le sujet est sous l'influence d'une diathèse : rhumatisme, goutte, herpétisme, scrofule, etc.

Cette affection est privée du pouvoir contagieux.

3° Affection locale virulente. — Cette classe comprend des maladies contagieuses, mais sans action morbide sur l'économie générale ; ce sont le chancre mou ou chancrelle et la blennorrhagie.

Origine des maladies vénériennes. — Au sujet de l'origine des maladies vénériennes, plusieurs opinions sont en présence ; et dans ces derniers temps les savants ont accumulé bien des travaux dans le but d'élucider ce point historique.

Les uns reconnaissent, avec Astruc, la genèse américaine de la vérole, en même temps qu'ils admettent l'antiquité du chancre mou et de la blennorrhagie.

D'autres, avec Follin et J. Rosembaum, accordent à la vérole, comme à la blennorrhagie, la vieillesse du monde.

D'autres, enfin, considèrent la blennorrhagie comme consécutive à la vérole et postérieure à la genèse américaine, à laquelle ils croient.

Quant à l'existence d'une grande épidémie syphilitique en 1494, est-il permis d'en douter?

Si l'on ajoute foi aux faits relatés par Bénédictus et Wideman, contemporains du fléau, on voit que la vérole et ses accidents étaient manifestes à cette époque; mais est-ce à cette seule maladie qu'il faut imputer les ravages?

Faut-il, avec certains auteurs, croire à la coexistence de la morve ou du typhus?

Doit-on n'admettre, comme M. Simonet, qu'un ergotisme provenant de l'avarie des blés?

Il ne nous appartient pas de résoudre ces questions encore si débattues; et il est à craindre que d'ici longtemps en pareille matière une opinion unique ne régnera pas chez les syphilographes.

BLENNORRHAGIE. — DÉFINITION. — La blennorrhagie est une affection virulente locale, extrêmement contagieuse, que caractérisent surtout une sécrétion muco-purulente et des phénomènes inflammatoires plus ou moins marqués.

ÉTYMOLOGIE. — Βλέννα, mucus, ῥήγνυμι, je chasse dehors. — On voit par cette étymologie que le mot blennorrhagie, introduit en pathologie par Swédiaur, ne veut dire qu'écoulement muqueux, et qu'employé seul•il serait tout à fait impropre, si l'usage ne l'avait consacré.

HISTORIQUE. — Malgré l'opinion d'Oviedo, d'Astruc et d'autres, qui fixent en l'année 1545 l'apparition de la blennorrhagie et considèrent cette maladie comme une manifestation syphilitique, il est aujourd'hui hors de doute que la blennorrhagie a existé de tout temps.

Pour la facilité de la mémoire divisons l'historique en trois périodes :

1re *période.* — Moïse, législateur et médecin, dans le XVe chapitre du Lévitique, désigne l'affection, reconnaît sa contagiosité et trace des préceptes prophylactiques et

curatifs : bains, ablutions, circoncision, continence, sé-
questration.

Les livres d'Hippocrate ne contiennent, au sujet de la
blennorrhagie, que des notions bien vagues, pour ne pas
dire nulles.

Celse attribue l'écoulement génital de l'homme à une
ulcération de l'urèthre ; il parle aussi d'une inflammation
testiculaire qui ne reconnaît pas pour cause une violence
extérieure, — l'orchite blennorrhagique évidemment, —
et contre laquelle il conseille la saignée du pied et la diète.

Galien admet le contagium blennorrhagique et différencie la gonorrhée ou spermatorrhée de la blennorrhagie
ulcéreuse.

Les Arabes — 980 — Avicenne et Avenzoar connaissent
les écoulements liés à une stricture uréthrale ; le premier
emploie pour leur cure la sonde rigide, le second la sonde
flexible et les injections d'eau marine.

Un auteur du xive siècle, Gordon, dit que les maladies de
la verge sont nombreuses et que les causes en sont extérieures ou intérieures. Les extérieures sont la cohabitation
avec une femme dont la matrice est impure, pleine de pus,
de virulence ou de gaz et de corruptions semblables.

« Passiones virgæ sunt multæ : causæ enim sunt exteriores aut interiores. Exteriores, sicut jacere cum muliere
cujus matrix est immunda, plena saniâ aut virulentiâ aut
ventositate, et similibus corruptis. »

L'Écossais Ardern nomme arçure — de *arceo*, je re-
pousse, ou mieux de *ardeo*, je brûle — une affection de la
verge caractérisée par de la chaleur brûlante — *incen-
dium virgæ* — avec excoriations ; il use, comme traitement, d'injections de lait féminin.

Dans cette première période on reconnaît un virus spécial pour la blennorrhagie.

2e *période.* — Lors de la soi-disant épidémie syphilitique, les médecins admettent encore une origine distincte pour la blennorrhagie ; mais à peine un demi-siècle est-il révolu que le chaos succède à cette croyance.

Le vénitien Musa Brassavole —1532— considère la blennorrhagie comme une forme de la syphilis ; Tomitani pose en thèse que la blennorrhagie ne peut exister sans vérole ; et les auteurs, qui suivent, fusionnent les affections vénériennes et font alors régner le dogme erroné de l'unicité. Cette hérésie dure jusqu'en l'an 1777.

Troisième période. — A partir de cette date deux écoles sont en présence.

Tode, de Copenhague, nie l'identité de la blennorrhagie et de la syphilis. Swédiaur et Bell —1793— pensent qu'il existe deux espèces de blennorrhagie, l'une traumatique, l'autre syphilitique.

Bosquillon, fort de ses expériences, pose ces trois principes :

1° La blennorrhagie provient d'un virus spécial, à action locale, et muni d'un contagium.

2° La blennorrhagie est distincte de la vérole.

3° Le mercure est sans action curative sur elle.

Hernandez vient, avec des expériences faites au bagne de Toulon, démontrer, en 1812, la non-identité des virus.

En 1826, Jourdan crée — on ne sait pourquoi — l'école non-viruliste, qui n'a qu'une durée éphémère. Aucun virus n'existait d'après lui, dans la blennorrhagie, dans la chancrelle, dans le chancre induré. C'était alors le règne de l'inflammation.

Cullerier neveu, Ricord — 1832 — constatent la véracité des assertions de Hernandez et forment la doctrine des non-Identistes.

Quant à la doctrine des Identistes, elle a à sa tête Astruc, Hünter, Oviedo, etc. La rareté des faits relatés permet de mettre cette doctrine en doute. Si, avec l'école de Saint-Louis, Cazenave, Vidal de Cassis, Baumès de Lyon reconnaissent la fréquence des accidents syphilitiques consécutifs à la blennorrhagie, c'est que l'observation leur a manqué, c'est que la confiance au récit du malade leur a suffi.

L'école du Midi affirme, avec raison, l'impossibilité de l'infection vérolique à la suite d'un écoulement mucopurulent.

Aux faits de Cazenave et autres, Ricord oppose une profonde et rigoureuse observation et conclut que, dans le cas où la blennorrhagie a déterminé des symptômes constitutionnels, il y avait autre chose qu'une blennorrhagie; pour lui existait un chancre larvé, un chancre intra-uréthral.

De nos jours il n'est plus que des auteurs arriérés qui ne fassent point la distinction des trois virus spéciaux à la blennorrhagie, à la chancrelle, au chancre induré.

ÉTIOLOGIE. — La blennorrhagie est elle-même sa cause; elle naît de la blennorrhagie.

Cet axiome admis, nous voyons s'évanouir l'étiologie légendaire des écrivains qui, à tort, accusaient la bière, l'alcool, l'excès de coït, les asperges, le refroidissement, le vice catarrhal, la scrofule, la goutte, l'herpétisme, etc., etc. Tout au plus ces causes peuvent-elles, comme le ferait le traumatisme, occasionner un flux simple, non contagieux, et souvent capable de guérir sous l'influence des soins hygiéniques et de l'ablation de la cause.

N'a-t-on pas prétendu que la malpropreté pouvait déterminer une vraie blennorrhagie?

C'est là, avouons-le, une hypothèse toute gratuite. Les femmes de la campagne sont loin de connaître et de pratiquer l'hygiène génitale et les ablutions; elles obéissent plus à leur passion érotique qu'à la raison, personne n'en doute; elles ne communiquent pourtant point de blennorrhagie à leurs époux. Pour que cela arrive, il faut, comme l'a spirituellement dit M. Simonet, un grain blennorrhagique dans les organes génitaux.

Ricord rangeait assez volontiers parmi les causes de la maladie qui nous occupe, l'irritation déterminée par le pus de la chancrelle introduit dans les parties sexuelles; il croyait encore que les liquides blennorrhoïdes des syphilitiques étaient capables d'engendrer un véritable flux blennorrhagique. Mais ces idées du maître ont été infirmées par l'expérience.

CONTAGIOSITÉ. — Pour MM. Van Roosbroeck et Langlebert, le globule purulent est le véhicule du principe contagieux. Le premier de ces auteurs croit que l'élément anatomique normal est loin de rester étranger à la contagiosité du pus; il affirme que le follicule muqueux de l'urèthre ou de l'œil accorde au pus ce triste privilége. Pour lui donc, pas de spécificité étiologique.

M. Thiry, de Bruxelles, pense que le contagium est dû à un virus spécial, le virus granuleux, qui déterminerait sur la muqueuse uréthrale ou conjonctivale un élément pathologique : la granulation.

M. Jousseaume, en 1862, a constaté dans le muco-pus blennorrhagique un parasite : le génitalia, algue à longues extensions et à prompt développement, qu'il considère comme le contagium.

M. Donné a rencontré deux infusoires dans le pus de la vaginite : le trichomonas et le vibrio lineola; mais il appert de nouvelles recherches que certains autres liquides altérés de l'économie fournissent également ces infusoires.

Nous penchons à admettre, comme ces derniers auteurs, une cause vivante, animale ou végétale, dans le virus blennorrhagique, quoique l'analyse chimique ne donne jusqu'à ce jour aucune notion spéciale, quoique l'examen microscopique ne puisse guère permettre de différencier le pus virulent du pus ordinaire.

Fait curieux à noter : placé à l'abri de l'air, le pus blennorrhagique garde un pouvoir contagieux, inoculable pendant près de soixante heures ; il peut même être étendu d'eau sans rien perdre de son énergie ; tandis que, desséché à l'air, le pus devient bientôt inoffensif et perd toute puissance génératrice.

Division. — Il existe plusieurs divisions de la blennorrhagie. La vieille classification suivant sa nature rhumatismale, goutteuse, herpétique, hémorrhoïdale, etc., n'a plus sa raison d'être, nous avons vu plus haut pour quelle raison.

On l'a divisée aussi, selon son état, en blennorrhagie aiguë et en blennorrhagie chronique ou blennorrhée. C'est un classement généralement adopté et que l'on doit conserver. ·

Suivant son siége, on l'a subdivisée en blennorrhagie externe ou balano-posthite virulente et en blennorrhagie interne ou uréthrale, en blennorrhagie des glandes bulbo-uréthrales (cowpérite blennorrhagique), chez l'homme ; en blennorrhagie vulvaire, uréthrale, vaginale, utérine, des glandes vulvo-vaginales (Bartholinite blennorrhagique), chez la femme ; en blennorrhagie articulaire, oculaire et rectale dans les deux sexes.

Nous nous servons de ces deux espèces de classifications, acceptant pleinement la première, n'acceptant qu'en partie la seconde, et reléguant parmi les complications ou les variétés certaines affections étudiées par des auteurs comme des divisions primordiales.

Siége. — Il n'est guère que la muqueuse oculaire et la muqueuse des organes génitaux qui soient capables d'être affectées par le virus blennorrhagique. Quant aux blennorrhagies auriculaire, nasale, buccale, ubérale, ombilicale, génito-crurale, etc., elles sont pour le moins fort problématiques. Cependant il n'en est pas de même d'une autre blennorrhagie extra-génitale ; et il faut maintenant admettre la blennorrhagie ano-rectale qui, bien qu'assez rare, n'en a pas moins une existence certaine, ainsi que nous le verrons quand nous traiterons de cette affection.

PROFESSION. AGE. SEXE. Aucune classe de la société n'est exempte de la blennorrhagie : « La chaudepisse, disait A. Guérin, dans une de ses leçons à Lourcine, ne respecte pas même les rois et les reines. » Cependant les désœuvrés, les débauchés, les célibataires, les soldats, sont surtout les porteurs de blennorrhagie. Parmi les femmes, celles qui sont le plus souvent atteintes sont les prostituées, les femmes galantes, les blanchisseuses, les couturières, les domestiques, les bonnes d'enfants.

On rencontre cette affection chez les sujets de tout âge : grand nombre de viols se compliquent de blennorrhagie chez les petites filles. Nous avons eu l'occasion de soigner une fillette de quatre ans atteinte d'un écoulement virulent de la vulve que lui avait inoculé son frère, âgé de treize ans et affecté lui-même d'une blennorrhagie, à la suite d'un rapport avec une femme entretenue qui habitait la même maison.

Il nous semble inutile de faire entendre que les personnes jeunes, pouvant plus facilement et plus souvent satisfaire leurs désirs érotiques, sont principalement les alitées des hôpitaux spéciaux.

Au dire de beaucoup de pathologistes, on constaterait une fréquence plus grande de la maladie chez l'homme que chez la femme. Ce point est loin d'être prouvé.

N'a-t-on pas dit aussi que l'uréthrite féminine était des plus rares ?

Ce sont là, pensons-nous, des erreurs d'observation ; mais nous aurons l'occasion de revenir plus longuement là-dessus en traitant de la blennorrhagie chez la femme.

1.

PREMIÈRE SECTION.

DES ÉCOULEMENTS BLENNORRHAGIQUES

CONTAGIEUX, AIGUS ET CHRONIQUES,

DE L'HOMME.

DE LEURS ACCIDENTS ET DE LEURS COMPLICATIONS.

CHAPITRE PREMIER

BLENNORRHAGIE URÉTHRALE

ARTICLE PREMIER

Définition. — *Synonymie.* — *Étiologie.* — *Anatomo-pathologie.* — *Symptomatologie.* — Incubation. Période de début. Période de progrès. Période de déclin. — *Durée.* — *Terminaison.* — *Variétés, Formes :* — *Chaudépisse à répétition.* — *Chaudepisse cordée.* — *Blennorrhagie externe.* — Définition. — Synonymie. — Fréquence. — Étiologie. — Symptomatologie. — Marche. — Durée. — Terminaison. — Diagnostic. — Pronostic. — *Chaudepisse sèche.* — *Chaudepisse séro-sanguinolente.* — *Chaudepisse alternante.* — Diagnostic. — Pronostic.

La blennorrhagie de l'urèthre masculin est le prototype de la blennorrhagie.

La muqueuse uréthrale est, en effet, chez l'homme, celle qui présente la plus grande aptitude pour la maladie qui nous occupe. La dénudation épithéliale de la muqueuse n'est même pas nécessaire, un simple contact virulent suffit pour engendrer l'écoulement spécial.

DÉFINITION. — On peut définir la blennorrhagie contagieuse de l'urèthre : une affection de la muqueuse du canal urinaire, d'origine virulente, présentant tous les symptômes des phlegmasies aiguës, et caractérisée surtout par un flux de matière muco-purulente plus ou moins abondant.

SYNONYMIE. — Uréthrite ; Uréthrite virulente, conta-

gieuse, blennorrhagique; Gonorrhée; Échauffement, échauffissure, échauffeture; Chaudepisse, chaude-lance; Castapienne; Écoulement, coulante... Tels sont les noms les
plus usités chez les médecins et chez le vulgaire.

Faisons de suite remarquer que beaucoup de ces expressions sont plus ou moins impropres.

Blennorrhagie n'exprime étymologiquement qu'un écoulement de mucus, sans rien localiser.

Uréthrite ne veut dire qu'inflammation de l'urèthre;
ce serait toutefois une bonne appellation, si l'uréthrite
simple, c'est-à-dire non contagieuse, n'existait pas.

Gonorrhée, par ses racines, est l'équivalent de spermatorrhée.

Échauffement, dans le langage familier, veut dire malaise gastrique accompagné de rétention des matières stercorales.

Échauffissure, échauffeture, castapienne marquent autant la trivialité que l'ignorance de ceux qui les emploient.

Chaudepisse et chaude-lance font constituer une affection dans un symptôme qui n'est pas constant.

Coulante et écoulement n'expliquent ni la nature ni le
siége du flux.

Toutefois, le mot chaudepisse a triomphé dans le vulgaire; le mot échauffement est usité parmi les gens du
monde; les expressions uréthrite, uréthrite blennorrhagique sont employées journellement par les médecins.

Bien que Cullerier ait proposé de ne se servir du mot
blennorrhagie qu'en tant que l'affection est contagieuse,
nous préférerions voir user du terme de blennorrhagie
virulente ou contagieuse qui fait entendre la spécificité de
la maladie.

Étiologie. — La contagion est directe ou indirecte.

Le coït est le mode propagateur le plus général; cependant la contagion médiate, quoique fort rare, est vraie.

Hunter cite un sujet qui gagna une blennorrhagie dans les lieux d'aisance, grâce à un morceau de plâtras contaminé qui s'en vint adhérer au méat urinaire. Swédiaur cite aussi comme cause le contact des lèvres du méat sur les parois des garde-robes. On a parlé enfin d'un fœtus dont l'urèthre fut contagionné, au passage, chez une mère atteinte de vaginite virulente.

ANATOMO-PATHOLOGIE. — Le nombre des nécropsies de blennorrhagiques n'est point considérable. Avant l'examen cadavérique, chez les anciens et au moyen âge, la blennorrhagie était considérée généralement comme un flux de semence corrompue, d'où le nom de gonorrhée ; plus tard on crut à des ulcérations du canal de l'urèthre.

Plusieurs auteurs : Cookburne, Morgagni, W. Hunter, cherchèrent à détruire l'opinion erronée de l'existence constante d'ulcérations et de plaies excavées de la muqueuse uréthrale.

En nous rapprochant de notre époque, nous pouvons lire les relations des autopsies faites par Astley Cooper, Desault, Boyer, Cullerier neveu et Gibert. M. Rollet cite cinq observations. M. Voillemier en rapporte neuf. D'après les constatations de ces auteurs, il est possible d'affirmer qu'il est très-rare que l'urèthre ne subisse pas de modifi cations.

En général, il existe de la rougeur, surtout à la fosse naviculaire, au bulbe et à la région prostatique. On trouve, en outre, une sécrétion muco-purulente, des plaques rouges indiquant un épanchement sanguin dans le tissu sous-muqueux.

La muqueuse uréthrale apparaît d'autant moins en-flammée que les blennorrhagies ont été plus nombreuses.

Il existe encore une diminution de souplesse, un défaut d'extensibilité, une tendance spéciale à la stricture. On constate, enfin, une injection des glandes de Littre ou lacunes de Morgagni avec dilatation de leur orifice, dilatation telle qu'elle donne comme un aspect aréolaire à la muqueuse.

Sur le vivant, à l'examen endoscopique, vers le huitième jour de l'affection, on observe dans la portion antérieure du canal une muqueuse rouge, dépolie, avec quelques faibles érosions semblables à celles de la balanite. Plus tard, vers le quarantième jour environ, l'affection a gagné en profondeur et se limite. Les points lésés se tapissent de granulations carminées, mi-circulaires, semblables à des grains de millet ou mieux aux granulations de la conjonctivite.

M. Cullerier a vu près de la région prostatique, chez un individu mort de fièvre typhoïde vers le trente-troisième jour d'une blennorrhagie, en outre de la rougeur et du gonflement, un groupe de ces granulations, autour desquelles se ramifiaient des vaisseaux capillaires injectés.

C'est là le passage de l'affection de l'état aigu à l'état chronique.

M. Désormeaux admet la constance des granulations, finissant tôt ou tard, grâce aux modifications de volume et d'état qu'elles subissent, par rétrécir la lumière du canal de l'urèthre.

SYMPTOMATOLOGIE. INCUBATION. — On donne le nom d'incubation au temps qui s'écoule depuis l'introduction du virus jusqu'à son explosion, c'est-à-dire jusqu'à la manifestation extérieure de sa présence.

Cette période existe-t-elle ?

Acceptée par les uns, elle est rejetée par les autres.

Pour Ricord, pas d'incubation ; le contact et l'action sont, pour ainsi dire, simultanés. M. Cullerier reconnaît que parfois l'affection existe durant un laps de temps avec une latence d'action.

En réalité l'incubation existe ; sa durée peut être de

huit jours ; en général elle n'est que d'une ou deux fois vingt-quatre heures. Quelquefois cependant la blennorrhagie apparaît presque immédiatement après le coït ; l'incubation est alors si courte qu'elle est comme si elle n'était pas, d'où le rejet qu'en ont fait certains auteurs.

Les inoculateurs, Warlomont, Vetch, Pauli, nous accusent une incubation variant de vingt-quatre à soixante-douze heures dans le transport du virus d'une muqueuse à une autre.

Nous ferons remarquer cependant que plus une blennorrhagie est aiguë, plus l'incubation est courte.

Enfin il est fréquent, sinon constant, de remarquer que chez les jeunes sujets atteints d'une première blennorrhagie, un état prodromique apparaît, caractérisé par un malaise général, un brisement des muscles et un léger mouvement fébrile.

Pour la facilité de l'étude on a divisé les symptômes en trois périodes : 1° début ; 2° progrès et état ; 3° déclin.

1° *Symptômes de début.* — Le lendemain ou le surlendemain, quelquefois soixante heures, plus rarement cinq à six et même huit jours après un coït impur, le sujet éprouve une sensation spéciale, ressemblant assez à un chatouillement, à une titillation. Loin d'être désagréable, cette sensation engendre des désirs érotiques. Elle siége sur tout le gland ou seulement au méat urinaire. Bientôt la verge devient un peu plus dure que normalement et ressemble à un pénis dans l'état de demi-érection que procure le froid.

Le sujet sent qu'il possède une verge.

Les lèvres du méat se tuméfient légèrement et rougissent, puis s'accolent, grâce à une sécrétion de mucus visqueux peu abondante.

La sensation agréable de titillation fait place à une démangeaison gênante surtout vers la fosse naviculaire, douloureuse même, au passage de l'urine sur la partie affectée.

La sécrétion, minime d'abord, s'accentue; de visqueuse elle devient séro-muqueuse, puis change d'aspect de nouveau. Muco-purulente, épaisse, d'une couleur blanc-jaunâtre, jaune-verdâtre, elle s'amasse dans la fosse naviculaire, d'où la pression la fait sortir goutte à goutte. Durant cette période, qui n'occupe que cinq à sept jours, l'affection reste limitée à la fosse naviculaire, siége primordial de la phlegmasie virulente.

2° *Symptômes de progrès et d'état.* — La tuméfaction et la rougeur des lèvres du méat, qui se renversent en dehors, augmentent; l'écoulement jaunâtre devient plus considérable et se fait maintenant jour au dehors. La base du gland et la région de la fosse naviculaire sont sensibles à la pression. Un œdème du prépuce, surtout sur les côtés du frein, apparaît et s'accuse de plus en plus.

L'inflammation envahit les portions spongieuse, bulbeuse et prostatique de l'urèthre, principalement ces deux dernières qui, avec la fosse naviculaire, constituent les trois centres de la maladie blennorrhagique.

La phlegmasie, d'abord limitée à la muqueuse, gagne en profondeur comme elle a gagné en étendue. C'est alors que la verge durcit davantage, que le gland prend une coloration rouge-bleuâtre, que le prépuce voit son œdème s'accroître.

Si l'on écarte les lèvres du méat, on trouve la muqueuse rouge, boursouflée, souvent excoriée superficiellement par la destruction de son épithélium.

Promène-t-on le doigt le long du canal uréthral, on éprouve la sensation d'un cordon dur, à nœuds, dus à l'état inflammatoire des glandes de Littre, aussi bien qu'à leur distension par le mucus plus ou moins altéré qu'elles sécrètent.

L'écoulement augmente en quantité à mesure que la maladie marche vers son summum d'acuité. Il fait sur le linge des taches d'un jaune-blanchâtre plus ou moins empesées et dont les bords sont moins foncés que le centre, qui peut être brillant, micacé.

La miction est tourmentée, douloureuse, cuisante; le malade exprime la sensation qu'il éprouve en disant qu'il pisse des lames de rasoir, des épingles, des aiguilles, etc.

Outre la sensation de brûlure qu'elle occasionne, l'émission de l'urine est plus difficile; le jet urinaire n'a plus sa grosseur accoutumée, à cause de l'uréthrosténie, déterminée par l'engorgement de la muqueuse, et les spasmes; la colonne liquide est bifurquée, trifurquée, quelquefois réduite à un simple filet.

La douleur, qui s'étend du périnée au méat, cesse après ou peu après la miction, mais elle est remplacée par une sorte de pesanteur désagréable et quelques élancements supportables.

A cette époque, les érections, sous l'influence la plus légère, souvent sans cause appréciable, naissent plus fréquemment qu'à l'état physiologique.

Ces érections fort pénibles, surtout la nuit, sont dues à une hyperesthésie du canal; les douleurs qu'elles déterminent proviennent de ce que le conduit uréthral enflammé, ne pouvant plus se prêter au développement acquis par les corps caverneux, se trouve le siége de tiraillements et de distensions.

Ces érections pathologiques amènent rarement une émission spermatique; toutefois, quand une éjaculation a lieu, elle est loin d'être voluptueuse; elle s'accompagne de la sortie de quelques gouttes de sang et s'échappe en bavant, parce que les fibres musculaires n'ont plus intact leur pouvoir contractile.

Une fois les portions bulbeuse et membraneuse envahies,

la souffrance augmente et tous les symptômes décrits plus haut arrivent à leur summum d'intensité.

Durant les érections, quand l'inflammation est considérable, de l'inégale aptitude du pénis et de l'urèthre à se développer, dont nous parlions ci-haut, résulte une sorte d'arc à convexité supérieure, formé par le corps caverneux et que sous-tend une corde qui n'est autre que le canal urinaire.

Ce symptôme violent a fait donner le nom de cordée à la blennorrhagie; quand il existe, généralement une partie de la verge s'incurve seule ainsi, et le plus souvent c'est la portion balanique, qui alors a le frein pour sous-tendante.

Selon Hunter, la *cordée*, c'est son expression, serait due à l'inégale extension du tissu spongieux et des corps caverneux, le tissu spongieux se trouvant envahi par un épanchement plastique. Cette opinion n'a plus guère de partisans aujourd'hui.

Dans le cas de blennorrhagie cordée, le malade est extrêmement tourmenté par des érections atroces qui le font souvent recourir à des moyens brutaux, si une déplétion naturelle, une uréthrorrhagie ne survient pas, toujours suivie de la rémission des symptômes.

Tout le monde connaît le procédé qui consiste en un coup de poing vivement asséné sur le dos de la verge, dont la partie concave repose en partie sur un plan résistant. Cette manœuvre pernicieuse, puisqu'un rétrécissement traumatique fibreux en est la conséquence, est encore en usage chez certaines gens du peuple et surtout les soldats, qui appellent cela rompre ou casser la corde.

Quand la blennorrhagie est devenue cordée, on voit souvent le sujet rendre quelques gouttes de sang sur la fin de la miction; on voit aussi l'écoulement prendre une couleur roussâtre ou jus de pruneaux, coloration due aux globules rouges et à leurs débris mélangés au muco-pus. Pendant que ces phénomènes se passent du côté de la verge, il n'est pas rare d'entendre le patient accuser des douleurs dans les testicules, vers les aines et le périnée, ou seulement de la lourdeur, de la pesanteur aux mêmes endroits. Il est fréquent aussi de noter du ténesme vésical.

Nous avons signalé le mouvement fébrile du début, qui ne dure que quelques jours. Toutefois, à sa suite, c'est-à-dire durant les deux périodes que nous venons de décrire, les blennorrhagiques ont la face pâle, les yeux cernés d'un cercle bleuâtre et fatigués, les joues un peu amaigries; en un mot, leur visage, sans être celui d'un malade, exprime une sorte d'ennui profond.

Chez certains, qui en sont à leur première affection, le mal physique réagissant sur le moral les rend maussades, mécontents de tout et de tous, irritables à l'excès, taciturnes sans cause et amis de la solitude sans raison.

Nous verrons, en parlant de la blennorrhée, que ce changement de caractère et cette tristesse intime sont fort fréquents chez les blennorrhéiques, comme, en général, chez tous les hommes affectés de maladies chroniques des voies génito-urinaires.

La période de progrès et d'état a une durée de un à deux septénaires.

3° *Symptômes de déclin*. — Après ce laps variable de temps, tous les symptômes s'amendent et la période de déclin commence. La sensation de brûlure durant la miction est moins forte; et le malade, qui appréhendait beaucoup le moment d'uriner et s'était résigné à ne satisfaire ce besoin que trois ou même deux fois en vingt-quatre heures, à cause de la souffrance, se livre à la miction lorsqu'il en a l'envie.

Le jet est moins fin, mieux formé, plus franc.

L'inflammation décroît, la verge est moins dure, la muqueuse uréthrale s'assouplit et les érections, d'ailleurs moins fréquentes, n'occasionnent plus qu'une gêne supportable; les petits nœuds d'induration, que l'on remarquait le long de l'urèthre, diminuent peu à peu de volume. L'écoulement décroît et se modifie; de jaune verdâtre il devient jaunâtre, blanchâtre, moins purulent, plus fluide; le méat urinaire, moins tuméfié et moins rouge, en laisse bientôt à peine perler une gouttelette avant la miction, lorsqu'on exerce sur le canal une pression d'arrière en avant.

Trois choses se peuvent alors passer :

1° L'affection, de sa propre marche envahissante ou sous l'influence d'un excès, d'un écart de régime, du coït ou de la masturbation, prend une nouvelle vigueur et repasse à la période de progrès.

2° Elle continue d'éteindre ses phénomènes morbides et guérit.

3° Ou, enfin, elle reste stationnaire; elle est devenue chronique; ce n'est plus une blennorrhagie, c'est une blennorrhée.

DURÉE. TERMINAISON. — La période de début dure environ six jours; celle de progrès et d'état, de sèpt à quatorze jours; quant à la période de déclin, elle est à elle seule aussi longue, sinon plus, que les premiers stades; sa durée, en effet, est d'environ vingt jours.

Abandonnée donc à elle-même, c'est-à-dire soumise seulement à l'hygiène, une blennorrhagie uréthrale virulente évolue en six semaines environ. Mais sous l'influence d'une médication méthodique et bien entendue, cette phlegmasie spéciale peut se terminer en beaucoup moins de temps.

Nous devons répéter ici, à propos de la terminaison, que ce n'est pas toujours par la guérison que finit la blennorrhagie. Il est même assez rare de la voir guérir sans traitement. La récidive ou la blennorrhée sont alors ses terminaisons ordinaires.

VARIÉTÉS. — FORMES. — *Chaudepisse à répétition.* — Lorsque la blennorrhagie, après avoir parcouru toutes ses périodes, n'est plus caractérisée que par une inflammation subaiguë de la muqueuse uréthrale; lorsque sa présence n'est accusée que par une légère teinte rosée de cette membrane, une faible douleur durant la miction, un écoulement peu abondant, que la seule pression d'arrière en avant fait sourdre par le méat; en un mot, quand une blennorrhagie est arrivée tout à fait à son déclin, elle peut tout à coup, sous une influence quelconque, reprendre une nouvelle vigueur et recommencer une nouvelle évolution.

Les symptômes, qui s'étaient atténués, reprennent de l'intensité; la douleur s'accentue; l'écoulement reparaît abondamment; l'inflammation, sans être aussi franche, aussi aiguë, aussi violente qu'elle l'était primitivement, acquiert de nouveau une marche progressive. Cette sorte de rechute, de récidive, de recrudescence qui peut survenir, se répéter plusieurs fois et faire, pour ainsi dire, durer indéfiniment la maladie, a fait baptiser cette forme morbide du nom de chaudepisse à répétition.

CHAUDEPISSE CORDÉE. — Nous avons plus haut parlé assez longuement de cette variété blennorrhagique, qui ne diffère du type ordinaire que par un degré plus violent de l'inflammation; il serait donc oiseux d'y revenir.

BLENNORRHAGIE EXTERNE VIRULENTE. — DÉFINITION. — L'écoulement blennorrhagique contagieux, au lieu d'avoir sa source dans le canal uréthral, peut provenir de la muqueuse qui tapisse le gland, le sillon balano-préputial et la face interne du prépuce. La maladie porte alors le nom de blennorrhagie externe.

SYNONYMIE. — On a encore décrit cette forme sous les

dénominations suivantes : Fausse blennorrhagie, blennorrhagie bâtarde, blennorrhagie du prépuce et du gland,
fausse gonorrhée, balanite, quand le gland seul est atteint,
posthite, lorsque le prépuce est le siége de l'inflammation, balano-posthite si — et c'est le cas le plus ordinaire — le gland et le prépuce participent tous deux à la
phlegmasie.

Fréquence. — La balano-posthite blennorrhagique virulente est rare si on l'envisage isolément. Sur 327 cas de
blennorrhagie chez l'homme, Sigmund n'a noté que
14 balano-posthites. Elle est plus fréquente comme complication de l'uréthrite virulente. Sur le même nombre 327,
l'auteur précité l'a remarquée 59 fois accompagnant l'inflammation spéciale de l'urèthre. Aussi quelques auteurs
ont-ils pu assez logiquement étudier cette maladie parmi
les complications de la blennorrhagie uréthrale.

Étiologie. — Nous n'avons à nous occuper, en cet
endroit, que de la phlegmasie virulente, et non pas de la
phlegmasie simple, du prépuce et du gland ; aussi ne
devons-nous pas signaler comme causes directes d'écoulement balano-posthique, la malpropreté, le coït avec une
femme atteinte de cancer, de leucorrhée, de lochies, les
diathèses herpétique, goutteuse, rhumatismale, scrofuleuse, les végétations, les plaques muqueuses, les ulcères
chancreux, la masturbation, le traumatisme, etc., etc.
La seule étiologie de la balano-posthite virulente, c'est
la contagion, le plus souvent immédiate, rarement médiate.

Il semble étrange, à première vue, que cette affection
soit si rare par rapport à la fréquence de la blennorrhagie
uréthrale, surtout quand l'on réfléchit que ce sont le
gland et le prépuce qui subissent le contact le plus direct
avec le pus blennorrhagique durant les rapports sexuels.
Mais l'étonnement cesse lorsque l'on considère que la

muqueuse balano-préputiale possède, sur la plupart des individus, un revêtement épithélial généralement épais, semblable à l'épiderme cutané. Le virus n'a point de prise sur cette surface cutanisée, pour ainsi dire cuirassée, tandis qu'il n'en est plus de même pour la muqueuse uréthrale à épithélium plus mince, plus faible, où il trouve toute facilité pour s'inoculer.

Aussi de ces faits découle ce corollaire étiologique secondaire, que la balano-posthite virulente atteint les hommes à gland recouvert par le prépuce, c'est-à-dire porteurs de phimosis complet ou incomplet; parce que chez eux la muqueuse, en contact constant avec elle-même et le mucus qui la lubréfie, et non plus avec l'extérieur et les vêtements, a conservé toute sa susceptibilité, toute son aptitude à s'enflammer sous l'influence du virus; parce que, en un mot, le pus contagieux rencontre, comme dans l'urèthre, une muqueuse vraie sur le gland et le prépuce, et non pas un tissu intermédiaire moitié cutané, moitié muqueux.

Symptomatologie. — Un temps variable, mais assez court, après le coït infectieux, l'extrémité libre du pénis est le siége de démangeaisons, de prurit plus ou moins accentué; la muqueuse du gland et du prépuce offre plus de sécheresse qu'à l'état physiologique.

Au prurit succèdent bientôt de la chaleur, des picotements, des élancements, une sensation parfois vive de brûlure. Ces phénomènes irritatifs retentissent sur le système nerveux et provoquent des érections fréquentes, peu douloureuses cependant, mais quelquefois tenaces. La sécheresse disparaît aussi et fait place à une humidité qui n'est plus normale.

A cette époque, si l'on peut découvrir les parties malades, on aperçoit que le prépuce a sa muqueuse colorée en rose ou en rouge; il en est de même du gland.

Cette teinte est uniforme, excepté dans le sillon bala-nique, où elle est plus foncée.

Ces symptômes sont ceux du début de la maladie et sont perceptibles jusqu'au 4ᵉ jour environ.

Plus tard, durant la période de progrès, la chaleur et la douleur augmentent. La rougeur de la surface balano-préputiale devient vive, carminée, brunâtre même. L'écoulement apparaît alors. Dès l'abord il est muqueux, peu abondant; bientôt sa quantité devient plus considérable et son aspect change : il est muco-purulent, blanc-jaunâtre, jaune-pâle, rarement verdâtre; il possède une odeur *sui generis* très-fétide, due à son mélange avec le sébum, plus abondamment produit. Ce flux blennor-rhagique sort goutte à goutte par l'orifice du prépuce, et son âcreté peut être telle qu'il fissure et ulcère les sillons préputiaux, rayonnés chez les individus atteints de phi-mosis.

Si la phlegmasie continue sa marche ascendante, les malades ressentent une chaleur brûlante, insupportable, qu'augmente encore la miction chez les porteurs d'un prépuce long et étroit, l'urine, en ce cas, passant sur la surface enflammée avant de s'échapper au dehors.

L'hyperesthésie peut acquérir une telle acuité que le moindre attouchement, que le contact de l'air même procure des érections et exaspère les souffrances.

L'examen des parties, lorsqu'il est possible, permet d'apercevoir la surface du gland parsemée de points rouges, semblables à des piqûres de puces, comme a dit Desruelles; souvent toute la muqueuse balano-posthique est d'un rouge très-intense.

Vers le commencement du second septenaire, c'est-à-dire du septième au douzième jour de la maladie, l'inflamma-tion acquiert son plus haut degré d'acuité. L'épithélium s'ex-folie par place, sur la surface du gland, disparaît et donne ainsi lieu à des érosions, à des exulcérations plus ou moins étendues, à fond rouge ou grisâtre, à bords généralement irréguliers. A la base du gland, dans le sillon balano-préputial, l'épiderme peut complétement faire défaut. La muqueuse, alors dénudée comme par un vésicant, montre une surface rouge, suintante, semée de papilles saillantes, hypertrophiées et excoriées.

L'écoulement est abondant, épais, purulent; il baigne la muqueuse, sur certains points de laquelle il adhère parfois assez fortement pour faire croire à des productions pseudo-membraneuses.

Chez les porteurs de phimosis complet, les lésions signalées ci-haut ne sont pas visibles, on le comprend; mais la douleur et l'écoulement ne font pas défaut. Ces deux symptômes sont même plus accentués et s'accompagnent d'un œdème plus considérable du prépuce, dont la peau est rouge et chaude. C'est surtout quand la blennorrhagie balano-posthique atteint des phimosiques, qu'il est à craindre de voir survenir un phlegmon du prépuce. La peau de cet organe se tuméfie alors de plus en plus, l'étranglement survient, la matière de l'écoulement séjourne et s'accumule entre le gland et son capuchon; des douleurs tensives, lancinantes, pulsatives, se développent, et, si aucun traitement n'intervient, une eschare se fait, tombe, et une ulcération perforante du prépuce s'en suit. Cette terminaison est assez rare dans la blennorrhagie externe; cependant on en a vu des cas, et M. Rollet en rapporte un exemple dans son traité des maladies vénériennes.

En général, vers la fin du second septenaire, parfois plus tôt, l'affection s'amende : les douleurs s'apaisent et disparaissent; l'écoulement se fluidifie, redevient muqueux, et la résolution est terminée pour la fin du troisième septenaire; ou bien un flux moins abondant, mais muco-purulent, persiste, l'affection passe à l'état chronique. Elle se caractérise alors par une subinflammation, peu ou point douloureuse, et une hypersécrétion puriforme, auxquels symptômes s'ajoutent bientôt l'hypertrophie des papilles et l'apparition de végétations. Des adhérences plus ou moins étendues peuvent être aussi la conséquence de la phlegmasie chronique.

MARCHE. DURÉE. TERMINAISON. — La marche de la blennorrhagie externe est assez vive et assez nettement délimitée. Cette affection croît jusqu'au dixième jour, reste un instant stationnaire et décroît rapidement. Quant à sa durée totale, elle est de deux à trois septenaires, au bout desquels la résolution arrive, en général. Lorsque le traitement fait défaut, l'affection peut passer à la chronicité et s'accompagner de végétations ou de symphysie plus ou moins complète. Enfin un phimosis phlegmoneux met parfois fin à la balano-posthite virulente par un point gangréneux suivi d'une perforation laquelle juge à la fois l'étranglement et la blennorrhagie externe.

DIAGNOSTIC. — Le diagnostic de la blennorrhagie externe contagieuse n'est pas toujours facile. Lorsqu'il est possible de découvrir le gland, rien n'est plus simple que de savoir à quelle affection on a affaire. Mais la maladie reconnue, il faut en spécifier la nature : Est-ce une balano-posthite simple ? Est-ce une balano-posthite blennorrhagique ?

Dans ce cas il est nécessaire de recourir aux commémoratifs étiologiques. Le pus blennorrhagique est la seule cause de la balano-posthite virulente ; la balano-posthite simple, au contraire, reconnaît un grand nombre de causes efficientes parmi lesquelles nous citerons principalement l'abus du coït, la défloration, les rapports avec une femme à vagin étroit, avec une femme atteinte de leucorrhée, de cancer utérin, de fistule recto-vaginale, de lochies, avec une femme simplement malpropre ou à l'époque des règles ; la masturbation, le défaut de propreté sexuelle et l'accumulation du smegma sous le prépuce sont aussi des causes de balano-posthite simple.

Malheureusement, les renseignements étiologiques ne sont pas toujours concluants et le diagnostic est alors incertain ; car, sauf l'intensité de l'inflammation, rien ne différencie la blennorrhagie externe virulente de la balano-posthite simple. Cependant, au point de vue thérapeutique, l'incertitude du diagnostic n'a pas de portée et le traitement est à peu près le même dans les deux cas.

La blennorrhagie uréthrale peut être confondue avec la maladie qui nous occupe dans le cas de phimosis avec élongation et étroitesse du prépuce. A tort l'on croirait que la douleur pendant la miction est un signe qui n'appartient qu'à la phlegmasie de l'urèthre ; nous l'avons notée dans la blennorrhagie externe, lorsque l'urine passe sur la muqueuse enflammée du prépuce allongé, qui forme alors, pour ainsi dire, la continuation du canal uréthral.

Cependant la douleur à la pression du gland fera croire à une blennorrhagie plutôt externe qu'interne ; et si, après avoir comprimé le canal urinaire, on voit par l'orifice pré-putial sourdre du muco-pus en assez grande quantité, le diagnostic sera éclairé. Avouons toutefois qu'on rencontre — rarement, il est vrai, — des cas fort embarrassants.

Les plaques muqueuses, le chancre induré, la chancrelle donnent lieu aussi à une balano-posthite. Ici il est plus facile, quoique plus important, de poser le diagnostic. Les chancres se sentent assez bien au travers de la peau, lorsque le gland ne peut être découvert. D'ailleurs les symptômes concomitants propres aux chancres mou et induré : bubons, adénopathie multiple, etc., mettront sur la voie un praticien qui n'est pas tout à fait novice en syphi-lographie.

PRONOSTIC. — Le pronostic est bénin. Une thérapeutique appropriée guérit toujours l'affection, qu'elle soit aiguë ou chronique. Le phlegmon du prépuce, plus fréquent dans les cas de chancre et de végétations, est très-rare dans la blennorrhagie externe; et d'ailleurs une perforation du prépuce, des adhérences, la présence de masses végétantes consécutives à l'état chronique peuvent rendre le pronostic sérieux, mais jamais grave (1).

CHAUDEPISSE SÈCHE. — Astruc, Swédiaur et plus récemment Fabre ont décrit une blennorrhagie sèche, c'est-à-dire, ayant tous les caractères ordinaires de l'uréthrite virulente, excepté l'écoulement.

Ce sont là des subtilités pathologiques dont l'esprit contemporain se paye difficilement. Ces auteurs ont donné, sans nul doute, le nom de chaudepisse sèche à toute autre chose qu'à une blennorrhagie vraie, probablement à un état de souffrance de la verge sympathique d'une maladie des reins, de la vessie, de la prostate ou des testicules. Une blennorrhagie sans écoulement, tel minime qu'il soit, n'est pas une blennorrhagie. Nous la rejetons.

Il existe d'autres formes ou variétés blennorrhagiques sur lesquelles nous ne nous appesantirons pas, vu leur peu d'importance thérapeutique, ce sont : la chaudepisse séro-sanguinolente, dont l'écoulement est teint par une petite quantité de sang; la chaudepisse à bascule ou alternante, c'est-à-dire une blennorrhagie dont le flux disparaît lors de l'apparition d'une complication du côté de la prostate, de l'épididyme, etc., et se montre de nouveau, quand l'accident n'existe plus.

DIAGNOSTIC. — Le diagnostic de la blennorrhagie uréthrale est ordinairement exempt de difficulté. Cependant quelques états pathologiques des organes génitaux pour-

(1) Le traitement sera décrit lorsque nous parlerons des complications de la blennorrhagie.

raient en imposer à des observateurs peu attentifs ; aussi croyons-nous bon d'établir sommairement le diagnostic différentiel de la blennorrhagie virulente avec l'uréthrite simple, l'uréthrorrhée, la blennorrhée, la spermatorrhée et la prostatorrhée, la balano-posthite et les écoulements blennorrhoïdes dus à des chancres mous ou indurés intra-uréthraux.

1° L'uréthrite simple, l'uréthrite traumatique se reconnaissent assez facilement à leur mode de développement et à leurs causes. Ces inflammations se montrent vite, d'emblée, pour ainsi dire immédiatement ou peu d'instants après l'action provocatrice. En quelques jours elles atteignent leur summum d'intensité, et leur période de déclin est prompte. Leur durée dépasse rarement dix ou quinze jours.

2° L'uréthrorrhée est le nom qu'a donné M. Diday à une variété de l'uréthrite simple. C'est un écoulement qui survient dans les trois jours qui suivent un coït avec une femme ayant ses règles. L'aspect du flux : opalescent et filant entre les doigts, l'absence de phénomènes inflammatoires tranchés éloignent toute confusion. La sécrétion ne change point de nature et reste au contraire toujours identique à elle-même pendant toute la durée de l'affection, qui est d'ordinaire assez longue. Un symptôme précieux de l'uréthrorrhée consiste dans une titillation uréthrale indolore.

3° La blennorrhée reconnaît pour cause primordiale — nous le verrons plus loin — une blennorrhagie, il est donc impossible de se tromper si l'on interroge convenablement le patient.

4° Il faudrait être inexpérimenté et tout à fait inattentif pour confondre une spermatorrhée ou une prostatorrhée avec la blennorrhagie uréthrale. Sans parler de la différence des liquides et de leur mode d'excrétion, l'absence de phénomènes phlegmasiques et les complications générales suffiraient à éloigner toute erreur. Nous aurons plus d'une fois l'occasion, dans ce travail, de revenir sur les caractères différentiels de ces diverses maladies pour ne pas en dire plus en cet endroit.

5° La balano-posthite virulente ou simple pourrait parfois en imposer à cause de son flux jaunâtre, surtout dans le cas de phimosis. Il est nécessaire de se rappeler que dans la balano-posthite on n'interrompt point l'excrétion muco-purulente en comprimant le canal uréthral et que souvent le sujet n'éprouve guère de douleur durant la miction.

6° L'écoulement blennorrhoïde consécutif à une chancrelle intra-uréthrale peut se reconnaître par l'auto-inoculation, c'est-à-dire par le transport, à l'aide d'une lancette ou d'une aiguille, de la sanie purulente sous l'épiderme cutané ou muqueux du soi-disant blennorrhagique. En cas de chancre mou on voit bientôt apparaître au point piqué une ulcération chancreuse. Souvent d'ailleurs il est possible, en écartant les lèvres du méat, d'apercevoir l'ulcère ou encore de le sentir avec le doigt promené le long de l'urèthre, surtout vers l'extrémité balanique.

7° Une sécrétion blennorrhoïde peu abondante, sans douleur, de couleur rouillée, tardive à son apparition et coexistant avec une induration en un point de l'urèthre, doit faire penser à un chancre induré. La vue de l'éruption roséolique, l'apparition de l'adénopathie indolente et tout le cortége des phénomènes syphilitiques dissiperaient l'incertitude.

Il nous paraît utile de résumer ici, en quelques mots, ce que l'on sait sur la simultanéité des affections vénériennes, sur la coexistence des virus. C'est, en effet, au défaut de connaissance des faits suivants qu'il faut rapporter la cause des errements de l'école identiste.

1° La blennorrhagie peut coïncider avec le chancre simple; et le mélange du virus blennorrhagique avec le virus chancreux ne fait perdre ni sa contagiosité à la blennorrhagie, ni son pouvoir inoculable au chancre mou.

2° La blennorrhagie peut exister en même temps qu'un chancre induré ou qu'une manifestation secondaire de la vérole. Le sujet contaminé est capable alors de communiquer à un sujet sain la syphilis ainsi qu'une blennorrhagie.

3° La blennorrhagie peut se montrer simultanément avec un chancre mixte, greffe d'une chancrelle sur un chancre induré.

4° Enfin la blennorrhagie, la chancrelle, la vérole se sont rencontrées ensemble; c'est dire que les trois virus n'ont point d'action destructive l'un sur l'autre, et qu'ils peuvent engendrer leur maladie respective en même temps et sur le même sujet.

Cette simultanéité d'affections contagieuses s'observe tous les jours dans les services spéciaux comme le Midi, Lourcine, l'Antiquaille, etc. Le praticien ne doit jamais perdre de vue ces faits acquis à la science, afin de pouvoir rattacher sûrement les complications diverses à chaque maladie virulente d'où elles procèdent (1).

PRONOSTIC. — Quoi qu'on ait dit, la blennorrhagie est une affection assez grave; elle n'agit pas à la façon du chancre induré, qui envahit l'économie, infestant les organes et les tissus; elle ne met guère la vie en danger, bien qu'on sache plus d'une observation de jeunes blennorrhagiques se suicidant de désespoir d'être affectés de cette maladie. Toutefois le pronostic en doit être sérieux et réservé, non-seulement à cause de la tendance de l'affection à devenir chronique, mais encore et surtout à cause des complications qui peuvent survenir durant son

_____

(1) Voir J. Basset, *De la simultanéité vénérienne*. Thèse de Paris, 1866.

cours. Est-il besoin de citer la prostatite et l'épididymite, la cystite et la néphrite, le phimosis, le paraphimosis, le pénitis et les abcès périuréthraux, la lymphite et l'adénite, l'arthrite et l'ophthalmie virulente?

Disons de suite, cependant, qu'une thérapeutique rationnelle rend la gravité de la blennorrhagie beaucoup moindre.

Toutes choses égales, d'ailleurs, les sujets débilités par l'âge, les excès de toutes sortes, à tempérament lymphatique, à diathèses rhumatismale, goutteuse, herpétique, etc., sont plus aptes que les autres à voir passer leur maladie à l'état chronique. Il en est de même de ceux qui vivent dans la malpropreté, la misère, habitent des lieux bas, humides, malsains, ou se traitent d'une façon incomplète, intempestive ou nulle.

ARTICLE II

Prophylaxie. — *Traitement.* — Généralités. — Division. — *Méthode abortive.* — *Méthode curative :* 1re indication. — 2e indication. — 3e indication. — *Médicaments internes :* Oléo-résine de copahu. — Cubèbe. — Matico. — Santal citrin. — Iode. — Térébenthine. — Goudron. — Baume du Canada, du Pérou. — Mastic. — Oliban. — Sous-acétate de Plomb. — Alun. — Ratanhia. — Cachou. — Quinquina. — Kino. — Oxyde de fer. — Cantharides. — Coloquinte. — Gomme-gutte. — Eau-de-vie allemande. — Aloès. — Croton tiglium. — Acétate de potasse. — Bitartrate de potasse et podophylline. — Poudre et alcool. — Tolu. — *Médicaments externes :* Nitrate d'argent. — Sulfate de zinc. — Extrait de saturne. — Alun. — Tannin. — Tannate de zinc. — Iode et tannin. — Cachou. — Ratanhia. — Kino. — Chloroforme. — Bichlorure de mercure. — Perchlorure de fer. — Protoïodure de fer. — Sous-nitrate de bismuth. — Sulfate de cuivre. — Pierre divine. — Borate de soude. — Permanganate de potasse. — Chlorure de zinc. — *Seringues à injections.* — *Conclusion.*

PROPHYLAXIE. — La prophylaxie, c'est-à-dire l'étude

des moyens propres à empêcher la propagation d'une maladie dans la société et à garantir isolément chaque individu, comporte, on le voit, des indications générales qui s'adressent à tous et des conseils privés qui ne s'adressent qu'à chacun. La prophylaxie publique de la blennorrhagie est plutôt du domaine de l'hygiène générale, aussi l'abandonnerons-nous pour nous occuper seulement de la préservation individuelle.

De même que les auteurs qui confondent sous un même nom la blennorrhagie urèthrale contagieuse et les diverses uréthrites simples, nous ne dirons pas qu'il est indispensable de s'abstenir de tout coït avec une femme durant l'époque de ses menstrues ainsi que deux ou trois jours avant et après ce flux physiologique ; nous n'ajouterons pas qu'il faut s'interdire tout rapport avec une femme atteinte de flueurs blanches, de lochies, de cancer utérin, qu'il est nécessaire de ne pas se livrer à la copulation, en état d'ivresse ou après l'ingestion d'une grande quantité de bière, de vin ou de cidre. Ce sont là évidemment des conseils pleins de sagesse, des recommandations hygiéniques qu'on doit mettre en pratique, mais que l'on pourrait, à la rigueur, transgresser sans craindre de blennorrhagie virulente, si la femme elle-même est indemne.

Il n'est, à vrai dire, qu'une seule indication sérieuse : celle d'empêcher le pus blennorhagique d'atteindre la muqueuse génitale ou d'y séjourner assez longtemps pour inoculer la maladie.

Afin de remplir ce précepte, il est de toute nécessité, lorsqu'on est en droit de suspecter la femme, de ne pas prolonger le coït au delà de ses limites normales et de ne pas le laisser incomplet.

Après le rapport intersexuel on doit se livrer de suite à un lavage à grande eau, pure ou médicamenteuse, capable d'entraîner ou de détruire la matière virulente.

Voici quelques formules de liquides préservateurs :

℞ Alun cristallisé............................ 15 gr.
   Sulfate de protoxyde de fer............... 1
   Sulfate de cuivre......................... 1
   Alcoolé aromatique....................... 0,60.
   Eau commune............................. 1 litre.
     M. S. A.   (Jeannel.)

℞ Lessive des savonniers.................... 10 gr.
   Eau commune............................ 200
     M. S. A.   (Administ. de Bruxelles.)

   Perchlorure de fer........................ ⎫
   Acide citrique............................ ⎬ ãã 4 gr.
   Acide chlorhydrique...................... ⎭
   Eau distillée............................. 32 gr.
     M. S. A.   (Rodet de Lyon.)

Ces liquides sont excellents et devraient être mis à la disposition de tous dans les maisons de prostitution, mais on peut sans crainte les remplacer par de l'eau aromatisée avec le vinaigre de Bully, l'eau de Cologne ou le jus d'un citron.

Si l'on en a la possibilité, on se fera une injection uréthrale avec une eau légèrement alcoolisée ou astringente ; sinon, selon l'excellent précepte de l'école de Salerne :

Post coïtum si mingas
Aptè servabis urethras,

il sera bon d'uriner, en ayant soin d'obturer de temps en temps avec le doigt l'orifice de l'urèthre, pour que l'urine déplisse forcément la muqueuse et que son jet, rendu plus fort et plus rapide, lave mieux la surface sur laquelle la matière infectieuse se serait établie.

Ces précautions sont très-utiles mais non point infaillibles.

Il n'est, à proprement parler, — et nous sommes, sur ce point, absolument de l'avis de MM. Rollet et Diday — qu'un seul mode prophylactique par excellence de la blennorrhagie chez l'homme.

Ce préservateur, qu'en 1826 un bref papal anathématisa — on ne sait pourquoi — a été découvert au siècle dernier par le docteur Condom, qui lui donna son nom. C'était primitivement le cœcum du mouton ; c'est, de nos jours, un fourreau de baudruche ou de caoutchouc, que le public appelle capote anglaise.

Sans parler de M. Jeannel, qui condamne ce qu'il nomme des engins destinés à protéger physiquement l'organe viril contre la possibilité de la contagion, parce que l'hygiène ne doit pas recommander ce qui ne saurait être avoué ; les auteurs sont loin d'avoir la même opinion sur la valeur du préservateur en question. Les uns lui ont reproché ses déchirures faciles ; un spirituel écrivain a défini le condom : une cuirasse contre le plaisir, une toile d'araignée contre le danger. Quoi qu'il en soit de ces dires malins, nous répéterons que le fourreau pénien en baudruche ou en caoutchouc est le préservatif infaillible de la blennorrhagie, lorsqu'il est bien fait et exempt d'érosions. Le seul reproche sérieux à lui faire est que cet instrument ne peut pas toujours être employé, parce que bon nombre de femmes n'en veulent point entendre parler, parce que la minorité féminine seule en autorise l'emploi ; mais ce reproche n'enlève rien à la valeur préservative du condom.

Les femmes qui se vendent n'éprouvent pour la plupart, lors du coït, aucune excitation génitale, d'où l'absence ordinaire de lubréfaction sexuelle ; lors donc qu'on a affaire à une femme de cette catégorie, si ses organes génitaux sont le siége d'une assez forte humidité, il est bon de se méfier et de la suspecter d'être atteinte d'un écoulement, peut-être bénin, mais parfois contagieux.

TRAITEMENT. *Généralités.* — La blennorrhagie uréthrale est une inflammation virulente d'origine extérieure, inflammation muqueuse, superficielle, caractérisée par de la rougeur, du boursouflement et une hypersécrétion muco-purulente. Ces phénomènes, dès le début, nous le savons, n'ont leur siége que dans une portion restreinte du canal, c'est-à-dire dans la fosse naviculaire. Plus tard, l'inflammation, s'étendant en profondeur et en longueur, gagne les parties spongieuse, bulbeuse et prostatique, où elle se localise à l'aise pour évoluer.

Il semble donc, avant tout, que le but à remplir pour la curation de la blennorrhagie est de supprimer l'inflammation par tous les moyens possibles. Cependant l'expérience démontre que cela ne suffit pas. La phlegmasie, supprimée par le temps ou les médicaments, n'entraîne pas toujours fatalement, disons plus, n'entraîne que rarement le cortége des phénomènes morbides, entre autres l'écoulement, qui peut subsister quand même, comme sous l'influence d'une habitude pathologique acquise.

Aussi, au lieu d'une seule indication, deux surgissent-elles à l'esprit du thérapeutiste : 1° éteindre la phlogose, 2° tarir l'écoulement; en même temps que la connaissance et l'observation de la maladie font naître une troisième indication : empêcher les complications et accidents.

Est-ce tout? Non, ce n'est là que le traitement curatif proprement dit; mais il en est un autre, qui n'est que la conséquence de la marche de l'affection elle-même. Nous avons vu, en effet, qu'au début, l'inflammation siége presque exclusivement dans la fosse naviculaire, qu'elle y stationne, pour ainsi dire, avant de prendre sa marche envahissante. On a pensé qu'il serait préférable et plus facile de tenter de l'étouffer au siége même de son début, de la juguler à sa naissance, c'est-à-dire avant qu'elle ne se soit étendue et n'ait pris possession de l'urèthre entier.

Cela constitue le traitement perturbateur ou abortif.

Ainsi donc la curation de la blennorrhagie comporte deux méthodes : 1° la méthode abortive, 2° la méthode curative. Nous allons voir en quoi elles consistent.

MÉTHODE ABORTIVE. — Comme son nom l'indique, la méthode abortive a pour mission d'enrayer la blennorrhagie, de la faire avorter sitôt son apparition.

Ce mode de traitement a donné lieu à bien de la controverse, et maintenant encore divise les praticiens en deux camps : les uns le préconisent et l'emploient; les autres le considèrent comme dangereux et le rejettent.

Voyons, sans partialité, les raisons que donnent les premiers et les seconds pour appuyer leur manière de faire.

La méthode abortive, qui paraît dater du XVII° siècle et semble avoir été employée, pour la première fois, par Charles Musitan, consiste généralement en injections, plus ou moins caustiques, administrées lorsque la blennorrhagie, sans produire encore d'écoulement, s'accuse d'une façon quelconque, ou bien quand l'écoulement, établi depuis peu, n'est pas abondant, n'est que séreux ou muqueux, mais sans purulence.

Musitan, qui conseillait, dans ce cas, une injection à base mercurielle, disait que, faite dès l'apparition de l'écoulement, elle l'arrêtait à l'instant et enrayait la maladie, sans qu'il fût besoin d'autres médicaments.

Simmons, en 1786, se servait de nitrate d'argent dans le même but.

Ratier, en 1827, cautérisait directement la fosse naviculaire, premier siége de l'affection, pour obtenir un semblable résultat.

Depuis lors, bon nombre d'auteurs, entre autres Cullerier neveu, Carmichaël, Wal-Moreau, publient des observations favorables à ce système de traitement.

En 1843 et 1846, M. Debeney, dans un mémoire et un exposé, réfute les craintes que cette méthode a fait naître et s'appuie, pour la conseiller, sur 120 observations.

Un médecin de Lyon, M. Leriche, raconte, dans un travail, publié en 1844, sur l'emploi du nitrate d'argent dans les écoulements blennorrhagiques, que sur six cents cas où il a employé la méthode abortive, il n'a pas noté un accident qui valût la peine d'être signalé.

Tel est l'actif du système abortif; quel est son passif?

Venot, en 1844, selon MM. Belhomme et Martin, formulait contre lui les plus graves accusations.

Dans 14 cas où il l'avait employé, ce chirurgien avait vu survenir des uréthrorrhagies, des arthrites, des ophthalmies, des orchites, des abcès uréthraux, des adénites, etc.

MM. A. Latour et Berton, l'année suivante, épousent, dans la *Gazette des hôpitaux*, la façon de voir de Venot, que partagèrent d'ailleurs des hommes d'une grande valeur, tels que Civiale, Vidal de Cassis, Cullerier et autres.

Ricord, tout d'abord partisan de la méthode substitutive, en usa beaucoup moins par la suite, sans en être cependant un détracteur.

M. Hicguet, de Liége, publia en 1862 un mémoire sur le système abortif et conclut que, lorsque la blennorrhagie est établie, on ne peut ni ne doit essayer de l'enrayer.

Cet essai serait une faute. Il faut la guérir et, pour ce faire, la cautérisation n'a aucune action.

Avec MM. Rollet et Hicguet, nous pensons que la méthode abortive peut rendre des services tout à fait au début de l'affection, quand l'écoulement n'est pas encore apparu ou qu'il ne fait qu'apparaître. En dehors de cette époque elle nous semble inefficace, dangereuse; il faut la rejeter.

A quelle injection faut-il recourir, quand on veut tenter la chance abortive?

En vain essaya-t-on le chloroforme et autres substances, le nitrate d'argent est le meilleur substitutif, en pareil cas, et le seul qu'il faille utiliser.

Mais quelle sera la dose du caustique?

M. Debeney se servait d'une injection contenant de un à quatre grammes d'azotate lunaire pour 30 grammes d'eau distillée. Cette dose est, selon nous, excessive et n'agit pas mieux que si elle était plus faible.

Ricord s'est servi de 0, 50 à 0, 60 centigrammes de caustique pour 30 grammes d'eau. Cette dose peut, sans inconvénient, être réduite encore.

L'injection suivante nous a fourni d'excellents résultats et nous paraît assez forte :

   ℞   Azotate d'argent..................... 0,40 centigr.
       Eau distillée...................... 30 grammes.
         F. S. A.

Administrée à l'aide d'une seringue en or, en platine ou en verre, cette solution ne sera guère poussée dans l'urèthre au delà de quatre à cinq centimètres de profondeur, c'est-à-dire peu au-dessus de la fosse naviculaire.

Le malade conservera le liquide substitutif deux ou trois minutes dans le canal. Après douze heures, on administrera une seconde injection et l'on continuera de façon à en donner quatre en deux jours.

Ne cachons pas que ces injections sont fort douloureuses, et qu'il faut beaucoup de courage au patient pour s'y soumettre après la première séance.

A la suite de l'injection primordiale, il s'établit un écoulement séro-sanguinolent qui persiste de trois à cinq jours et que remplace alors une sécrétion muco-purulente, souvent peu abondante, qui disparaît bientôt à son tour.

Au bout de huit à dix jours le patient, guéri, peut reprendre son régime et ses habitudes.'

Bien que rarement, l'écoulement, parfois, reste muco-purulent et devient considérable ; tous les symptômes de la blennorrhagie apparaissent alors et se succèdent, comme si aucun moyen n'avait été dirigé contre la maladie.

En ces cas, la méthode abortive a échoué, et il n'est autre chose à faire qu'à ordonner le traitement curatif dont nous allons parler.

Méthode curative. — Le malade s'est-il présenté trop tard pour bénéficier du moyen précédent? Le praticien a-t-il cru de son devoir de s'abstenir de la méthode abortive?

On a recours alors au mode thérapeutique ordinaire, qui comporte, nous l'avons dit, trois indications principales à remplir :

1° Faire disparaître l'état inflammatoire ;

2° Empêcher ou combattre les complications et accidents ;

3° Tarir l'écoulement.

1re *Indication.* — Pour éteindre la phlegmasie on utilise les antiphlogistiques, qui sont fort nombreux.

En première ligne se trouvent les émissions sanguines, à l'aide de la lancette ou des sangsues. Jadis on les employait assez volontiers dans la blennorrhagie; de nos jours on en a beaucoup restreint l'usage, et cela avec juste raison.

La saignée doit être rejetée, à notre avis; quant aux sangsues, leur application ne doit avoir lieu que dans certains cas donnés et fort rares. Si l'inflammation est excessivement intense et s'accompagne de fièvre, de gonflement de la verge, de douleur considérable et d'une grande difficulté d'uriner; si le sujet est dans la force de l'âge et d'un tempérament pléthorique, une quinzaine de sangsues au périnée et à l'anus apporteront un grand soulagement au malade.

Hors de là les émissions sanguines sont inutiles et ne feraient que retarder la guérison.

Les cataplasmes, les applications émollientes, les fomentations sur la verge ne servent pas à grand'chose.

Les bains locaux et surtout les grands bains sont, au contraire, d'une incontestable utilité. Tièdes ou frais, selon la saison, les bains locaux détendent les tissus, facilitent la sortie du muco-pus et détachent les matières qui souillent le pénis. Les bains généraux agissent, de plus, en modifiant, en amoindrissant la phlogose uréthrale; ils font pénétrer dans l'organisme une certaine quantité d'eau qui dilue l'urine et rend l'émission de ce liquide moins douloureuse; ils calment en même temps le système nerveux, toujours excité, du blennorrhagique. Cependant, pour obtenir ces résultats, il est nécessaire que le bain soit prolongé, que sa durée soit, au minimum, de deux heures, et enfin qu'on le renouvelle tous les jours, pendant la première huitaine du traitement.

Le régime alimentaire joue, lui aussi, un grand rôle durant la période inflammatoire sans être, cependant, une condition *sine quâ non* de la guérison, comme certains auteurs se sont plu à le poser en principe.

Nous ne croyons pas qu'il faille tenir le patient à une diète essentiellement lactée et végétale. Un peu moins de nourriture que d'habitude, pas de bière, de cidre ou d'alcool, peu de vin, toujours mêlé d'eau d'ailleurs, tel est le régime à suivre.

En fait de boisson, de l'eau; les tisanes dites émollientes n'adoucissent rien; elles n'agissent que par leur véhicule en rendant les urines moins chargées de principes excrémentitiels et, partant, moins ardentes au passage.

La constipation, presque constante durant la blennorrhagie, sera combattue; elle cède très-bien à un lavement huileux journalier ou mieux à une verrée d'eau de Sedlitz, chaque matin.

Les érections douloureuses de la nuit, qui reviennent, d'ailleurs, moins fréquemment lorsque le malade prend des bains prolongés, cessent assez bien à la suite de frictions, sur le périnée et la verge, avec une pommade au camphre et à la digitale, la suivante par exemple :

℞   Camphre en poudre.......................... 4 gr.
        Poudre de feuilles de digitale.............. 3
        Axonge aromatique........................ 30
        F. S. A.

Elles disparaissent plus rapidement encore si l'on associe la digitale au lupulin et si l'on administre la préparation suivante :

℞   Poudre de feuilles de digitale......... 0,25 centigr.
        Lupulin frais....................... 1 gr.
        M. S. A. pour deux paquets, à prendre : le premier une heure avant le coucher, le second en se mettant au lit.

Le bromure de potassium, celui de sodium, le camphre monobromé donnent des résultats identiques.

Le bromure de potassium, celui de sodium se doivent prendre :

3 heures avant le coucher.......... 1 à 2 grammes.
Au moment de se mettre au lit...... 1 gramme.

Le bromure de camphre s'administre ainsi :

Une dragée de 10 centigr. 2 heures avant le coucher.
Une dragée de 10 centigr. 1 heure avant le coucher.
Une dragée de 10 centigr. en se couchant.

Outre leur action contre les érections, ces médicaments : camphre, digitale, lupulin et surtout bromures ont l'avantage de calmer l'esprit du sujet et de faire disparaître les douleurs nerveuses sympathiques des testicules et des aines.

Chez le blennorrhagique, comme chez l'homme bien portant, l'urine a une réaction acide, cela ne peut se révoquer en doute. Or, ce fait devait amener à penser que la douleur de la miction pouvait provenir du passage du liquide acide sur la muqueuse enflammée; aussi a-t-on conseillé, pour faire cesser la souffrance uréthrale, de neutraliser l'urine par l'administration d'un alcalin.

Cette donnée est vraie jusqu'à un certain point; et si à l'aide de la neutralisation de l'urine on n'enlève pas tout à fait la douleur, à coup sûr on la diminue beaucoup et on la rend supportable, en l'amoindrissant.

Pour nous résumer, à propos de la première indication, nous dirons donc que, dans la période inflammatoire, le traitement consiste à diminuer un peu la nourriture, à supprimer la bière, le cidre et l'alcool, à ne prendre que du vin coupé, à absorber le matin une verrée d'eau de Sedlitz ou à s'administrer un lavement huileux. Il comporte, en outre, l'ingestion d'eau en guise de tisane, des lavages et 4 à 5 bains locaux, enfin, un grand bain journalier prolongé deux heures.

De plus, contre les érections, les douleurs de l'aine, des testicules ou accompagnant la miction, on utilisera la pommade au camphre et à la digitale, le lupulin associé à la digitale, ou les bromures de potassium, de sodium, de camphre, sans oublier l'emploi d'un à deux grammes de bicarbonate de soude, matin et soir.

2ᵉ *Indication.* — Pour éviter les complications : 1° du côté du testicule, il suffira souvent de porter un suspensoir bien conditionné et relevant convenablement les bourses, de ne point se livrer à des exercices violents, à une marche longue, à l'équitation, à la natation, à l'escrime, à la gymnastique; 2° du côté des yeux, il sera de toute nécessité de se laver les mains toutes les fois que l'on aura touché les organes génitaux ou les linges contaminés, de s'habituer à ne les point porter à la face; la nuit on mettra un caleçon de bain ou un caleçon ordinaire, placé le devant derrière, pour empêcher que, durant le sommeil, les doigts, ayant touché inconsciemment la verge, ne transportent le pus virulent aux globes oculaires.

3° On se gardera d'une cystite, d'une néphrite, d'une prostatite, d'une arthrite en évitant toute introduction de sonde dans l'urèthre et en prenant les précautions nécessaires contre le refroidissement des extrémités et le passage brusque du froid au chaud, et vice versâ.

On changera les linges de la verge au moins une fois par jour; il n'est pas rare, en effet, que le muco-pus, par son âcreté, ne produise des excoriations, une éruption d'herpès préputial et même une balano-posthite.

4° Enfin, le blennorrhagique, à quelle époque que ce soit de l'affection, ne se livrera ni au coït ni à la masturbation, ce qui éterniserait sa maladie ou la ferait passer à l'état de blennorrhée. De plus, il n'écoutera aucune conversation obscène, ne regardera aucun tableau ou statue érotiques, ne fréquentera aucune femme dont les gestes, les poses, les propos lascifs ou engageants puissent déterminer dans ses organes génitaux un éréthisme douloureux, toujours fâcheux.

3° *Indication*. — Nous avons vu, dans la symptomatologie, qu'à la période inflammatoire et de progrès succédait une sorte d'état demi-phlegmasique, intermédiaire, subaigu, durant lequel tous les symptômes s'amendaient et tendaient à disparaître, excepté toutefois un phénomène : l'écoulement.

D'abord effet de la phlegmasie virulente, le flux ne tarde pas à devenir la cause principale de la prolongation de la maladie, dont il constitue à un moment donné presque toute la symptomatologie.

Sitôt donc que l'état inflammatoire a rétrogradé, il faut se hâter de combattre l'écoulement; c'est là la troisième indication.

Nous ne sommes heureusement plus au temps où certains praticiens osaient, de bonne foi, professer et écrire qu'il est dangereux, s'il ne dure déjà depuis une certaine époque, d'arrêter un écoulement uréthral blennorrhagique, et que souvent on produit, par cette suppression, des accidents plus graves que la maladie primitive. C'était là une exagération, comme en a commis beaucoup l'école physiologique, et dont nous ne devons tenir aucun compte.

Il est peu de maladies contre lesquelles les médecins aient essayé, employé, préconisé autant de médicaments que contre l'écoulement blennorrhagique uréthral.

Pour les uns, les agents internes sont les seuls dont on doive faire usage; pour les autres, les médicaments topiques, au contraire, suffisent, et au delà, à la guérison d'une affection essentiellement locale; certains enfin, des éclectiques, convaincus qu'un juste milieu est une bonne méthode entre deux systèmes si opposés, utilisent concurremment la médication interne et la médication externe.

Nous allons, aussi rapidement que possible, passer en revue les agents internes et externes, en nous réservant d'en faire une critique sommaire, avant de dire ceux auxquels nous donnons la préférence.

Médicaments internes. — Nous ferons remarquer, avant de commencer, que, rejetant toute parenté entre la blennorrhagie et la syphilis, nous ne parlerons point du mercure en tant que modificateur général; ce médicament d'ailleurs n'a jamais fourni aucun bon résultat et ne fut guère employé dans la maladie qui nous occupe, même par les partisans de l'identité des virus.

Oléo-résine de copahu. — Improprement dénommée par le vulgaire baume de copahu, cette oléo-résine, qu'on retire du Copaïfera officinalis—Légumineuses— est un liquide presque incolore, transparent lorsqu'il est récent, mais qui jaunit et s'épaissit plus tard. Son odeur est nauséeuse, sa saveur âcre et répugnante. On l'administre sous forme de potion, de mixture, d'électuaire, de même qu'à l'état de pureté enveloppée dans une gangue de gélatine ou de gluten, ou encore associée à la magnésie, qui possède la propriété de la solidifier.

D'après la majorité des auteurs, et Rollet entre autres, c'est le remède souverain de la blennorrhagie. On donne le copahu à la dose de 4 à 8 grammes par jour ; on peut même aller jusqu'à 12 et 20 grammes en potion, en électuaire ou en capsules.

Il n'est pas rare, disent les partisans de cette oléo-résine, de voir l'écoulement, sous son influence, diminuer de moitié ou des 3/4 de suite et disparaître bientôt intégralement.

Cette opinion ne serait-elle pas trop absolue? Nous le pensons.

Pour le plus grand nombre, le copahu agit sur le canal uréthral en se mélangeant à l'urine, qui charrie ses principes médicamenteux et modifie de cette façon les surfaces malades. Cette manière de voir n'est pas tout à fait juste, ce semble, puisque les injections de copahu, mettant plus longtemps en contact cet agent avec l'urèthre, n'ont guère donné les résultats qu'on croyait devoir espérer.

Il faut donc penser que l'urine imprime aux principes actifs du copahu absorbé une modification particulière et ntime.

D'autres pensent que l'oléo-résine agit en irritant le rectum, en établissant une dérivation, une sorte d'inflammation substitutive sur une partie voisine de l'organe affecté. C'était l'opinion de Desruelles : « D'après ces idées, dit-il, nous avons souvent injecté le copahu dans le rectum et nous avons vu que, pris ainsi, il est aussi efficace que lorsqu'il est ingéré par la bouche. »

On a répondu que dans ce cas le copahu était absorbé, passait dans la circulation et venait réagir sur les urines. Ceux qui croient à l'action modificatrice du copahu ajoutent, en effet, que moins l'oléo-résine produit de diarrhée, plus sa puissance est grande sur l'urèthre.

Pour administrer le copahu il faut rejeter l'opinion de Desruelles, car s'il n'agit qu'irritativement sur le rectum, il est nombre d'autres substances médicamenteuses qui lui sont mille fois préférables.

Malgré les dires intéressés des marchands de spécialités pharmaceutiques, sous quelque forme qu'on la prenne, l'oléo-résine copahique procure des renvois fétides, des nausées, souvent des vomissements, toujours une haleine désagréable. L'estomac le plus solide ne peut la tolérer longtemps et s'irrite; s'entête-t-on à l'ingérer quand, même? Son rejet a lieu presque aussitôt. Chez certains malades, au lieu de vomissements, surviennent des selles abondantes qui les fatiguent et les épuisent. L'appétit diminue d'abord, puis devient nul. De la gastralgie, de la dyspepsie font leur apparition et subsistent même souvent après l'abandon de la médication copahique.

Ce n'est pas tout. Le copahu, mieux que tous les balsamiques, agit sur la peau et provoque quelquefois — surtout au printemps et à l'automne — une éruption particulière qui porte le nom de roséole copahique et dont la durée varie entre deux et quinze jours, d'après Bazin; encore faut-il, pour en avoir raison, supprimer l'emploi de cet agent thérapeutique et morbifique à la fois.

Les considérations précédentes nous font rejeter l'usage

du copahu et des préparations dont il est la base ; car ses inconvénients sont, à notre avis, loin d'être compensés par ses avantages, qu'ont augmentés considérablement ses partisans.

Cubèbe. — C'est la poudre du fruit desséché du Cubeba piper, — Pipérinées. — On l'ordonne sous forme d'électuaire, pur dans du pain azyme ou délayé dans l'eau ; on a aussi vanté son essence sous forme de capsules, ainsi que son extrait oléo-résineux.

Le cubèbe, dans la blennorrhagie, se prend aux doses de 10 à 40 grammes, c'est-à-dire en quantité double du copahu, avec lequel il est fréquent de le mélanger pour faire des opiats antiblennorrhagiques.

Comme l'oléo-résine précédente, il peut occasionner une éruption cutanée, plus rarement cependant.

Son action est moins prononcée que celle du copahu, bien que le cubèbe semble agir, comme lui, en cédant ses principes médicamenteux à l'urine.

A haute dose le cubèbe congestionne le rectum, provoque de la chaleur à l'anus, du ténesme rectal très-douloureux et une diarrhée abondante.

Sans grande utilité dans la blennorrhagie, à moins d'être conseillé à dose élevée — 15 à 30 grammes par jour en trois fois — il est loin d'être amicalement supporté par la muqueuse gastrique.

Plus d'une fois nous avons vu des sujets le rejeter, sitôt l'ingestion, après quelques jours d'usage. Comme le copahu, nous l'avons vu engendrer plus d'une fois des gastralgies rebelles.

C'est encore une substance dont nous proscrivons l'emploi.

Matico ou *Mattico.* — Les Anglais ont vanté outre mesure, il faut l'avouer, la feuille du Piper angustifolium ou Mattico, de la même famille que le Piper cubeba. On donne ce médicament sous diverses formes que la spécialité s'est appropriées, ou tout simplement en infusion — 10 grammes pour 1000 d'eau. — Le mattico n'a pas plus de valeur que le cubèbe et nous semble loin d'être un spécifique de la blennorrhagie. On peut, sans grande perte, le laisser aux Indiens, qui en utilisent les propriétés astringentes et aphrodisiaques.

Santal citrin. — L'essence de santal citrin, produit du Santalum album, — Santalacées — fut expérimentée par le docteur anglais Henderson, par MM. Panas, Simonet et étudiée par M. G. Durand dans sa thèse inaugurale, Paris, 1874. C'est un succédané du copahu et du cubèbe, rien de plus. On l'administre seule en capsules ou mélangée avec ces deux substances, qui activent ses propriétés. Son action est en réalité beaucoup moindre qu'on ne l'a dit, et ses inconvénients presque égaux à ceux du copahu, aux doses duquel on peut l'administrer. Nous n'en conseillons pas l'usage.

Iode. — Quelques praticiens ont administré l'iode. L'expérience personnelle nous a démontré son inefficacité, sinon dans quelques cas exceptionnels, chez des individus dont un tempérament scrofuleux entretenait l'écoulement.

Térébenthine. — *Goudron.* — *Baumes du Canada, du Pérou.* — *Mastic.* — *Oliban.* — La térébenthine, le goudron, les baumes du Pérou et du Canada, le mastic et l'oliban sont moins actifs que le copahu et le cubèbe, sont d'un usage aussi peu agréable et s'administrent avec plus de raison dans la cystite que dans la blennorrhagie.

Sous-acétate de plomb. — *Alun.* — *Ratanhia.* — *Cachou.* — *Quinquina.* — *Kino.* — *Oxyde de fer.* — Toutes ces substances, rarement ordonnées seules, sont en général associées au cubèbe et au copahu et n'ont d'autre action que d'empêcher la diarrhée, qu'occasionne l'usage de ces derniers agents.

Cantharide. — La cantharide, elle aussi, a été conseillée contre la blennorrhagie uréthrale.

Les résultats ont été nuls, bien entendu. Ce dangereux coléoptère devrait, depuis longtemps, être banni de la thérapeutique.

Coloquinte. — *Gomme-Gutte*. — *Eau-de-vie allemande*. — *Aloès*. — *Croton tiglium*. — Les drastiques sus-nommés, et principalement la coloquinte, par leur puissante action sur l'intestin, sont, de temps immémorial, un remède populaire. La dérivation considérable qu'ils engendrent peut quelquefois amender et même guérir la blennorrhagie; mais les avantages de ce mode de traitement, infidèle en général, sont loin de compenser les dangers qui peuvent résulter de son emploi.

Acétate de potasse. — Préconisé par M. Bétoldi, l'acétate de potasse, à la dose de 8 grammes par jour dans une potion, ne peut guérir une blennorrhagie uréthrale. Ce sel est un diurétique et n'agit pas mieux que le nitrate de potasse, d'un usage si vulgaire dans les écoulements.

Bitartrate de potasse et podophylline. — Le bitartrate de potasse, associé à la podophylline :

℞ Bitartrate de potasse................... 0,50 centigrammes.
　 Podophylline........................... 0,05　　　 —
　　 F. S. A. 4 paquets. Un chaque heure jusqu'à purgation.

est un remède vanté par M. Rich, — Revue thérapeutique, mai 1865, — qui l'emploie concurremment avec les injections au permanganate de potasse. Le bitartrate de potasse n'a point d'action spéciale, et si les succès miraculeux — 58 guérisons sur 60 cas, en 48 heures ! — obtenus par M. Rich sont admissibles, ils sont dus évidemment aux injections manganiques.

Poudre et alcool. — Les militaires se servent, plus rarement toutefois que jadis, d'eau-de-vie dans laquelle ils délayent de la poudre à canon. Nous ne mentionnons cet étrange remède, dont l'effet est loin d'être satisfaisant, que pour en rejeter l'emploi.

Tolu. — De tous ces agents différents que la science ou l'empirisme ont préconisés, le plus employé et le meilleur est, sans contredit, l'oléo-résine de copahu; mais nous savons les inconvénients graves qui nous ont fait rejeter son usage. Parmi les succédanés du copahu, moins actifs que lui à la vérité, nous avons cité le cubèbe, le mattico, la térébenthine, le goudron et les baumes du Canada et du Pérou, dont l'emploi n'est guère moins désagréable. Il nous reste à parler du baume de Tolu.

Ce produit découle d'incisions faites au Myrospermum Toluiferum, arbre de la famille des Légumineuses Papilionacées; c'est une substance demi-transparente, sèche, à cassure brillante, de couleur légèrement fauve et d'une odeur douce et suave. Son goût agréable, son administration facile et l'absence de renvois fétides, enfin son action notable sur les voies génito-urinaires nous ont amené à le donner au lieu et place de l'oléo-résine copahique.

Sa puissance thérapeutique n'équivaut pas à celle de ce dernier médicament, toutefois elle est très-marquée et nous a fourni d'excellents résultats.

Délaissant, bien entendu, le sirop de Tolu, préparation tout à fait inefficace, nous administrons le baume en nature et sous forme pilulaire, d'après la formule suivante :

℞ Baume de Tolu...................... 1 gramme.
Gomme...................... ⎫
Glycérine pure............... ⎬ Q. S. —
F. S. A. 10 pilules à prendre 2 par 2 dans les 24 heures.

MÉDICAMENTS EXTERNES. — Quelle que soit la substance administrée à l'intérieur dans la blennorrhagie, elle suffit rarement, nous devrions dire, elle ne suffit jamais à amener seule la guérison, sans le secours de la médication directe ou topique.

Le moyen local par excellence est l'introduction dans le canal uréthral d'un liquide médicamenteux qui n'y doit séjourner qu'un laps de temps ordinairement assez court. Mille agents thérapeutiques divers ont servi de base aux injections antiblennorrhagiques. Nous allons dire quelques mots des principaux.

Nitrate d'argent. — Il serait oiseux sans doute de revenir sur l'azotate lunaire, qu'on n'utilise guère de nos jours que dans la méthode abortive et dans la blennorrhée, si un auteur distingué, M. Rollet, n'avait conseillé cette substance et ne l'avait préconisée d'une façon toute spéciale.

Voici ses formules :

℞   Nitrate d'argent.................... 0,05 centigr.
    Eau distillée...................... 100 grammes.
        F. S. A. Prendre 2 injections par jour et les conser-
    ver 4 à 5 minutes.

℞   Nitrate d'argent.................... 0,05 centigr.
    Eau distillée........................ 200 grammes.
        F. S. A. Prendre 3 à 4 injections par 24 heures.

Est-il besoin de dire que ces injections, fort doulou-reuses, sont peu aimées des malades? Faut-il ajouter qu'on ne les a pas accusées tout à fait à tort de procurer l'épidi-dymite?

Ces inconvénients militent beaucoup, ce semble, en faveur du rejet du nitrate d'argent.

Sulfate de zinc. — *Extrait de Saturne.* — Le sulfate de zinc, seul ou uni à l'extrait de Saturne, est fort connu du public, qui l'emploie journellement. Ce sel est généralement la base active de l'injection que donnent les pharmaciens, si souvent consultés sur le traitement de la blennorrhagie que, malgré leur modestie habituelle, ils se croient des thérapeutistes hors ligne en matière vénérienne. Toujours le laudanum de Sydenham entre dans leur préparation, dont la formule suivante donnera une idée :

℞   Sulfate de zinc................. 0,50 à 1 gramme.
     Extrait de Saturne............. 1 à 2 grammes.
     Laudanum de Sydenham.......... 12 à 25 gouttes.
     Eau........................... 180 à 200 grammes.
          F. S. A. — 3 injections par jour.

Ces injections au sulfate de zinc sont mauvaises et fort peu actives.

Le sulfate de zinc produit de la douleur vive que ne tempère pas le vin d'opium, douloureux lui-même à la muqueuse uréthrale; quant à l'extrait de Saturne, que l'on a accusé de produire une tendance aux coarctations, il engendre assurément de la difficulté d'uriner.

Alun.— Tannin.— Tannate de zinc.—Le sulfate d'alumine et de potasse — 1 gramme à 1,50 pour 150 grammes d'eau, — l'acide tannique — 1,50 centigrammes à 2 grammes pour 150 grammes d'eau, — et principalement le tannate de zinc, sont les bases de nombreuses injections magistrales ou de spécialités. Ce sont des astringents puissants qui agissent comme tels. Toutefois les résultats qu'ils donnent sont loin d'être constants. D'autre part, tous ces agents occasionnent une sorte de resserrement de la muqueuse qui rend la miction difficile et douloureuse, et, chose plus grave, provoquent du ténesme vésical.

Iode et Tannin. — Nous dirons la même chose de la préparation iodo-tannique, bien qu'elle présente plus d'avantages. Voici sa formule :

℞   Iode.......................... 0,50 centigr.
     Tannin........................ 4 grammes.
     Eau........................... 200   —
          F. S. A.

Cachou. — *Ratanhia.* — *Kino.* — Ils sont moins actifs que le tannin, dont ils ont les inconvénients. De plus, les taches colorées, souvent indélébiles, qu'ils déterminent sur le linge, font que le patient n'en aime guère l'usage.

Chloroforme. — *Bichlorure de mercure.* — Le chloroforme — 2 à 3 grammes pour 100 grammes d'eau — est très-incertain dans la blennorrhagie ; quant au sublimé corrosif, c'est un violent caustique. L'un et l'autre, extrêmement douloureux, doivent être rejetés.

Perchlorure de fer. — Le chlorure ferrique a donné d'assez bons résultats, que nous avons pu contrôler plus d'une fois dans notre pratique. Voici la formule dont nous nous sommes servi :

℞ Perchlorure de fer à 30° Baumé.   2 à   4 grammes.
Décocté de guimauve.......... 150 à 200   —
F. S. A. 2 injections par jour.

Cependant la coloration particulière qu'il donne à la muqueuse et les sérieuses souffrances qu'il engendre souvent nous ont forcé depuis longtemps à en délaisser l'emploi.

Proto-iodure de fer. — Le proto-iodure de fer agit moins bien que le perchlorure. Voici sa dose :

℞ Proto-iodure de fer................   0,10 centigr. ,
Eau distillée.....................   250 grammes.
F. S. A. Trois injections tièdes par 24 heures.

Sous-nitrate de bismuth. — Les injections qui comportent dans un véhicule aqueux du poids de 200 grammes, 5, 10 et même 30 grammes de sous-nitrate de bismuth ont pour but de laisser dans le canal uréthral un sel insoluble, qui isole ses parois, absorbe le pus et modifie avantageusement la sécrétion. Mais ces injections isolantes provoquent souvent du ténesme vésical et augmentent la douleur du passage de l'urine, qui doit, pour sortir, lutter contre l'obstacle mécanique d'une sorte de bouchon formé par le sous-nitrate et le muco-pus.

N'est-il pas à craindre aussi qu'une certaine quantité du sel insoluble, en pénétrant dans la vessie, ne s'entoure de mucosités, de sels urinaires et ne soit le point de départ d'un calcul? Nous sommes peu partisan de ces injections qui, d'ailleurs, sont loin de nous avoir procuré les résultats superbes relatés dans la thèse de M. Caby — 1858 — les travaux de M. Mourlon et de M. Dauvé — 1860 — et enfin la thèse inaugurale de M. Bazin — 1865.

Sulfate de cuivre. — *Pierre divine.* — Le sulfate de cuivre, de 0,50 centigr. à 1 gramme pour 150 à 200 grammes d'eau, est une bonne substance à prescrire, bien que douloureuse. Mais on doit lui préférer, avec raison, la pierre divine, composée comme il suit :

```
Camphre...........................    4 grammes.
Sulfate de cuivre................. ⎫
Alun.............................. ⎬ ãã 96    —
Azotate de potasse................ ⎭
```

Presque pas douloureuse et d'une action plus sûre que celle du sulfate de cuivre, la pierre divine nous a généralement réussi, quand nous l'avons prescrite de cette manière :

```
℞  Pierre divine.................    1 à 2 grammes.
   Eau distillée.................    200 grammes.
        F. S. A. 3 injections par jour.
```

On commence par la dose la plus faible pour habituer le canal au médicament.

Borate de soude. — Le borate de soude, à la dose de 2 grammes pour 200 grammes d'eau, est une substance presque indolore, qui diminue un peu l'écoulement uréthral et calme l'inflammation locale ; mais dont les résultats ne sont pas supérieurs à ceux de la pierre divine et du perchlorure de fer.

Permanganate de potasse. —Préconisé, nous l'avons déjà dit, à la dose de 0,30 centigrammes pour 30 grammes d'eau, par M. Rich, qui a eu le bonheur insigne d'obtenir, grâce à lui, 58 guérisons sur 60 malades au bout de 48 heures, ce sel ne nous a pas aussi bien réussi, et nous mettons ce moyen sur le même rang que les précédents, tout en nous réservant de l'expérimenter de nouveau.

Nous venons de passer en revue beaucoup des substances employées contre la blennorrhagie ; nous ne disons pas toutes les substances, car, des nombreuses maladies qui affligent l'homme, ce sont, assurément, les écoulements uréthraux qui ont fait naître le plus de spécialités pharmaceutiques, préparations souvent mensongères malgré des prospectus pompeux, pour la plupart inefficaces sinon dangereuses, et dont le seul mérite est de coûter fort cher aux malheureux blennorrhagiques qui les achètent. Il nous reste, avant de clore cette liste déjà longue, à parler d'un médicament que nous ordonnons depuis plusieurs années et à qui nous accordons une préférence marquée : nous entendons nommer le chlorure de zinc.

Chlorure de zinc. —C'est un sel blanc, déliquescent et, partant, d'une grande solubilité. Gaudriot l'employa jadis à la place du nitrate d'argent pour faire avorter la blennorrhagie. Ricord s'en servit contre la blennorrhée. Le chlorure de zinc est un caustique qui ne dissout pas les tissus, mais les rend, au contraire, plus durs et de ce fait ne pénètre pas profondément et ne fuse jamais. Ce substitutif précieux, employé à petite dose comme modificateur, tarit l'écoulement très-rapidement, fait pâlir la muqueuse et supprime ce qui reste de douleur dans l'urèthre. Il possède le grand avantage de ne procurer qu'une cuisson insignifiante, de n'occasionner aucun accident, de ne provoquer aucun ténesme, ténesme qui, on le sait, terrorise le patient et le fait, durant deux et trois heures, se tordre sous ses épreintes, le dégoûte des injections et l'empêche de continuer un traitement qui éviterait le passage de son affection à l'état chronique. M. Weeden Cook, de Londres, à qui le chlorure de zinc a donné de magnifiques et constants succès, dit dans une brochure sur la question, publiée il y a quelques années, que l'injection au chlorure de zinc, si on l'emploie à temps et au degré de force voulu, est le plus précieux agent que l'on ait introduit dans la chirurgie depuis la découverte du chloroforme. Dans plusieurs centaines de cas où ce médecin l'administra, l'action du chlorure de zinc n'a manqué que deux fois d'arrêter l'écoulement.

Voici comment il faut le prescrire :

> ℞ Chlorure de zinc pur............... 1 gr. à 1 gr. 50
> Eau distillée...................... 200 grammes.
> Agitez et filtrez au papier.

On fait tiédir la solution pour l'injecter dans l'urèthre, où on la conserve 2 à 3 minutes; on répète cette opération 3 à 4 fois dans les 24 heures.

Seringues à injections. — Pour être complet, il nous semble bon, avant de résumer en quelques traits rapides ce qui concerne le traitement de la blennorrhagie uréthrale, de dire deux mots sur les seringues qui servent à faire les injections dans le canal urinaire.

Il existe dans le commerce une assez grande variété de ces instruments. Les plus communs sont en verre; ils se composent d'un cylindre dans lequel joue, à frottement doux, un piston, soit en verre, soit en porcelaine, dont l'extrémité principale est entourée de coton ou de cuir mou.

Ce sont de mauvais instruments, pour la plupart mal faits, fonctionnant mal et, lors de leur jeu, laissant remonter le liquide au-dessus du piston. On leur reproche aussi leur fragilité, qui peut ne pas être sans danger, quand c'est l'extrémité uréthrale qui se brise dans le canal.

D'autres seringues, à prix plus élevé, mais du même modèle que précédemment, sont en os, en ivoire, en métal. Elles sont mieux conditionnées; mais après quelque usage elles cessent de remplir leur service.

Il en est enfin un autre genre : nous voulons parler des injecteurs. Ce sont des réservoirs sphériques ou pyriformes en gutta-percha; ils se chargent en faisant le vide par une compression digitale.

De ces injecteurs, les uns ont leur canule en verre — leur fragilité doit les faire rejeter; — les autres en ivoire, en os ou en métal : ce sont les seuls que nous conseillions d'employer.

Autant que faire se peut, l'on doit préférer les injecteurs à canule assez longue, percée d'une ouverture étroite, et à réservoir élastique, petit, d'une contenance de 25 à 30 grammes de liquide environ. Il faut, enfin, se rappeler que la gutta-percha — lorsque la date de sa fabrication remonte au delà de deux ans — devient facilement déchirable, grâce à une modification moléculaire de son tissu, et que, par conséquent, on doit se procurer des injecteurs récemment fabriqués.

Nous ne nous étendrons point sur la manière de s'administrer une injection; ce sont là des minuties qui ne s'expliquent pas. Il faut de l'habitude, et cette habitude s'acquiert vite. Qu'il nous suffise de dire que jamais il ne faut pousser brusquement l'injection, mais qu'on doit, au contraire, la faire pénétrer lentement en comprimant le canal, au niveau du gland, entre l'index et le pouce. L'opération terminée, on retire la canule doucement, en activant la compression uréthrale, que l'on maintient le temps voulu ; puis on laisse, non pas d'un seul jet, mais goutte à goutte, sortir la matière injectée.

CONCLUSION. — Que conclure des faits précédents au point de vue du traitement de la blennorrhagie uréthrale virulente de l'homme?

Tout d'abord qu'il n'est pas de spécifique anti-blennor-rhagique, ensuite que la cure doit être tentée par deux méthodes :

1° Si la maladie est prise au début, avant l'apparition de l'écoulement ou lorsque la sécrétion, tout à fait récente, est encore séreuse, il est rationnel d'administrer l'injection abortive suivante, à l'aide d'une seringue d'or, d'argent ou de verre :

℞   Nitrate d'argent.................. 0,40 centigr.
     Eau distillée..................... 30 grammes.

et de la renouveler de 12 en 12 heures jusqu'à concurrence de 4 injections.

2° Cette méthode a-t-elle échoué? N'a-t-elle pas été employée? De la symptomatologie découlent trois indications spéciales, qui sont : éteindre la phlegmasie, éviter les complications, tarir l'écoulement.

Pour éteindre la phlegmasie on prescrira, si elle est excessive, et si le sujet est dans les conditions voulues, l'application de 15 sangsues à l'anus et au périnée ; sinon on ordonnera des bains locaux tièdes ou froids et un bain général de deux heures chaque jour ; on défendra les spiritueux et le vin pur ; on entretiendra la liberté du ventre. Contre les érections on recourra à la pommade camphrée digitalée, au lupulin associé à la digitale, aux bromures de potassium, de sodium ou de camphre. On combattra les douleurs de la miction en neutralisant l'urine, à l'aide du bicarbonate de soude.

4

Pour éviter les complications, le blennorrhagique portera un suspensoir bien conditionné, s'abstiendra d'exercices violents, tels que la marche, l'équitation, la natation, l'escrime, la gymnastique, etc. Il se lavera les mains autant de fois qu'il touchera sa verge ou les linges souillés de mucopus ; la nuit il portera un caleçon fermé. Il se gardera du refroidissement, des changements brusques de température, et renouvellera son linge au moins une fois par 24 heures. Enfin il évitera le coït, la masturbation, la vue des tableaux obscènes, des gestes lascifs et la compagnie des femmes faciles, aux propos lubriques, aux poses engageantes.

Pour tarir l'écoulement, si l'on tient à administrer quelque chose à l'intérieur, on pourra recourir, parmi les médicaments internes, au copahu et au cubèbe ou, avec meilleure raison, au baume de tolu ainsi prescrit :

℞ Baume de Tolu pulvérisé............... 1 gramme.
   Gomme. .... } Q. S.   —
   Glycérine pure................... }
   F. S. A. 10 pilules à prendre en 24 heures et de 2 en 2.

Lorsque l'écoulement et la douleur auront diminué, pour parfaire la cure, on utilisera les injections locales. La base de ces topiques sera le perchlorure de fer :

℞ Perchlorure de fer à 30° Baumé..... 2 à 4 grammes.
   Décocté de guimauve............... 200   —
   F. S. A.

ou mieux la pierre divine :

℞ Pierre divine..................... 1 à 2 grammes.
   Eau distillée..................... 200   —
   F. S. A.

ou, préférablement à toute autre substance, le chlorure de zinc :

℞ Chlorure de zinc.....................   1 gr. à 1 gr. 50
   Eau distillée........................   200 grammes.
   F. S. A.

Pour faire ces injections on se servira d'un injecteur en gutta-percha de fabrication récente, à canule longue d'os ou de métal et à orifice étroit. On poussera lentement le liquide, on le maintiendra dans l'urèthre en comprimant le gland avec les doigts, puis, après le temps voulu, on laissera sortir la matière injectée goutte à goutte, jamais brusquement.

ARTICLE III

Complications et accidents de la blennorrhagie. — *Blennorrhagie externe.* — *Phimosis et paraphimosis.* — Érythème des cuisses et du scrotum. — Pénitis. — Gangrène du pénis. — *Lymphangite.* — Adénite. — Phlébite de la veine dorsale de la verge. — *Abcès périuréthraux.* — Kystes des glandules uréthrales. — Nodosités du corps caverneux. — *Uréthrorrhagie.* — *Prostatite.* — *Vésiculite.* — Accès fébriles intermittents. — *Épididymite et Orchite.* — *Cystite du col.* Cystite du corps et Néphrite. — *Arthrite.* — Iritis blennorrhagique. — *Ophthalmie purulente.* — *Uréthropathies.* — *Uréthromanie.*

COMPLICATIONS ET ACCIDENTS DE LA BLENNORRHAGIE. — L'histoire de la blennorrhagie uréthrale de l'homme serait, pour le moins, incomplète si nous ne disions pas quelques mots des accidents qui peuvent survenir dans son cours, des maladies qui peuvent la compliquer, des phénomènes pathologiques qui peuvent, enfin, subsister après sa disparition. Dans cet article, nous ne nous appesantirons que sur les affections qui nécessitent des aperçus circonstanciés tant par leur importance que par les rapports intimes qu'elles affectent avec notre sujet; nous aurons surtout en vue la thérapeutique, délaissant parfois, à dessein, l'exposé symptomatologique de certains états morbides, description nosographique qui grossirait inutilement notre travail et que l'on peut trouver dans tous les ouvrages classiques.

BLENNORRHAGIE EXTERNE. — Nous avons déjà longuement étudié cette maladie, que l'on peut considérer aussi bien comme une variété que comme une complication de la blennorrhagie interne. Ajoutons qu'elle est surtout une complication de l'uréthrite virulente chez les individus dont le prépuce recouvre le gland, est long, très-étroit et dont l'ouverture, fort petite, empêche le pus de sortir et le force à séjourner sur la muqueuse balano-posthique.

Le traitement de la blennorrhagie externe est abortif et curatif.

La méthode abortive consiste à nettoyer la muqueuse balano-préputiale à l'aide d'un lavage, à en cautériser toute la superficie, ainsi que le sillon postho-balanique, avec le crayon de nitrate d'argent, à faire une irrigation, pour enlever l'excès du caustique, et à placer enfin un linge fin, un peu de charpie sèche ou tout autre corps isolant entre le gland et le prépuce.

Cette petite opération, douloureuse durant quelques heures, est, pour ainsi dire, héroïque. Sous son influence la phlegmasie s'exaspère, l'écoulement augmente, puis, à la fin du 4e ou du 5e jour, les phénomènes morbides disparaissent et la guérison est obtenue.

Malheureusement cette méthode n'est pas toujours applicable, soit que le malade s'y oppose dans la crainte de souffrir, soit qu'il y ait phimosis complet, congénital ou acquis, c'est-à-dire impossibilité de découvrir le gland.

En ces circonstances, on a recours au traitement curatif, c'est-à-dire aux lotions, aux bains locaux émollients, aux compresses résolutives avec l'eau blanche, pure ou laudanisée.

Quand la pusillanimité des malades a seule empêché

l'emploi de la méthode abortive et que l'on peut décoiffer le gland, on pratique des applications astringentes ou légèrement cathérétiques avec soit :

℞ Alun............................... } āā 0,50 centigr.
   Tannin............................. }
   Eau distillée.....................   100 gr.
      F. S. A.

soit :

℞ Sulfate de cuivre....................   1 gr.
   Eau..................................   100
      F. S. A.

ou mieux avec :

℞ Chlorure de zinc.....................   1 gr
   Eau distillée.........................   100
      F. S. A.

et l'on interpose un corps isolant, imbibé de ces solutions ou de vin aromatique ; ou encore l'on saupoudre la partie de sous-nitrate de bismuth.

Si un phimosis existe, on fait faire entre le gland et le prépuce des injections avec :

℞ Nitrate d'argent............ ....   0,30 à 1 gramme.
   Eau distillée....................   100 gr.

ou avec la solution au chlorure de zinc, formulée plus haut.

On conseille au malade de malaxer légèrement l'extrémité du pénis, afin de faire arriver le liquide sur toute la surface muqueuse et dans la rainure balano-préputiale.

Contre la blennorrhagie externe chronique les mêmes remèdes suffiront.

En cas d'étranglement et d'imminence de gangrène, on fera le débridement du prépuce, à l'aide du bistouri. Le débridement est encore indiqué chez les individus porteurs de balano-posthite virulente chronique, lorsque les injections ne peuvent tarir l'écoulement. L'incision permettra, en effet, d'aller cautériser directement les points malades et rebelles, à cause de leur situation, aux solutés médicamenteux.

Phimosis. Paraphimosis. — Ce sont des accidents très-fréquents de la blennorrhagie interne et externe ; ils sont trop connus pour que nous perdions du temps à les décrire.

Le phimosis accidentel cède le plus souvent aux onctions suivantes :

℞   Extrait de belladone...........................   4 gr.
    Onguent napolitain.........................   30
    Baume du Pérou............................   Q. S.
    F. S. A.

Il en est de même du paraphimosis qui a résisté au taxis le mieux fait. Toutefois ce traitement est généralement lent à donner son résultat. Si donc l'inflammation était intense, si la gangrène était à craindre, on recourrait à l'incision, à l'excision, à la circoncision ou à la dilatation forcée pour le phimosis, au débridement simple pour le paraphimosis. Après quoi, l'on conseillerait l'application de compresses antiphlogistiques, puis astringentes et toniques.

Érythème des cuisses et du scrotum. — L'inflammation superficielle de la peau du scrotum et des cuisses n'offre aucune gravité ; on la rencontre principalement chez les individus malpropres et peu soigneux, à tempérament lymphatique, à tissu dermique fin et irritable. Elle est due au contact prolongé du muco-pus avec la peau. Les soins de propreté, les applications émollientes et astringentes, la poudre de lycopode, la fécule de pomme de terre ou de riz, le sous-nitrate de bismuth auront vite raison de l'érythème.

Pénitis. — Le pénitis, caractérisé d'abord par l'augmentation de volume du pénis, surtout latéralement, et une douleur sourde, particulière, profondément située, puis par un épanchement de lymphe organisable, qui donne au corps caverneux affecté une induration propre à empêcher l'érection naturelle, est une complication des plus rares survenant seulement dans le cas de blennorrhagie à caractère phlegmasique violent. La saignée générale ou mieux 12 à 15 sangsues au périnée, à l'anus ou à l'aine, telle est la première chose à faire en cas de pénitis. Les onctions à l'iodure de zinc :

℞ Iodure de zinc...................................... 4 gr.
   Axonge benzoïné............................... 30
    F. S. A.

à l'iodure de cadmium :

℞ Iodure de cadmium........................... 4 gr.
   Axonge benzoïné............................... 30
    F. S. A.

ou à l'iodure de soufre :

℞ Iodure de soufre............................... 2 gr.
   Axonge benzoïné............................... 30
    F. S. A.

seront la seconde indication à remplir. Si l'induration apparaît et persiste malgré ce traitement, on conseillera les douches locales, et l'on administrera graduellement à l'intérieur de 1 à 5 grammes d'iodure de potassium, en 24 heures.

Gangrène du pénis. — La gangrène peut envahir le prépuce durant une balano-posthite compliquée de phimosis, toutefois c'est chose rare lorsque la balano-posthite est d'origine blennorrhagique ; et dans ces circonstances, la mortification se délimite bien et n'offre guère d'étendue.

Pour éviter cet accident nous avons conseillé la seule indication à remplir, c'est-à-dire le débridement du prépuce, alors que l'étranglement ne cède pas à la médication mise en usage. Lorsque la gangrène est confirmée, il ne reste plus qu'à modérer la phlogose, à laisser s'éliminer les parties privées de vie et à utiliser les pansements désinfectants au vin aromatique, aux préparations de quinquina et d'acide phénique.

Pendant le cours d'une uréthrite virulente suraiguë, la phlegmasie s'étend parfois aux corps caverneux et détermine le pénitis, complication peu ordinaire dont nous avons dit quelques mots. Fort rarement, exceptionnellement même, l'inflammation, arrivée à ce degré d'intensité, le dépasse, il en résulte alors une gangrène du pénis.

Tantôt le gland seul est sphacélé; tantôt le gland et une partie du corps caverneux, parfois enfin la verge entière sont frappés de mort. Boyer a signalé plusieurs cas de ce genre chez des blennorrhagiques; cependant il est important d'ajouter que ces malades étaient en même temps atteints de fièvre typhoïde, à laquelle il faut, pensons-nous, rapporter une grande part d'action dans la production de la nécrobiose pénienne.

Quoi qu'il en soit, si l'on se trouve en présence d'un semblable accident, il ne faut tenter aucune opération, — sait-on, en effet, où doit s'arrêter la gangrène? — mais se contenter, comme plus haut, de diminuer la phlegmasie et de panser la plaie, après l'élimination des eschares, avec les préparations anti-putrides, tout en se préoccupant d'empêcher l'oblitération du canal uréthral.

Lymphangite. — Plus fréquente, alors que la blennorrhagie est déjà compliquée de balano-posthite, la lymphangite s'annonce par de la rougeur, du gonflement, de l'œdème de la verge, des bosselures le long des deux canaux lymphatiques principaux du dos de cet organe et des douleurs vives, surtout durant les érections. Rarement il est nécessaire de saigner le malade, les sangsues à l'aine suffisent généralement, en même temps que le repos et les bains de siége.

Adénite. — L'inflammation des ganglions inguinaux est la suite ordinaire de la lymphangite. On reconnaît l'exi stence du bubon à la douleur, au gonflement circonscrit et à tous les autres signes que le lecteur sait. Le bubon consécutif à la blennorrhagie peut parfois s'abcéder, bien que moins fréquemment que celui qu'occasionne la chancrelle. Si l'on espère la résolution, on conseillera les badigeonnages à la teinture d'iode, les grands bains et le repos. Si la suppuration se montre, pour éviter une cicatrice peu agréable, il faut vite donner issue au pus, à l'aide de cinq ou six ponctions avec la lancette, suivies de l'application d'une ventouse, ou à l'aide d'un appareil inspirateur.

Phlébite de la veine dorsale du pénis. — La phlébite de la veine dorsale de la verge est un des accidents les moins fréquents de la blennorrhagie de l'urèthre, et que l'on ne voit guère survenir que durant la période de progrès et d'état, quand l'affection est arrivée au summum d'acuité et quand la phlegmasie est des plus violentes.

Tout d'un coup le pénis, vers sa partie pubienne, devient le siége d'une douleur vive et se tuméfie d'une façon notable, principalement sur sa face dorsale, où la tumeur, ferme et même dure, est entourée de vaisseaux veineux distendus, sinueux, variqueux, résistants au doigt et visibles jusqu'à l'extrémité libre du prépuce. Souvent, au milieu du gonflement, on sent un cordon volumineux et solide qui n'est autre que la veine dorsale enflammée.

Durant l'érection, la verge, en cas de phlébite, au lieu de prendre la direction physiologique, est au contraire fortement portée en arrière ; c'est là un signe caractéristique de l'affection qui nous occupe.

Cette complication, peu grave d'ordinaire, et qu'on ne peut confondre avec la lymphangite, se termine le plus souvent par résolution; cependant, on l'a vue donner lieu à un abcès de la racine du pénis. Il n'est pas rare non plus de noter la persistance, plus ou moins longue, de la déviation dont nous venons de parler.

Le repos de l'organe, les grands bains, les applications émollientes et antiphlogistiques, puis résolutives sont les seules indications à remplir dans la phlébite de la veine dorsale de la verge.

Lorsqu'un abcès se forme, on lui donne issue avec le bistouri et l'on fait un pansement ordinaire.

Abcès péri-uréthraux. — Leur cause habituelle est la phlegmasie suppurative de l'une des glandes de Cooper, la gauche surtout. Ils siégent, par conséquent, en arrière du bulbe, à côté du raphé médian et en avant de la ligne des ischions.

D'autres fois ces abcès sont consécutifs à des phlegmons sous-muqueux; on les rencontre alors le plus généralement vers l'extrémité balanique, où ils forment une tumeur divisée en deux par le frein de la verge.

Le traitement est chirurgical, il consiste à ouvrir l'abcès sitôt que la suppuration est établie, afin d'éviter, on le saisit aisément, une ouverture vicieuse et la formation d'une fistule urinaire.

Kyste des glandules uréthrales. — On donne ce nom à une petite tumeur, généralement unique, sphérique, quelquefois bilobée, siégeant le long du canal de l'urèthre, sous la peau, qui glisse facilement sur elle.

C'est un accident peu fréquent de la blennorrhagie et de la blennorrhée. Ces petits kystes, dont le début passe inaperçu et que les malades ne remarquent qu'alors qu'ils ont acquis un certain volume, celui d'un pois par exemple, reconnaissent, comme origine, l'inflammation d'une glandule mucipare, dont l'orifice ou le canal excréteur se sont oblitérés; le produit de la sécrétion s'amasse dans l'organe, le distend et constitue ainsi la tumeur.

Les kystes des glandules restent la plupart du temps stationnaires et n'occasionnent guère de douleur; ils peuvent cependant s'enflammer, suppurer, et, en s'évacuant, donner lieu à une étroite fistule.

Si le kyste est petit et point gênant, mieux vaut ne rien faire.

Dans les autres cas, on doit l'enlever en l'énucléant, comme on le ferait d'une loupe, ou encore, après avoir incisé la peau, exciser une partie de son enveloppe et laisser la suppuration détruire la tumeur.

Nodosités du corps caverneux. — Les nodosités, nœuds ou indurations du corps caverneux sont de petites tumeurs irrégulières, indolores, de la grosseur d'un grain de blé à celle d'une fève, siégeant tantôt sur la face dorsale, tantôt sur la face latérale du corps caverneux, d'un seul ou des deux côtés, soit vers le pubis, soit le plus souvent vers le milieu de la verge.

Ces tumeurs, qui reconnaissent d'autres causes, peuvent être consécutives à la blennorrhagie de l'urèthre. Elles proviennent alors d'un petit foyer hémorrhagique qui s'est enflammé puis induré, d'une bride cicatricielle ou d'une coagulation sanguine partielle. Quelle qu'en soit la pathogénie, ces nodosités surviennent principalement après une uréthrite violente, accompagnée d'érection prolongée et surtout après une blennorrhagie cordée, dont on a rompu brutalement la corde.

Uniques ou multiples et formant une sorte de chapelet, les nœuds des corps caverneux seraient sans importance s'ils ne gênaient souvent les fonctions sexuelles. En l'état d'érection, en effet, ils peuvent donner au pénis des formes bizarres, des courbures capricieuses, qui tantôt font dévier l'éjaculation spermatique, tantôt — chose plus grave — rendent le coït difficile et même tout à fait impossible.

On a conseillé contre les nodosités du corps caverneux les douches d'eaux minérales sulfureuses et les frictions iodées et mercurielles, qui ont donné parfois des résultats satisfaisants, quand l'affection était récente. Mais il ne faut pas trop compter sur ces moyens, lorsque la maladie est ancienne. Boyer et Roux, ne voyant rien à faire en pareil cas, n'ordonnaient aucune médication ; et l'on suivra l'exemple de ces maîtres, si les nodosités ne sont pas une cause certaine d'impuissance. Dans cette dernière circonstance seulement et sur la demande expresse du malade, à qui l'on signalera toutefois les dangers d'une opération, on pourra tenter l'ablation des tumeurs, ou encore essayer des incisions profondes dont les cicatrices rétractées contrebalanceraient l'action des nœuds et rectifieraient l'organe pénien ; ainsi que l'a fait Baudens dans un cas de déviation latérale de la verge, à la suite d'une plaie par arme à feu avec perte de substance.

URÉTHRORRHAGIE.— Quand la blennorrhagie est cordée, certains malades, nous l'avons signalé, n'hésitent pas à rompre la corde d'un coup de poing brutal ; d'autres fois, sous l'influence de la masturbation, du coït, d'une érection longtemps prolongée, l'urèthre se rompt de lui-même. Une hémorrhagie est la conséquence de cette rupture ; du sang vermeil s'échappe alors, en plus ou moins grande abondance, par le méat urinaire.

Généralement, l'uréthrorrhagie s'arrête d'elle-même et n'exige aucun remède. Cependant il n'en est pas toujours ainsi : l'écoulement sanguin peut persister au point de rendre le sujet exsangue et de déterminer la syncope. En ce cas, on doit prescrire le repos, les applications froides sur le pénis, le périnée, le haut des cuisses et, s'il le faut, ordonner une injection avec :

> ℞ Perchlorure de fer à 30° Baumé........ 0,50 à 1 gr.
> Eau distillée........................... 100 gr.
> F. S. A.

Dans les cas rebelles, heureusement fort rares, on a conseillé l'introduction d'une sonde d'un fort diamètre et la compression de la verge avec des bandelettes de sparadrap diachylon. Si l'on était dans l'obligation de recourir à cette méthode thérapeutique, on devrait avoir la précaution de suivre, avec le bec de la sonde, la partie supérieure du canal, de crainte de buter sur la déchirure, qui siége toujours sur la paroi inférieure.

PROSTATITE AIGUE.— L'inflammation aiguë de la prostate est peut-être plus fréquente dans la blennorrhée que dans la blennorrhagie; cependant on peut la rencontrer comme complication de cette dernière affection, principalement chez les sujets qui se livrent imprudemment au coït, à la masturbation, aux excès alcooliques, durant le cours d'un écoulement.

La prostatite s'annonce par une sensation de corps étranger dans le rectum, des envies fréquentes de déféquer, bien qu'il y ait constipation, et par une grande difficulté d'uriner. Il existe, en outre, de la chaleur, de la lourdeur et de la douleur périnéales profondément situées. Une fièvre, souvent vive, s'allume et s'accompagne d'une soif ardente et d'anorexie.

Quand le diagnostic est incertain, le toucher rectal est d'une grande utilité; il permet de sentir sur la paroi antérieure du rectum une tumeur saillante, chaude et douloureuse à la pression du doigt.

La prostatite est un accident grave. Cette inflammation glandulaire peut, en effet, se terminer par suppuration.

ou encore par induration, hypertrophie, état chronique, et développer, par extension, une cystite du col.

Son traitement doit être énergique et prompt. Il s'agit de résoudre l'inflammation. Pour cela on ordonnera les sangsues au périnée, à l'anus ou même sur la face antérieure du rectum, de plus les bains de siége fréquents et proongés, le repos et les purgatifs salins. Si la miction est impossible, on pratiquera, avec les précautions d'usage, le cathétérisme, autant de fois qu'il le faudra.

Le cathétérisme renouvelé est de beaucoup préférable à la sonde à demeure.

La diminution de la fièvre, les douleurs pulsatives dans la région périnéo-rectale, les frissons marqueront que la prostate suppure. En ces circonstances, si l'on peut, on ouvrira l'abcès par le rectum, pour éviter qu'il ne se fraye une sortie à travers le périnée, ou plus malheureusement encore par la vessie ou l'urèthre, quelquefois même par l'urèthre et le rectum, terminaisons terribles dont la gravité n'échappera à personne.

Accès fébriles intermittents. — On sait qu'à la suite d'une opération quelconque sur la vessie ou l'urèthre, qu'à la suite de l'introduction dans ce canal d'une sonde, d'une bougie, d'un instrument lithotriteur, etc., il n'est pas rare de voir survenir, chez certains individus, des accès fébriles intermittents, analogues à ceux que développent les miasmes paludéens.

Cette fièvre du cathétérisme, si connue des médecins spécialistes et dont cependant on ignore encore la pathogénie, se présente sous trois formes : 1° bénigne ; 2° grave ; 3° mortelle.

La première forme est caractérisée par un frisson, plus ou moins violent, suivi d'un stade de chaleur que termine une période de sueur, après laquelle le patient se retrouve dans son état de santé antérieur.

La seconde forme se différencie de la précédente en ce que les accès se renouvellent les jours suivants, en ce qu'elle s'accompagne de phénomènes généraux intenses et, bientôt, d'une douleur vive et fixe, signe d'une inflammation phlegmoneuse d'un point quelconque de l'organisme : prostate, vessie, rein, articulation, muscles, absolument comme cela se passe dans l'infection purulente.

Dans la troisième forme, en même temps que le frisson initial se déclare, une fièvre violente s'allume, la réaction générale acquiert une gravité exceptionnelle, le facies s'altère profondément et la mort survient pendant le premier accès ou durant un accès suivant, ainsi que cela se voit dans les fièvres palustres pernicieuses ou foudroyantes.

Ces accès fébriles intermittents se rencontrent aussi — bien que fort rarement — dans la blennorrhagie uréthrale.

Ils semblent s'attaquer surtout aux sujets pusillanimes, aux jeunes gens atteints pour la première fois de chaude-pisse et qu'affectent à la fois la honte, la peur de souffrir, la crainte de ne pas guérir. Mais dans la blennorrhagie, ces accès sont loin d'avoir la gravité de ceux qui suivent le cathétérisme ; jamais ils n'ont entraîné la mort. Ils ne se renouvellent guère plus d'une à deux fois, ne s'accompagnent pas de phénomènes généraux sérieux et cèdent d'eux-mêmes ou à l'emploi des bains et du sulfate de quinine, à la dose de 0,30 à 0,50 centigrammes après l'accès, ou mieux à la dose de 0,10 à 0,20 centigrammes au fort même de la fièvre.

Vésiculite. — L'inflammation des vésicules séminales peut survenir à la suite d'écoulements blennorrhagiques et blennorrhéiques. C'est une affection? peu connue bien qu'assez fréquente, sans nul doute, mais dont les symptômes se confondent avec ceux d'autres maladies concomitantes telles que la prostatite ou la cystite.

On note dans la vésiculite une douleur sourde vers le bas-fond de la vessie, de la pesanteur au périnée, de la constipation. La miction et la défécation sont pénibles; de la spermatorrhée passagère est un symptôme constant, presque pathognomonique, de cette maladie. Alors le sperme s'échappe tantôt sous l'influence la plus légère et sans que la volonté y puisse rien, à la vue d'une femme, d'un tableau érotique, au souvenir d'une personne aimée; tantôt il s'écoule en bavant à la suite de la miction, de la défécation, d'un accès de toux, d'un effort. Dans le coït, l'éjaculation est rapide et occasionne une douleur vive, parfois déchirante; dans certains cas, elle a lieu au moment même de l'intromission du pénis ou avant l'érection complète de cet organe. La liqueur séminale est abondante et plus fluide qu'à l'état normal; souvent elle contient du pus.

Les antiphlogistiques sont utiles au début de la maladie. On ordonnera donc les bains généraux ou de siége prolongés, un régime sévère, les lavements émollients et laxatifs, les suppositoires rectaux à l'extrait de belladone. Plus tard, on conseillera les douches rectales ascendantes froides. Si la spermatorrhée persiste, on emploiera contre elle les moyens spéciaux qu'elle nécessite.

Tout dernièrement il a été, dans diverses sociétés savantes, question de certains accidents graves de la blennorrhagie ou de la blennorrhée repassée à l'état aigu. On a parlé d'inflammation du péritoine pelvien, de phlegmons péri-vésicaux consécutifs à la phlegmasie de l'urèthre et des vésicules séminales. Si elles existent, ces complications sont des plus rares. Pour nous, avant d'en parler, nous croyons bon d'attendre de nouvelles observations qui nous permettent de ne pas confondre un rapport de coïncidence avec un rapport de causalité.

Épididymite et Orchite. — Disons tout d'abord que si l'épididymite est fréquente — on la rencontre chez un dixième environ des blennorrhagiques ; — l'orchite proprement dite, c'est-à-dire l'inflammation parenchymateuse du testicule, est, par contre, fort rare et toujours précédée de l'épididymite.

L'épididyme s'enflamme par la propagation de proche en proche de la phlegmasie uréthrale aux voies spermatiques, quoi qu'en disent les partisans de la métastase ou de la sympathie.

Ce qui prouve notre affirmation, c'est l'époque à laquelle survient cette complication. Elle débute, en général, un certain laps de temps après le commencement de la blennorrhagie — du troisième au sixième septénaire, — alors que l'inflammation s'est étendue à la portion prostatique du canal et a envahi les canaux éjaculateurs.

Certains auteurs ont pensé, et Ricord l'a cru un moment, que l'épididymite était plus fréquente à gauche qu'à droite. Il n'en est rien, cependant, et diverses statistiques ont démontré péremptoirement que le testicule droit était aussi souvent affecté que le gauche.

Avant l'apparition de la phlegmasie épididymaire l'écoulement blennorrhagique diminue ; des élancements, de la pesanteur au périnée et vers la vessie se font sentir ; quelquefois le patient éprouve de fréquents besoins d'uriner, du ténesme vésical et même des pollutions spermatiques. De la souffrance le long du cordon apparaît ; d'abord supportable, elle ne tarde point à s'exaspérer, surtout dans la station et la marche ; et souvent une réaction fébrile en est la conséquence.

Alors, avec la localisation de la douleur, se montre un gonflement intra-scrotal qui, en dilatant les bourses, forme une tumeur, ovoïde à la vue, mais à la palpation bosselée, irrégulière, tantôt rénitente, tantôt dure et tendue. Cette tumeur, de grosseur variable, d'un œuf de poule à une orange, comporte deux parties, le testicule normal et l'épididyme considérablement augmentée de volume. Quelquefois un épanchement dans la séreuse vaginale complique l'inflammation épididymaire et a pu donner lieu à une erreur qui consiste à croire que le testicule lui-même se trouve envahi, ce qui est, nous le répétons, une exception.

Deux mots sur l'étiologie de l'épididymite.

On a accusé le copahu, le cubèbe d'être une cause de cette maladie; Velpeau n'était pas loin de partager cet avis; toutefois nous pensons que, si l'administration de ces substances, rejetées par nous pour d'autres raisons, a produit des épididymites, ce fait a dû arriver bien rarement.

Quant aux injections, prises souvent d'une façon intempestive ou poussées avec force dans un canal plein de muco-pus que le patient a négligé de chasser en urinant, elles ne sont pas aussi à l'abri des reproches que le copahu et le cubèbe.

Cependant les causes les plus fréquentes sont le traumatisme, le cathétérisme, les exercices violents, les frottements, les froissements, la compression des testicules, les tiraillements sur les cordons spermatiques, l'équitation, la danse, l'escrime, les boissons alcooliques et principalement la masturbation, le coït, les érections prolongées et tout ce qui peut congestionner les organes génitaux.

Le traitement de l'épididymite est antiphlogistique; mais, avant tout, il est bon d'interrompre la médication antiblennorrhagique.

L'inflammation est-elle intense, s'accompagne-t-elle de réaction générale? Douze ou quinze sangsues le long du cordon et à l'aine, le repos absolu et les cataplasmes, après une onction avec l'onguent napolitain belladoné trois fois répétée par vingt-quatre heures, le soutien du scrotum — bien relevé à l'aide d'un bon suspensoir, d'une planchette *ad hoc* ou d'une compresse —, et la liberté du ventre, grâce aux purgatifs salins, telle sera la médication à employer.

Si l'inflammation n'est pas très-aiguë, on peut supprimer les sangsues et ne conseiller que les moyens cités plus haut qui réussissent fort bien.

Y a-t-il épanchement de sérosité vaginale? On évacuera le liquide à l'aide de mouchetures faites avec la lancette, selon la méthode de Velpeau.

On a préconisé aussi la compression, mais elle offre de sérieux dangers que ne compensent pas ses avantages.

Contre l'orchite proprement dite on usera de trente à quarante sangsues en deux fois; et si la phlegmasie n'est pas jugulée, on recourra au débridement de la tunique albuginée. Vidal de Cassis, à qui nous sommes redevables de ce procédé, faisait une incision de 1 centimètre et demi de longueur. Ce sont là les seuls moyens propres à empêcher la suppuration testiculaire et à dissiper la douleur.

Cystite du col. — La cystite du col ne survient guère que vers la fin de la blennorrhagie et dans le cours de la blennorrhée. Les raisons exposées plus haut, à propos de l'épididymite, expliquent ce fait.

Le cathétérisme nécessaire ou intempestif, certaines injections qui viennent baigner et irriter le col vésical, le coït, la masturbation, les boissons alcooliques sont des causes évidentes de cystite du col, laquelle toutefois peut se déclarer sans raison appréciable, *de motu proprio*, par envahissement de proche en proche de la phlegmasie.

Le malade, après un frisson, est pris de fièvre plus ou moins vive, de souffrances uréthrales, de pesanteur à l'anus et au périnée, d'envies fréquentes d'uriner qu'il ne peut qu'avec peine satisfaire, de ténesme vésical et rectal qu'accompagne la constipation. Les régions inguinale et hypogastrique, les testicules, les cordons spermatiques sont le siége d'élancements et de douleurs vifs.

Contre cet état morbide, on prescrira le repos, les bains de siége ou généraux tièdes, prolongés au moins deux heures, les purgatifs salins, les lavements émollients, et la térébenthine.

Si la réaction fébrile est intense, on appliquera dix à quinze sangsues au-dessus du pubis, ou mieux au périnée.

La miction est-elle impossible? On videra la vessie avec la sonde.

Le catarrhe vésical est rare dans la blennorrhagie, nous en dirons quelques mots à propos des complications de la blennorrhée.

Cystite du corps. Néphrite. — L'inflammation du corps de la vessie, consécutive à celle du col, la phlegmasie rénale, à la suite de celle du réservoir urinaire, sont des accidents assez peu fréquents de la blennorrhagie.

Les symptômes et le traitement sont les mêmes que ceux des inflammations de ces organes dues à toute autre cause que la blennorrhagie.

La cystite généralisée se combattra avec une application de 20 sangsues à l'anus et au périnée, des boissons tièdes ou chaudes en petite quantité, des bains généraux ou de siège longs et répétés deux ou trois fois par jour, des lavements tièdes renouvelés trois fois dans les 24 heures. On ajoutera à ces moyens les cataplasmes laudanisés sur le bas-ventre, ainsi que l'opium et la térébenthine à l'intérieur. Il est bien entendu que le malade gardera une diète sévère, le repos au lit, et que l'on supprimera tout traitement anti-blennorrhagique.

Si le cathétérisme est nécessaire, on sondera le sujet trois fois par jour avec une sonde de métal enduite de cérat belladoné.

A la néphrite on opposera la médication suivante : 20 sangsues ou des ventouses scarifiées à la région lombaire, le repos au lit, les bains généraux, les boissons froides et abondantes, l'opium ou mieux la belladone à l'intérieur.

Blennarthrite. — Nous n'entreprendrons pas de discuter ici à quel mécanisme on doit rapporter l'éclosion de l'arthrite qui vient compliquer la blennorrhagie. Nous pensons, et cela avec raison, que la métastase n'est pour rien dans la production de l'accident articulaire.

Mais la blennorrhagie constitue-t-elle une prédisposition qui rende les sujets plus aptes à subir l'influence des agents extérieurs et surtout du froid et de l'humidité?

Certains blennorrhagiques ont-ils une idiosyncrasie en vertu de laquelle ils seraient affectés de l'inflammation des jointures?

La phlegmasie d'un point limité de la profondeur de l'urèthre est-elle indispensable pour faire naître l'arthrite?

Cette dernière question ne vaut pas la peine qu'on s'y arrête un seul instant. Quant aux deux premières, elles sont vraisemblables et doivent être le point de départ de recherches nouvelles.

Pour nous, il semble que l'on pourrait, en attendant mieux, rapporter, avec une certaine vérité, les complications arthritiques à une diathèse rhumatismale ou strumeuse qui n'a émis peut-être encore aucune manifestation, mais qui affecte toutefois le blennorrhagique et perd tout à coup sa latence d'action sous l'influence, sous le coup de fouet d'une uréthrite virulente.

Quoi qu'il en soit de cette question étiologique à élucider, l'arthrite débute soit d'une façon brusque, avec tous les phénomènes connus de l'inflammation, soit d'une manière plus lente. Elle affecte alors une forme subaiguë, et c'est ce qui se voit le plus fréquemment. Elle présente tous les symptômes de l'arthrite ordinaire, mais affaiblis, amoindris, atténués. Tantôt l'affection est monoarticulaire, tantôt elle est polyarticulaire. Quant à son siége, on peut dire que le genou est le lieu d'élection de l'arthrite blennorrhagique ; puis viennent, par ordre de fréquence, les jointures tibio-tarsienne, huméro-cubitale, coxo-fémorale, radio-carpienne, des doigts et des orteils, scapulo-humérale, etc., etc.

A moins d'absence presque complète d'acuité, le traitement comportera une application de sangsues sur la jointure atteinte ; c'était la façon d'agir de Vidal de Cassis, qui employait ensuite un large vésicatoire camphré pour hâter la résolution. Le repos absolu, les onctions avec l'onguent napolitain pur ou associé à la belladone, les dérivatifs salins, plus tard les badigeonnages à la teinture d'iode et les bains sulfureux activeront la guérison.

La compression méthodique, les bandages inamovibles, les sudorifiques, les diurétiques à l'intérieur, viendront à bout des épanchements persistants.

Iritis blennorrhagique. — M. Rollet a signalé une affection de l'œil qu'il ne faut pas confondre avec l'iritis syphilitique et qui complique assez souvent la blennorrhagie, mais dans les cas seulement où il existe une arthrite. C'est donc une complication de l'accident articulaire qui survient dans le cours de la blennorrhagie. M. Cullerier a donné à cette maladie le nom d'aquo-capsulite. Cette iritis peut être simple ou double ; sa marche est rapide et sa terminaison ordinaire est la résolution.

Son traitement consiste en l'instillation, deux ou trois fois par jour, d'une à trois gouttes d'un collyre atropiné :

♃ Sulfate neutre d'atropine...............	0,15 centigr.
Eau distillée.........................	20 gr.
F. S. A.	

pour diminuer la pression intra-oculaire, empêcher ou

détruire les synéchies. On conseille en même temps la privation de la lumière vive, les purgatifs, surtout le calomel, et les sudorifiques.

Ophthalmie purulente. — De même que pour l'arthrite, les opinions sont partagées sur le mode étiologique de la conjonctivite blennorrhagique.

La métastase, la sympathie, l'infection miasmatique, l'infection générale et enfin l'inoculation ou contagion ont leurs partisans.

Nous pensons que le plus généralement il faut en rapporter la cause à l'inoculation ou transport du muco-pus génital à la muqueuse oculaire. Et s'il est certains cas qui ne puissent reconnaître cette origine, nous dirons, en attendant mieux, comme nous l'avons fait en parlant de l'arthrite, qu'alors l'ophthalmie est une manifestation diathésique du rhumatisme ou de la scrofule, manifestation éveillée à l'occasion de l'uréthrite blennorrhagique virulente.

La conjonctivite purulente est une complication de la plus haute gravité, puisqu'elle peut détruire l'organe visuel en un espace de temps excessivement restreint, ou déterminer des altérations oculaires fâcheuses tant au point de vue de la vision qu'à celui de la beauté du visage.

Le début de cette ophthalmie est insidieux parfois; le plus souvent il est brusque.

Dans le premier cas il existe une sorte d'incubation qui dure quelques jours; puis le malade accuse du picotement, une sensation de corps étranger dans l'œil. A partir de ce moment les symptômes sont les mêmes que lorsque le début a été prompt. Les paupières se gonflent, s'œdématient; leur coloration est d'un rouge érysipélateux; les vaisseaux de la conjonctive s'injectent et un écoulement séro-sanguinolent apparaît.

Bientôt les paupières deviennent rouges, luisantes,

tendues, comme phlegmoneuses ; elles cachent le globe oculaire, et souvent la supérieure recouvre l'inférieure.

En même temps la conjonctive oculaire prend une couleur rouge, puis lie-de-vin, et un chémosis séreux ou inflammatoire apparaît. Les replis conjonctivaux sont baignés par un liquide muco-purulent analogue au muco-pus uréthral et qui en possède tous les caractères et l'aspect.

Les douleurs orbitaires et péri-orbitaires sont violentes, excessives, insupportables et accompagnées de photophobie intense.

La réaction générale est vive. La fièvre s'allume ; l'appétit est nul, la soif ardente, le sommeil absent ; on note même parfois du délire ou de l'agitation.

L'indication prophylactique principale est d'éviter l'auto-inoculation par des soins de propreté et une extrême prudence ; jamais ces précautions ne sont exagérées. Lorsqu'un seul globe oculaire est atteint, pour préserver l'autre, il est bon de le couvrir de bandelettes de sparadrap gommé.

Abandonnée à elle-même, sauf en des exceptions extraordinairement rares, l'ophthalmie virulente a une terminaison fatale pour l'œil. Aussi, dès le début, faut-il instituer un traitement des plus énergiqués.

On a préconisé jadis les émissions sanguines générales répétées jusqu'à la syncope. Velpeau usait de ce mode thérapeutique. Ce traitement est suranné, inutile sinon dangereux ; on lui a reproché, en effet, d'affaiblir considérablement l'organisme et de favoriser la perforation de la cornée.

Quant à la saignée locale, elle peut être utile ; on recommande de la faire à la région temporale, parce que, faite en cette partie, elle désemplit les capillaires des organes de la vision, grâce aux connexions des vaisseaux temporaux avec les vaisseaux oculo-palpébraux. Mais la sai-

gnée n'est qu'un adjuvant et ne constitue pas à elle seule
le traitement de l'ophthalmie blennorrhagique.

Trois méthodes, dont deux principales, sont généralement employées par les praticiens qui se sont occupés de
cette maladie.

La première est l'instillation dans l'œil de l'alcool. Ce
modus agendi a été préconisé dans sa thèse inaugurale,
par M. Lebègue, en 1868. Il a donné de très-beaux résultats.

La deuxième méthode consiste dans l'administration du
tartre stibié à la façon rasorienne. Nélaton, M. Fano ont
été partisans de ce mode thérapeutique.

Voici la formule de M. Fano :

ℤ Tartre stibié......................... 0,50 centigr.
  Opium.............................. 0,05
  Julep gommeux .... n° 1
      F. S. A. A prendre une cuillerée à bouche de 2 en
  2 heures.

On use en même temps, dans ce traitement, de ventouses
scarifiées à la tempe et de compresses d'eau froide sur
l'œil. Plus tard, tout en continuant la potion stibiée, on
remplace les compresses par des onctions bi-journalières
avec le mélange suivant :

ℤ Onguent mercuriel double............. 5 gr.
  Extrait de belladone................. 0,25 centigr.
      F. S. A. Pour 12 onctions.

La troisième méthode, la plus en usage, est la cautérisation avec l'azotate lunaire, soit en collyre :

ℤ Nitrate d'argent..................... 2 à 4 gr.
  Eau distillée........................ 30 gr.
      F. S. A Deux ou trois instillations par jour.

soit avec le crayon que l'on promène sur la conjonctive palpébro-oculaire, opération que doit suivre un jet d'eau salée, pour neutraliser l'excès du caustique.

Si l'application du crayon nitraté a l'avantage de localiser la cautérisation, il a parfois l'inconvénient de ne pouvoir faire qu'une cautérisation incomplète, quand, par exemple, le gonflement de la conjonctive est énorme, quand le chémosis est considérable.

Selon le cas donc, il faut user tantôt du collyre, tantôt du crayon.

En outre de la cautérisation, des chirurgiens de haute valeur pratiquent la scarification conjonctivale à l'aide de la lancette, au début de l'affection, quand la cornée est intacte et le boursouflement peu considérable. Dans le cas contraire, alors que le chémosis est volumineux, Samson, Bertrandi, Rognetta, Mackensie, l'excisent avec une partie de la conjonctive, puis ils cautérisent avec la pierre infernale.

Il est inutile de dire que, quel que soit celui des trois modes thérapeutiques mis en usage, il faut administrer l'opium ou la belladone, si les douleurs sont excessives, purger le malade tous les deux jours et, enfin, le placer dans un lieu où la lumière ne puisse l'incommoder.

Uréthropathies post-blennorrhagiques. — La blennorrhagie est complétement guérie; l'écoulement a disparu; et, pourtant, certains sujets se plaignent de douleurs plus ou moins vives, plus ou moins gênantes, dans la longueur du canal uréthral, tantôt au méat, tantôt dans la région prostatique et au col vésical.

De ces douleurs : 1° Les unes sont engendrées par une lésion de la muqueuse telle qu'une ulcération, une fissure, et s'annoncent surtout lors de la miction ou de l'éjaculation spermatique. Il est rare, dans ce cas, qu'il n'y ait réellement plus d'écoulement et qu'on ne soit pas en présence d'une blennorrhée à sécrétion minime;

2° Les autres tiennent à un épanchement de lymphe plastique sous-muqueux qui comprime des filets nerveux ; c'est la première période d'un rétrécissement qui peut disparaître encore ou poursuivre sa marche envahissante ;.

3° Les dernières, enfin, subsistent sans lésion aucune, comme si le canal ne pouvait perdre l'habitude acquise de souffrir. Ce sont là de vraies uréthropathies nerveuses.

Aux premières on opposera le traitement de la blennorrhée.

Aux secondes on opposera le traitement des rétrécissements commençants, c'est-à-dire la dilatation progressive.

Les troisièmes, on les combattra avec le bromure de potassium ou le bromure de sodium, à l'intérieur ou mieux avec des instillations uréthrales de morphine ou de belladone, à l'aide de l'appareil du docteur Guyon dont nous traiterons à propos de la blennorrhée.

Uréthromanie. — De même qu'il existe des spermatomanes, qui se figurent perdre du sperme sans qu'il en soit rien ; de même qu'il existe des syphilomanes, qui s'imaginent à la moindre égratignure, au plus léger prurit être atteints de la vérole ; de même aussi l'on rencontre de par le monde une classe nombreuse d'individus qui, après avoir eu une blennorrhagie et en avoir été parfaitement débarrassés, ne veulent pas croire à leur guérison et ne peuvent penser à leur verge, sans regarder aussitôt leur méat urinaire, sans pratiquer sur leur canal des pressions d'arrière en avant, pour faire, selon eux, sourdre la goutte de muco-pus révélatrice, qui n'existe que dans leur imagination malade.

C'est là une manie dont le pronostic n'est pas aussi bénin qu'on le voudrait croire.

A ces malheureux il faut conseiller les voyages, les distractions, les femmes, le mariage. Il faut instituer contre leur blennorrhagie imaginaire un traitement sans portée, au bout duquel on leur persuadera qu'ils sont dorénavant absolument guéris. Il sera bon aussi de les soumettre à l'action de quelques grammes de bromure de potassium ou de bromure de sodium durant quelques semaines.

A côté de cette classe, il en est une autre tout aussi intéressante. Elle est composée de gens qui, sous l'influence d'une blennorrhagie, voient tout en noir. Ils sont d'une tristesse morne. Jamais leur écoulement ne disparaîtra, disent-ils, ou s'il se tarit, il se jettera sur quelque autre organe.

Ils se considèrent comme voués aux maladies pour le reste de leur vie.

Les projets d'avenir, d'établissement, de mariage, de paternité se sont évanouis pour eux comme une nuée au soleil.

Ceux-là suivent mal les prescriptions du médecin et l'accusent d'incapacité notoire. Ils courent de cabinet en cabinet, commencent un traitement et l'abandonnent pour un autre, trois jours après. Ils lisent tous les petits livres que le charlatanisme jette à foison à la devanture des librairies. Ils essayent toutes les spécialités pharmaceutiques, les unes après les autres, malgré leurs prix exorbitants, puis en reviennent aux formules magistrales.

Ce sont de pauvres névropathiques fort à plaindre, mais bien ennuyeux, avouons-le, pour les praticiens qu'ils assomment de leurs doléances.

Pour eux rien à faire. Quelques-uns se suicident; les autres sont des candidats à la spermatorrhée, où les conduiront presque fatalement soit une blennorrhée, qu'ils ne pourront attribuer qu'à eux-mêmes, soit encore la manuélisation, à laquelle ils s'adonnent par dégoût des femmes, source, selon eux, de tous leurs malheurs.

CHAPITRE II

BLENNORRHÉE URÉTHRALE

ARTICLE PREMIER

Synonymie. — Définition. — Historique. — Étiologie. — Anatomie pathologique. — Symptomatologie. — Diagnostic. — Marche, durée, terminaison. — Pronostic.

SYNONYMIE. — Blennorrhagie chronique, suintement uréthral, suintement habituel, goutte du matin, goutte militaire, gonorrhée chronique, chaudepisse rebelle, chaudepisse chronique, écoulement invétéré, écoulement chronique, fluxus passivus, à cause du nom de fluxus activus donné à la blennorrhagie (Swédiaur), etc., etc.

DÉFINITION. — Bien que par son étymologie — βλέννα, mucus, ρεω, je coule, — le mot de blennorrhée puisse s'appliquer à tout écoulement de mucosités, on l'a toutefois réservé pour dénommer une affection de la muqueuse uréthrale, caractérisée par une démangeaison, plus ou moins gênante, siégeant dans le canal, et surtout par un flux peu abondant, muqueux ou muco-purulent, affection sans phénomènes inflammatoires bien marqués, à marche essentiellement chronique et qui succède à la blennorrhagie aiguë.

Étant admis que cette dernière ne dure guère plus de 50 à 60 jours au maximum, si l'on voit une uréthrite virulente dépasser cette limite extrême, on peut l'envisager comme devant avoir un terme indéfini, comme passée à l'état chronique ou de blennorrhée.

Historique. — L'historique de la blennorrhée est intimement lié à celui de la blennorrhagie, dont elle n'est que la continuation; pour ne pas nous répéter nous renvoyons le lecteur à ce que nous en avons dit plus haut.

Étiologie. — Malgré l'avis de Vidal de Cassis, de Cullerier, de Grisolle et autres, qui croient à la production d'une blennorrhée d'emblée, il est certain maintenant, pour presque tous les auteurs, que la blennorrhée succède toujours à la blennorrhagie aiguë. Quant aux causes qui provoquent ce changement d'état, elles sont : 1° prédisposantes et 2° occasionnelles.

1° La diathèse scrofuleuse est une prédisposition évidente, que l'on ne peut révoquer en doute. De même que le lymphatisme, l'anémie, la débilitation générale, et la misère physiologique d'où qu'elle provienne, la scrofule, en effet, faisant perdre aux muqueuses, à l'uréthrale comme aux autres, leur tonicité et leur vitalité, éternise les flux catarrhaux.

L'existence antérieure d'une ou de plusieurs blennorrhagies agit de la même façon, en rendant la muqueuse uréthrale, pour ainsi dire, incapable de réagir contre la maladie et de reprendre son état normal.

Nous citerons encore les diathèses herpétique, rhumatismale et goutteuse; on a vu, en effet, des écoulements chroniques à la suite de la blennorrhagie, contre lesquels toutes les médications topiques échouaient, guérir tout d'un coup à l'apparition de maladies cutanées, de douleurs arthritiques ou d'accès de goutte, chez leurs porteurs.

Enfin il faut noter la saison froide et humide, l'habitation dans des lieux bas et malsains et l'absence d'hygiène.

2° Une blennorrhagie aiguë, négligée et abandonnée à elle-même, peut prendre la forme chronique; mais cela arrive le plus souvent quand elle est traitée d'une façon irrationnelle et intempestive. Les malades, souffrant peu ou point, délaissent tout traitement lorsque l'écoulement s'est beaucoup amoindri, c'est un cas assez commun ; ou bien, sans savoir à quel danger ils s'exposent, ils s'administrent, de leur propre mouvement ou sur les conseils d'ignorants, des médications empiriques qui perpétuent le flux morbide. C'est ainsi que Clerc a vu une blennorrhée entretenue durant dix-huit mois par des injections astringentes journalières.

Ce ne sont pas là les seules causes de la chronicité de la blennorrhagie ; nous devons y ajouter les boissons alcooliques, l'ingestion du vin blanc, du cidre nouveau et surtout de la bière, et cela à une époque plus ou moins rapprochée de la guérison probable.

Les pressions d'arrière en avant, que renouvellent fréquemment sur leur canal certains blennorrhagiques pour juger de l'état de la sécrétion, le coït, la masturbation, l'intimité avec des femmes faciles, les érections répétées, congestionnent les organes génitaux, les irritent et entretiennent indéfiniment l'hypersécrétion.

Le phimosis, l'étroitesse du méat urinaire, peuvent aussi occasionner une fluxion uréthrale favorable à la chronicité de l'écoulement. Les purgatifs drastiques agissent de la même manière en congestionnant les vaisseaux du petit bassin.

Si l'on se rappelle ce fait de pathogénie, que plus une inflammation a une durée longue, plus elle modifie la membrane qu'elle occupe, on n'hésitera pas à placer parmi les causes de la blennorrhée, toutes les circonstances qui tendent à prolonger la durée de la blennorrhagie, c'est-à-dire le traitement expectant, et la médication antiphlogistique et débilitante trop longtemps continuée.

Certains états organo-uriques, pour employer l'expression du Dr Clerc, peuvent être aussi considérés comme des causes de blennorrhée. C'est ainsi que l'on voit des individus aux urines peu abondantes, rouges, animalisées, chaudes au passage (échauffées selon le mot vulgaire), se débarrasser d'un suintement uréthral en changeant la composition du liquide vésical, par l'ingestion d'eau alcaline, de tisanes émollientes et par une alimentation végétale.

C'est ainsi que l'on voit, par contre, des urines aqueuses, abondantes, limpides, décolorées, peu chargées de matières excrémentitielles, entretenir une goutte matinale, qui disparaît assez vivement lorsque le patient se soumet à un régime analeptique et use de boissons toniques ou spiritueuses.

Il n'existe parfois aucune cause appréciable à laquelle on puisse rapporter le passage de la blennorrhagie à l'état de blennorrhée; l'écoulement subsiste par une sorte de coutume acquise, par le manque d'activité de la force médicatrice naturelle.

Toutefois, s'il n'est pas rare, comme certains auteurs le font remarquer, de voir le flux uréthral persister par suite d'une habitude morbide de sécrétion, bien que la muqueuse ne présente aucune altération; il est tout aussi, sinon beaucoup plus, commun de voir la maladie entretenue par quelque lésion matérielle, telle qu'un engorgement de la prostate, un rétrécissement plus ou moins avancé, ou plus fréquemment encore une simple inflammation chronique localisée de la membrane muqueuse.

Anatomo-pathologie. — En général, nous venons de le dire, la blennorrhée n'est pas, comme les névroses *sine materiâ*, une affection sans altérations organiques visibles; là lésion, au contraire, qui cause l'écoulement blennorrhéique est perceptible, souvent circonscrite en un ou plusieurs points du canal. Son siége est variable; tantôt c'est la fosse naviculaire ou le fond de la valvule, qu'on rencontre en cet endroit, qui sont altérés, assez rarement toutefois; le plus souvent ce sont les portions membraneuse et prostatique.

D'après Baumès de Lyon, huit fois sur dix l'altération occupe la région prostatique de l'urèthre.

L'inflammation chronique est limitée parfois aux cryptes muqueux ou lacunes de Morgagni.

Pour M. Désormaux la blennorrhée est entretenue par une lésion toujours identique qui n'est autre qu'une ulcération de nature granuleuse.

A l'examen endoscopique, en effet, la muqueuse présente, au point malade, une coloration rouge-foncée d'abord; plus tard cette surface rouge devient inégale, parsemée de granulations rondes plus ou moins compactes, plus ou moins volumineuses, de telle sorte que tantôt la partie affectée offre l'aspect d'une mûre, tantôt celle d'une cerise mûre dont on aurait enlevé l'épiderme (1).

Enfin il est fréquent de rencontrer une bride, une valvule, un boursouflement de la muqueuse en avant des fongosités ulcérées.

Cependant, quoique les altérations signalées soient le cas le plus ordinaire, il peut se faire que la membrane uréthrale ne présente aucune lésion appréciable autre qu'une rougeur, par piqueté ou par plaques, tantôt carminée, tantôt violacée, surtout chez les lymphatiques, les rhumatisants, les scrofuleux, les goutteux et les herpétiques.

Symptomatologie. — Le symptôme qui caractérise le mieux la blennorrhée est l'écoulement uréthral. Le liquide excrété est tantôt muco-purulent, tantôt muqueux; il est jaunâtre, verdâtre ou blanc, laiteux, épais, filant, transparent, tachant ou empesant plus ou moins le linge. Sa

____

(1) Reynaud, *Étude sur les rétrécissements de l'urèthre*. Thèse de Paris, 1868.

quantité varie selon les individus et le régime alimentaire
et hygiénique qu'ils suivent.

Chez les uns, l'écoulement est assez abondant, comme
au déclin d'une blennorrhagie aiguë ; chez les autres, il
est assez peu considérable pour passer inaperçu durant le
jour ; c'est le matin seulement, au lever, quand la dernière
miction est déjà éloignée, qu'on peut, en pressant légèrement la verge d'arrière en avant, faire sourdre au dehors
une goutte ou gouttelette muco-purulente ou muqueuse,
amassée dans le canal, ou mieux dans la fosse naviculaire,
durant le repos de la nuit. C'est là le cas le plus commun.

Enfin il est des individus chez lesquels le suintement
matinal est nul, pour ainsi dire, remplacé qu'il est par
une humidité plus grande du canal, humidité qu'on peut
reconnaître assez facilement en entr'ouvrant le méat urinaire, dont les lèvres sont souvent accolées l'une à l'autre
et qui, plus molles que normalement, sont, à la partie interne, d'une teinte rouge légèrement bleuâtre.

Sur la contagiosité de cette excrétion morbide, les auteurs sont en désaccord. Pour les uns, la goutte militaire
conserve sa puissance virulente pendant des années :
« Il est impossible, dit Grisolle, de fixer l'époque où
les écoulements cessent d'être contagieux. On ne peut pas
toujours se fier aux qualités du liquide, car on voit quelquefois un suintement muqueux, transparent, limpide,
filant, glaireux, avoir des propriétés contagieuses, comme
celui qui est laiteux. » Les autres, en revanche, nient
complétement son pouvoir inoculateur, quand le flux est
tout à fait muqueux : c'est l'avis le plus général, et nous
l'adoptons. Cependant nous ferons ici une remarque qui
ne manque pas d'importance.

Dans l'état normal, la goutte matinale ne présente aucune
trace de pus, chez un individu ; et ce liquide placé, sur une
muqueuse oculaire, vaginale ou vulvaire ne développe point

de blennorrhagie : est-ce à dire que le blennorrhéique en question peut, sans crainte d'engendrer un écoulement vaginal ou vulvaire, avoir un rapport avec une femme? Souvent oui, mais pas toujours.

Sous l'influence de l'excitation érotique, de l'éréthisme vénérien, la muqueuse uréthrale sécrète davantage, et quelques cryptes, sollicités par l'afflux sanguin que provoque l'orgasme, peuvent émettre quelques globules purulents qui, en se mélangeant au reste de la sécrétion, vont la rendre contagieuse et déterminer l'éclosion d'une blennorrhagie chez la femme.

Ce que nous attribuons à l'excitation génitale, nous pouvons l'attribuer aussi à l'abus des boissons spiritueuses, aux écarts de régime, à une disposition particulière de l'organisme. C'est donc avec une grande réserve qu'il faut se prononcer sur la question de la contagiosité des écoulements chroniques, question très-intéressante, sur laquelle nous reviendrons plus loin, en parlant des flux virulents chroniques de la femme.

Les individus atteints de blennorrhée ne souffrent guère. Ils éprouvent, cependant, de temps en temps une sorte de chatouillement vers le gland ou un point de l'urèthre plus ou moins voisin du périnée. Quelquefois ce sont des élancements dans le méat, des inquiétudes, ou une sensation de chaleur vers la vessie.

« Combien de fois, dit Philipps (1), des hommes du monde, étant en soirée, assis à une table de jeu, par exemple, ne portent-ils pas subitement la main à la verge pour presser le gland, afin de faire cesser ces inquiétudes?

» Bientôt une chaleur vive parcourt toute la partie courbe du canal de l'urèthre, et un besoin irrésistible d'uriner se fait sentir. »

____

(1) *De la goutte militaire et de son traitement.* Paris, 1848.

L'urine du matin, surtout le premier jet, contient de petits filaments blanchâtres que les malades prennent pour de petits vers. Si l'on recueille cette urine dans un verre, ces filaments gagnent lentement le fond du vase; et ce dépôt, desséché, fournit un résidu blanchâtre assez semblable à du plâtre mouillé et que les doigts écrasent sans difficulté.

Chez quelques patients les mictions sont fréquentes et rapprochées; d'autres éprouvent, au commencement ou à la fin de l'émission urinaire ou spermatique, une petite douleur, une sorte de déchirure légère au point où la lésion est localisée.

Certains blennorrhéiques ressentent de la pesanteur au périnée et du chatouillement à la marge de l'anus.

Cet état symptomatique peut durer fort longtemps; cependant, à un moment donné, sous l'influence d'un excès de boisson, du coït, de la manuélisation, d'une marche longue ou de travaux pénibles, des envies d'uriner arrivent impérieuses et répétées, bien que la vessie soit dans un état voisin de la vacuité. La miction se fait alors goutte à goutte, s'accompagne de cuisson vive, de douleurs s'irradiant vers l'aine et le rectum. C'est là un accès de ténesme vésical qui donne lieu souvent à l'émission de quelques gouttes de sang. Au bout de peu d'heures, ce symptôme disparaît pour revenir plus tard.

Quand la blennorrhée est ancienne, les voies génitales s'en ressentent. Certains sujets sont fortement portés à l'acte vénérien, mais, dans la crainte d'empirer leur mal, ils s'en abstiennent parfois très-longtemps et sont alors tourmentés par des érections et des pollutions nocturnes, qui se rapprochent de plus en plus et peuvent engendrer la spermatorrhée. D'autres, au contraire, sans doute atteints de pertes séminales diurnes durant la miction et la défécation, ont des érections faibles, nulles même; ce sont des impuissants qui ont des éjaculations en bavant, sans volupté, quelquefois douloureuses.

A leur impuissance quelques-uns voient se joindre la stérilité. Cette infécondité est engendrée par la spermatorrhée; ou encore est occasionnée par la mort des spermatozoïdes durant leur séjour dans la vésicule séminale, dont la sécrétion a subi une altération quelconque, ou à leur passage dans les canaux éjaculateurs et l'urèthre, alors que les liquides qu'ils rencontrent ont été modifiés par l'inflammation et leur sont devenus fatals.

Un dernier symptôme, fréquent dans les blennorrhées déjà vieilles, qui ne manque pas d'une certaine importance, consiste dans l'état mental des malades.

Si les uns s'occupent peu de leur maladie, si d'autres la considèrent comme un exutoire naturel, la plupart sont tristes, inquiets, ennuyés, portés à la mélancolie et au spleen. Constamment occupés de leur écoulement et de leur état de santé, ils en font le sujet favori, le seul, devrions-nous dire, de leurs conversations et de leurs pensées. Ils en parlent avec complaisance à qui veut les entendre, absolument comme les calculeux et surtout les spermatorrhéiques. Ce sont, en un mot, pour employer une expression heureuse de nous ne savons quel spirituel spécialiste, des délirants de l'urèthre.

Ils s'enquièrent à tout le monde de médicaments à employer; ils veulent se guérir, et comme leur confiance dans les médecins est nulle, ils se gorgent de drogues et dépensent des sommes considérables à acheter les remèdes secrets, dont les annonces s'étalent à la quatrième page des journaux.

Certains, à esprit tout à fait malade, se figurent incurables et condamnés à la maladie jusqu'à leur mort; s'ils sont célibataires, ils ne veulent pas entendre parler de mariage; sont-ils négociants? ils négligent leurs affaires et sont indifférents pour tout ce qui n'est pas leur affection; sont-ils mariés? ils rompent avec leurs épouses.

Petit à petit, ils en viennent à détester les femmes, cause première de leurs souffrances, et à les fuir comme la peste.

Ils s'acheminent doucement mais sûrement vers la manuélisation et la spermatorrhée qui les jetteront à corps perdu dans l'hypochondrie. Cette dernière peut chez quelques-uns être poussée jusqu'à la manie suicide; et l'on cite des exemples où la blennorrhée était la cause primordiale de la mort volontaire.

Diagnostic. — Le diagnostic de la blennorrhée comporte deux indications :

1° Reconnaître l'affection. 2° Préciser le point du canal où s'est localisée la maladie.

1° Il semble impossible que l'on puisse confondre la blennorrhée avec une variété de l'uréthrite simple, c'est-à-dire l'uréthrorrhée.

L'uréthrorrhée, en effet, se différencie par les commémoratifs : le coït avec une femme ayant ses règles; par l'absence de douleurs durant la miction ou de gêne douloureuse en un point localisé; par son écoulement, qui n'augmente ni ne diminue; par sa terminaison, qui se fait seule.

La blennorrhagie externe, compliquée de phimosis, pourrait à peine en imposer à un observateur distrait. L'examen de la verge, la douleur du prépuce et du gland à la pression, la nature de l'écoulement ne laissent subsister aucun doute.

Les sécrétions blennorrhoïdes chancreuses se reconnaissent à leur coloration roussâtre, à leur aspect sanieux, à leur apparition tardive, à un point induré, circonscrit et perceptible au doigt, si le chancre est parcheminé; enfin l'auto-inoculation, dans un cas douteux, aiderait puissamment au diagnostic.

La prostatorrhée est la maladie que l'on confondrait le mieux avec la blennorrhée, si cette dernière n'était pas aussi fréquente que la première est rare. Disons, cependant, que la prostatorrhée s'accompagne de douleurs permanentes, sourdes, s'exaspérant par la miction et surtout la défécation. Au toucher rectal, qu'il ne faut point délaisser dans les circonstances embarrassantes, on sent une prostate augmentée de volume, indurée, sensible au doigt.

L'écoulement prostatique, quelquefois séro-purulent, séro-sanguinolent est le plus souvent blanchâtre, épais, non muqueux, analogue au sperme et assez abondant. Tous ces caractères seraient, il est vrai, insuffisants si l'on ne savait que la prostatorrhée, presque toujours liée à une prostatite chronique, est souvent consécutive à une prostatite aiguë. Les commémoratifs seront donc d'une grande valeur diagnostique.

La spermatorrhée ne saurait être confondue avec une blennorrhée ; l'écoulement spermatique est intermittent et abondant, il possède un aspect, une consistance, une odeur différents du flux blennorrhéique. Les taches de sperme sont grisâtres, empèsent le linge, sont plus foncées sur les bords qu'au centre, tandis que les taches blennorrhéiques sont, au contraire, blanc-jaunâtres et plus foncées au centre que sur les bords.

D'ailleurs les symptômes généraux sont graves dans la spermatorrhée, et, dans les cas difficiles, le microscope est là pour trancher la question.

2° Savoir quel point de l'urèthre est altéré est de toute nécessité ; c'est, pour nous, la condition *sine quâ non* pour pouvoir rationnellement instituer un traitement avec chance de succès.

La forme du jet urinaire pourrait, selon quelques praticiens, mettre sur la voie du siége de la lésion uréthrale.

La colonne liquide est-elle bifide ? l'altération occupe

la fosse naviculaire. Est-elle large et plate sur les bords, en lame de couteau? La région spongieuse est malade. Est-elle enfin spiroïde? C'est à la portion membraneuse qu'est la lésion circonscrite.

Inutile de dire qu'un diagnostic ainsi posé aurait mille chances contre une pour être erroné.

Pour certains auteurs, si la matière excrétée est tenace, gluante, se desséchant au méat urinaire, on est autorisé à soupçonner la région prostatique comme siége de la lésion; tandis que, au contraire, si l'altération est localisée à la fosse naviculaire, l'écoulement sera moins épais, plus limpide, et la goutte sortie du méat ou essuyée sera bientôt remplacée par une autre. Il y a peut-être du vrai dans cette opinion, mais avouons que ce sont là des subtilités assez peu probantes et desquelles, d'ailleurs, la pratique ne peut rien retirer d'avantageux.

Pour établir à peu près sûrement le diagnostic il n'est, en réalité, qu'un seul moyen : nous voulons dire le cathétérisme.

On peut, pour ce faire, se servir d'une bougie ordinaire, mais une bougie à boule est préférable. On introduit cet instrument doucement, sans secousse, avec le plus de légèreté possible, après l'avoir préalablement graissé. Au moment où la boule de l'explorateur passe sur le point malade, le blennorrhéique signale de la douleur. On note, à l'aide de l'ongle, la distance du point douloureux par rapport au méat urinaire, puis l'on retire la bougie, qu'il est fréquent de voir rapporter, à son extrémité, un peu de mucus plus ou moins sanguinolent.

Marche. — Durée. — Terminaison. — Chez quelques diathésiques, la blennorrhée peut disparaître en même temps que se montre une manifestation morbide quelconque, nous l'avons déjà noté. D'autre part, on a vu des blennorrhées se terminer par une guérison spontanée, sous

l'influence d'un changement de pays, d'habitudes, de nourriture, et surtout à la suite d'un mariage ou de rapports
sexuels réguliers avec une femme saine. Aussi quelques
médecins conseillent-ils — ce semble un tant soit peu
hasardeux — contre la blennorrhée ces simples prescriptions : beaucoup d'eau dans le vin et une femme bien
portante et sans flueurs blanches.

D'autres fois la maladie, qui possède une grande tendance
à ce faire, repasse à l'état aigu, à la suite d'un écart de
régime, d'excès de boisson, de fatigue, d'abus de coït,
et guérit complétement par la médication instituée contre
sa métamorphose.

Dans la plus grande majorité des cas, il n'en est pas
ainsi ; bien au contraire, sa durée est longue, indéterminée,
sa marche progressive et sa guérison fort problématique,
si l'on abandonne la blennorrhée à elle-même.

A la longue, elle modifie de plus en plus le tissu uréthral
dans sa texture, le rétracte et amène un ou plusieurs rétrécissements qui perpétueront l'écoulement d'où ils proviennent.

PRONOSTIC. —· Bien que les symptômes ne paraissent
offrir aucune gravité ; bien que les médecins ne semblent
pas attacher une grande importance à cette maladie ; bien
que, dans un bon nombre de cas, cette affection locale se
concilie avec un état général satisfaisant, durant un espace
de temps tout à fait variable ; la blennorrhée n'en est pas
moins une maladie qui réclame instamment toute la solli-
citude des praticiens.

Nous avons, en effet, signalé plus haut les modifications
mentales des blennorrhéiques : préoccupations, inquiétudes, hypochondrie et même tendance au suicide ; mais ce
n'est pas tout, il nous reste, pour compléter la série des
suites qu'entraîne la goutte militaire, à citer, de nouveau
et avant tout, le rétrécissement uréthral, si fréquent que
M. Désormeaux a considéré la blennorrhée comme un

premier degré de l'uréthrosténie. Après lui viennent : la cystite du col, qui peut se généraliser et passer à l'état chronique, l'épididymite au moindre effort physique, l'inflammation des glandes de Cowper et les abcès péri-uréthraux, la prostatite aiguë et chronique, l'hypertrophie de la prostate et la prostatorrhée, la contracture du col vésical, la valvule vésicale et enfin la spermatorrhée ; conséquences graves, pensons-nous, qui font de la blennorrhée, en apparence bénigne, une des maladies les plus sérieuses que les praticiens aient journellement à traiter.

ARTICLE II

Généralités sur le traitement. — Historique. — Injections médicamenteuses. — Injections isolantes. — Injections solidifiantes. — Méthode endoscopique. — Insufflations médicamenteuses. — Méthode de M. Guyon et de M. Dubé. — Bougies simples et médicamenteuses. — Bougies simples. — Bougies médicamenteuses. — Porte-remède uréthral. — Conclusion.

Généralités sur le traitement. — Nous avons vu plus haut que la blennorrhée, en général, est une sub-inflammation invétérée d'une portion circonscrite de la muqueuse, qui se caractérise par une néo-formation de granulations ulcérées ou non, reposant sur un tissu plus ou moins profondément modifié dans sa texture. C'est en partant de cette donnée qu'il faut chercher les indications thérapeutiques à remplir, tout en n'oubliant pas certaines considérations particulières, relatives à la disposition anatomique de l'organe lésé en partie et aux dangers plus ou moins graves que telle médication, plutôt que telle autre, peut faire courir aux malades.

Le but à atteindre, disons-nous, est de faire disparaître

l'altération circonscrite, c'est-à-dire de modifier d'une façon durable la vitalité du point morbide.

Mais il ressort de l'expérience, corroborant les prévisions de l'anatomie pathologique, que le traitement général ou interne reste le plus ordinairement inactif, quand le blennorrhéique n'est pas porteur d'une des diathèses déjà énumérées. Il s'ensuit donc que presque toujours, pour arriver au résultat désiré, il est nécessaire de recourir à une médication locale, à un traitement topique.

Or, par rapport aux chances de guérison et à la facilité du *modus agendi*, c'est-à-dire, tant dans l'intérêt du malade que dans celui du médecin, la méthode curative immédiate doit remplir plusieurs indications dont voici les principales :

1° Faire parvenir sur la partie lésée une substance capable de lui rendre sa vitalité normale ; ou arriver au même résultat, sans médicaments proprement dits, à l'aide d'instruments quelconques ;

2° Ne modifier absolument que le point malade ;

3° Employer les moyens les moins douloureux ;

4° Éviter les accidents ;

5° N'user que d'un manuel opératoire facile, d'un mode d'agir simple et à la portée de tous les praticiens.

Ceci posé, nous allons maintenant passer en revue les principaux moyens topiques proposés et employés contre la blennorrhée, et voir s'ils remplissent, en tout ou en partie, les conditions que nous venons d'établir.

Mais auparavant, pour n'y plus revenir, nous répéterons que si l'écoulement chronique semblait tenir à une constitution diathésique congénitale ou acquise, la première chose à faire serait de combattre, autant que faire se peut, cet état particulier par un traitement approprié, avant d'instituer une médication topique, quelle qu'elle soit. En tout autre cas, une thérapeutique interne n'aurait aucune raison d'être et ne vaut pas qu'on s'y arrête.

Historique. — Il résulte des recherches du docteur L. Paris, consignées dans sa thèse inaugurale (1), que Galien est le premier des auteurs anciens qui ait parlé de la médication topique de l'urèthre, bien qu'à son époque on considérât toutes les affections urinaires comme le résultat de carnosités ou caroncules végétantes situées au pourtour du col de la vessie.

Pour Galien, les modes de traitement étaient de deux sortes : 1° Injections de liquides émollients ou astringents, 2° Poudres d'alun, de sublimé, de sabine, etc., incorporées dans des excipients divers et portées dans l'urèthre à l'aide de cathéters.

Après Galien, dans un temps où l'anatomie pathologique était encore inconnue, François de Pedemonte — 1330 — conseille d'injecter, avec une seringue, de la poudre de safran et de camphre délayée dans de l'eau de roses, s'il existe une douleur, dans la verge, causée par une matière coulant dans le canal.

En 1460 J. de Vigo ordonne aussi les injections et, en cas d'insuccès, le cathétérisme.

Guainerius — 1508 — fait mention des bougies de cire.

A. Ferri (1551) A. Lacuna, vers la même époque, Christophe de Vega (1552) et Diaz (1588) proposent, dans leurs ouvrages, l'usage des bougies enduites de substances cathérétiques ou caustiques, exposent en même temps la manière de s'en servir et signalent les accidents qu'elles peuvent occasionner, en ayant soin d'indiquer le moyen d'y remédier.

Quant à l'invention de ces bougies et à leur application dans les maladies de l'urèthre, A. Lacuna en attribue l'honneur à Philippe de Lisbonne; tandis que Amatus Lusitanus dit que son maître Altarède, professeur à l'Uni-

____

(1) *De la médication topique de l'urèthre.* Paris, 1868, thèse n° 40.

versité de Salamanque, en enseignait l'emploi dans ses leçons. D'où l'on peut conclure que la médication par les bougies porte-médicament était connue au moins vers l'an 1500, époque probable des études de Amatus Lusitanus.

D'après Malgaigne (édition de Amb. Paré, chapitre des carnosités), Amatus Lusitanus se servait de bougies de cire blanche térébenthinée, à rainure circulaire, garnies d'une préparation cathérétique.

A. Ferri, dans ses écrits, parle de bougies oblongues, un peu épaisses et molles, fabriquées avec de la cire blanche, jaune ou verte, mélangée à une petite portion de vert-de-gris. Il parle aussi de sondes flexibles en plomb, enduites de préparations diverses : alun et écorce de grenadier en poudre unis au cérat de céruse, chaux vive et arsenic rouge macérés dans le vinaigre et mélangés au cérat de mucilage. Il recommande, toutefois, de n'employer ces remèdes qu'à l'état solide, de crainte de les voir, mous où liquides, agir, en passant, sur les portions saines de la muqueuse uréthrale.

Ambroise Paré se servait des bougies de Ferri ou d'un instrument dont il était l'inventeur. C'était une canule d'argent, percée d'un trou, par laquelle il poussait jusqu'au point malade une poudre médicamenteuse : ocre, antimoine, tuthie, sabine, etc., à l'aide d'une tige qui faisait dans la canule l'office d'un piston.

Vers la fin du xvi⁰ siècle et au commencement du xvii⁰, Fabrice d'Aquapendente introduisait dans l'urèthre une canule d'argent, de son invention, à l'aide de laquelle il faisait cheminer, jusqu'à la lésion, un petit sachet de toile chargé de substances actives, qu'il abandonnait en retirant le fourreau d'argent. Au sachet, bien entendu, était adapté un fil qui restait à l'extérieur du canal.

L'introduction du nitrate d'argent dans la thérapeutique avec Wiseman, Hunter, A. Petit, E. Home, fit délaisser, plus ou moins, toutes les méthodes citées plus haut, durant le xviii° siècle.

Mais au xix° siècle, nous voyons cesser en partie l'engouement que l'on avait pour le caustique lunaire et revivre les médications des auteurs du xvi° siècle, mais modifiées, transformées et rationnellement appliquées, grâce aux progrès incessants de l'anatomie pathologique des organes génitaux urinaires.

En effet, tant dans le traitement des rétrécissements que dans celui de la blennorrhée, voici les moyens successivement proposés et employés :

Bretonneau (1830) et Velpeau (1839) se servent de bougies, enduites de graisse contenant de l'antimoine ou de l'oxyde de zinc.

Jobert de Lamballe (1862) reprend la bougie à base d'alun, inventée par A. Ferri. Il recommande de la laisser dix minutes en place, et lui reconnaît une action rationnelle et mécanique.

Cullerier combat la goutte militaire à l'aide de pommade résolutive, dont il graisse les bougies.

M. Ricord, dans sa traduction de Hunter, conseille, pour la même affection, des sondes recouvertes de cérat mercuriel ou de pommade au nitrate d'argent.

Civiale roule une bougie par une de ces extrémités dans la poudre d'azotate d'argent.

M. Legrand renouvelle la bougie d'Amatus Lusitanus, à rainure circulaire chargée d'alun. M. Vinci, de Naples, et M. Martin se servent de cathéters cannelés pour porter des médicaments dans le canal uréthral.

En 1862, M. Domerc, après M. Laugier, invente un porte-topique, véritable modification de la canule d'argent d'Ambroise Paré.

Un médecin de Pont-du-Château, M. Dubé, se sert d'une bougie creuse, à olive criblée de trous et contenant une petite éponge imbibée d'une solution nitratée, qu'il fait sourdre dans le canal, à l'aide d'un mandrin.

M. Désormeaux va cautériser les points malades de l'urèthre, qu'il voit à l'aide de son endoscope ou uréthroscope — instrument ingénieux qui permet d'éclairer l'intérieur du canal, et dont les améliorations récentes ont rendu l'emploi plus sûr, sinon plus commode.

En 1866, M. Mallez présente à l'Académie de médecine un appareil destiné à faire des insufflations de poudres médicamenteuses dans l'urèthre, réminiscence d'un appareil de M. Jacquemier construit en 1862.

A l'hôpital Necker, M. Guyon, il y a une dizaine d'années, inaugure un instrument composé d'une canule filiforme, vissée à une seringue de Pravaz et contenue dans une bougie à boule percée d'une ouverture pour le passage de la solution médicamenteuse dont est chargée la seringue.

Dans ces dernières années, M. Bénas fabrique des bougies à la ratanhia ; M. Montanier préconise les bougies simples en gomme qu'on peut enduire d'une pommade iodée.

M. le docteur Paillasson expérimente les injections solidifiantes — glycérolés de sous-nitrate de bismuth, de ratanhia, de sulfate de zinc, etc., etc.

Enfin, M. Reynal trouve son porte-remède, — que l'on pourrait, pour en donner une idée, nommer bougie suppositoire, — fort employé dans les dispensaires spéciaux.

Tel est l'aperçu historique sommaire de la médication locale de l'urèthre.

Nous n'allons point, ce qui ne serait guère intéressant et nous entraînerait trop loin, envisager en détail chacun de ces modes de traitement ; nous essayerons seulement d'étudier les méthodes principales dans lesquelles on peut faire rentrer tous les procédés qui ont donné quelque résultat.

Nous classerons donc les médications en cinq groupes que voici, et que nous allons passer successivement en revue : 1° Des injections médicamenteuses; 2° De la méthode endoscopique; 3° Des insufflations médicamenteuses; 4° Des méthodes de M. Guyon et de M. Dubé; 5° Des bougies simples et médicamenteuses.

INJECTIONS MÉDICAMENTEUSES. — Comme il s'agit dans la blennorrhée de modifier une partie de la muqueuse uréthrale, les injections ont pour but de faire parvenir sur le point malade des substances toniques, astringentes, cathérétiques et même caustiques. Le véhicule ou excipient est variable : tantôt c'est de l'eau commune, de l'eau distillée, ou un décocté quelconque; tantôt c'est du vin; récemment, enfin, on a utilisé la glycérine. Quant aux médicaments, ils sont excessivement variés; on peut dire qu'il est peu de substances végétales et minérales que l'on n'ait employées en injections uréthrales.

Le sulfate de zinc, de cuivre, de fer, la pierre divine, le tannin, l'alun, le protoiodure et le perchlorure de fer, la liqueur de Van Swieten, l'oxyde de zinc, la solution d'iode iodurée, la solution iodo-tannique, le cachou, le mattico, la ratanhia, le laudanum, l'acétate de plomb, la teinture d'aloës, le goudron, la strychnine même, etc., etc., ont été et sont encore journellement mis en usage. Mais tous ces produits pharmaceutiques cèdent le pas à deux agents précieux, modificateurs substitutifs par excellence des affections chroniques, — nous voulons dire au nitrate d'argent et au chlorure de zinc, — dont l'un, le nitrate d'argent, préconisé d'abord à haute dose, n'est maintenant administré qu'à dose légère et comme modificateur de la vitalité muqueuse.

Utilités. — Il est incontestable que l'on peut obtenir la guérison de la blennorrhée à l'aide d'injections astringentes ou cathérétiques, mais cela est rare. La plu-

part du temps on a affaire, dans ce cas, à de fausses
blennorrhées, à des suintements non blennorrhagiques, à
des uréthrites simples ou sympathiques, à des uréthror-
rhées, etc. Parfois l'affection semble céder à l'injection ;
mais, en général, la guérison n'est qu'incomplète, momen-
tanée, et la maladie ne tarde guère à reparaître au moindre
écart de régime. Toutes choses égales d'ailleurs, les avantages de cette méthode curative sont loin de compenser
ses désavantages et d'en autoriser l'emploi.

Inconvénients. — Nous ferons tout d'abord remarquer
que l'injection parcourt une grande partie du canal, pour
ne pas dire l'urèthre entier, alors que son action devrait
être tout à fait limitée à la lésion circonscrite. Or, ce
n'est pas impunément que l'on peut, plusieurs fois par
jour et durant un grand nombre de jours, porter sur une
muqueuse un médicament comme ceux que nous avons
nommés. D'autre part, si une solution argentique, par
exemple, est lancée dans l'urèthre en vue d'aller modifier une altération des portions bulbeuse ou prostatique,
elle doit presque certainement dépasser le but et venir
baigner le col vésical, c'est-à-dire produire, à un moment
donné, une cystite du col, par irritation directe. Ce n'est
point tout. Nous savons que la blennorrhée se localise
parfois dans les cryptes muqueux et les conduits des
glandes de Cowper, une injection pourra-t-elle pénétrer
là durant son court séjour dans le canal? Non, le plus
souvent. Il y a donc danger, sans espoir de succès.

Tout le monde sait que les solutions médicamenteuses,
injectées dans l'urèthre, sont toutes plus ou moins douloureuses ; quant au nitrate d'argent en solution, les
souffrances qu'il engendre sont presque intolérables. On
a accusé les injections, surtout argentiques, de produire
la cystite, l'épididymite, la prostatite et principalement
les rétrécissements. C'est là une accusation sur laquelle

nous n'osons encore nous prononcer dans l'état actuel de la science.

Un dernier reproche. Les injections sont le plus ordinairement confiées aux malades; c'est presque une nécessité de la pratique. Le blennorrhéique s'offenserait, d'ailleurs, si le praticien lui faisait lui-même l'application médicamenteuse et le soupçonnait incapable d'une aussi mince opération, que, cependant, peu d'individus savent bien faire, et que, dans l'espoir d'une guérison plus prompte, ils répètent plus de fois qu'on ne leur a prescrit.

Injections isolantes. — Ces injections, composées d'eau et de sous-nitrate de bismuth, comportent 5, 10 et même 30 grammes de cette poudre insoluble pour 200 grammes d'eau. On les pousse dans le conduit urinaire à l'aide d'une seringue ou d'un injecteur, à canule assez large. L'eau s'écoule; une partie du sous-nitrate de bismuth reste dans le canal, écarte et isole les parois muqueuses, tout en absorbant le muco-pus.

Utilités. — Par leur propriété absorbante et légèrement astringente, par la compression peut-être du point malade, ces injections ont une certaine action bienfaisante; en outre le sous-nitrate de bismuth, pur et bien pulvérisé, n'irrite pas le canal et n'est point douloureux.

Inconvénients.— Mais on reproche, avec raison, à ces injections de ne pénétrer que difficilement dans les parties profondes du canal et de former une sorte de cordon, qui, au moment de la miction, arrête un instant le jet urinaire et occasionne du ténesme vésical. De plus, si cette poudre bismuthique, insoluble et seulement tenue en suspension dans le véhicule, vient par hasard à pénétrer dans la vessie, ne peut-elle pas être le point de départ d'un calcul, surtout chez les individus à diathèse urique?

Injections solidifiantes. — M. le docteur Paillasson a, d'une façon ingénieuse, modifié le mode d'introduction des médicaments demi-solides dans l'urèthre. Il se sert pour ses injections, dites solidifiantes, d'un réservoir en plomb, assez semblable à la vessie à couleur des peintres, contenant soit du sous-nitrate de bismuth ou du sulfate de zinc, soit de la ratanhia, de l'opium ou de la belladone qu'il associe à la glycérine. Le tube de plomb est divisé en un nombre connu d'injections et terminé par une canule uréthrale d'un côté, tandis que par l'autre extrémité il s'enroule au fur et à mesure qu'il se vide, sur un petit treuil. Ce treuil est mis en mouvement à l'aide du pouce et de l'index d'une main, alors que l'autre main maintient la canule dans l'urèthre, en comprimant le méat urinaire.

Utilités. — Ce procédé semble supérieur au précédent. Sur environ douze observations recueillies à la clinique de la rue Christine, on a compté huit cas de guérison, après un emploi moyen d'une dizaine d'injections solidifiantes.

Inconvénients. — Cependant les désavantages sont, sinon plus considérables, du moins aussi notables que ceux du mode étudié plus haut. En effet, dans les expériences, on s'est aperçu que la matière injectée écartait mal, faute de force, les parois du canal, ce qui nécessitait, parfois, des pressions d'avant en arrière pour faire pénétrer le médicament dans l'urèthre. D'un autre côté nous reprocherons à ce système de ne pas localiser l'action médicamenteuse, danger minime, il est vrai, quand on emploie le bismuth, mais plus sérieux si l'on utilise le sulfate de zinc.

Méthode endoscopique. — Ce n'est pas le cas ici de décrire l'endoscope, c'est-à-dire les parties qui le constituent et la manière de s'en servir; nous renvoyons pour cela le lecteur au livre de l'inventeur, M. le Dr Désormeaux. Nous n'avons à nous occuper de cet instrument qu'au point de vue de sa valeur dans la thérapeutique de la blennorrhée.

Dans cette affection, le but de l'uréthroscope est de porter sur le point malade un médicament qui modifiera son état morbide et tarira l'écoulement.

M. le Dr Désormeaux se sert des deux solutions suivantes :

℞   Nitrate d'argent............................   5 gr.
  Eau distillée................................   15
   F. S. A.

℞   Nitrate d'argent............................   15 gr.
  Eau distillée   15
   F. S. A.

Il emploie cette dernière lorsque l'ulcération uréthrale s'est couverte de bourgeons charnus, quand, surtout, elle devient fongueuse et saignante.

Ces solutions, bonnes au temps où l'on utilisait le caustique lunaire à haute dose, sont évidemment trop actives à cette heure où l'on ne demande plus à l'azotate d'argent la cautérisation mais une simple modification vitale. Il vaut donc mieux leur substituer la solution suivante :

℞   Nitrate d'argent............................   1 gr.
  Eau distillée................................   30
   F. S. A.

L'instrument adapté d'après le manuel opératoire voulu et la partie malade se trouvant éclairée ; à l'aide d'une tige armée d'une boulette de coton, on essuie le point qu'il s'agit de toucher, afin de le débarrasser des mucosités qui le recouvrent et pour empêcher l'extension de la solution caustique. Ceci fait, on remplace le coton sec par un cône de coton trempé dans la solution cathérétique, en ayant soin, comme le fait remarquer le Dr Reynaud (1), de se

____

(1) *Loc. cit.*, p. 20.

servir d'un cône peu volumineux de crainte que le liquide ne s'écoule, durant son trajet, dans l'intérieur de la sonde et ne cautérise la partie inférieure du canal, ainsi que cela s'est vu quelquefois.

Tous les trois ou quatre jours on répète cette opération, immédiatement après laquelle le malade se doit mettre dans un bain tiède.

Utilités. — Cette méthode a donné d'excellents résultats à M. Désormeaux et à tous ceux qui l'ont essayée. L'endoscope, en effet, présente avant tout le sérieux avantage de ne faire agir le médicament que sur la partie affectée seulement ; ce qu'on ne peut obtenir ni par les injections ordinaires ni par les injections isolantes ou solidifiantes. Il permet aussi de varier la force du modificateur, en mettant la surface lésée à découvert sous l'œil de l'observateur qui peut ainsi juger des progrès de sa médication et connaître exactement quand son intervention est devenue inutile.

Inconvénients. — Toutefois si la méthode uréthroscopique offre des avantages notables, elle n'est pas exempte de désagréments. On reproche, en effet, à l'instrument de M. Désormeaux de fournir peu de lumière et d'être lourd, c'est-à-dire de peser sur le plancher du canal de l'urèthre et de le fatiguer. Ces accusations sont fondées, mais nous devons dire qu'il existe maintenant d'autres uréthroscopes — celui de MM. Langlebert et Mathieu, celui de M. Courriard de Saint-Pétersbourg — dans lesquels on est parvenu à atténuer ces inconvénients. Or nous n'envisageons pas ici tel ou tel instrument endoscopique, mais bien la méthode en elle-même, nous devons donc laisser ces reproches de côté.

Mais le traitement uréthroscopique est douloureux, assez long et la tige canule, comme tout instrument rigide introduit dans l'urèthre, prédispose à l'orchite. Enfin le plus

sérieux reproche à faire à cette méthode est tout pratique
et ne manque pas d'une certaine valeur. Le manuel opératoire n'est pas d'une simplicité exemplaire, il nécessite
même quelque habitude et quelque habileté. Aussi les
praticiens des villes de province et surtout ceux des cam-
pagnes se refuseraient, pour la plupart, à l'emploi de l'endoscope, s'ils ne reculaient point devant l'achat de cet
instrument que, d'ailleurs, peu de leurs malades, provin-
ciaux à préjugés, se laisseraient appliquer. Voilà, ce nous
semble une difficulté pratique considérable pour la généralisation de la méthode uréthroscopique.

Ajoutons, avant de terminer, qu'on peut aussi, à l'aide
de l'endoscope, porter dans le canal un modificateur solide.
Mais M. Désormeaux, qui essaya l'emploi du nitrate d'argent
fondu, lui préfère la solution, depuis longtemps déjà. « Le
caustique solide cautérisait trop profondément, — dit-il en
son livre : L'*Endoscope* — et causait des eschares sur les
points qu'il touchait, tandis que les autres étaient épargnés.»

Cette opinion parfaitement juste suffit à juger et à faire
rejeter l'emploi de divers porte-caustique uréthraux, celui
de Lallemand, de Demarquay, etc., dans le traitement de
la blennorrhée; aussi nous abstiendrons-nous de parler de
ces différents procédés.

INSUFFLATIONS MÉDICAMENTEUSES. — M. le docteur Mallez
soumit, en avril 1866, à l'Académie de médecine, un
nouvel instrument propre à faire arriver dans le canal
de l'urèthre des poudres médicamenteuses, dans le but de
guérir la blennorrhée.

Cet appareil, assez ingénieux et simple, se compose de
deux sondes ou canules et d'une poire en caoutchouc. On
introduit d'abord, jusqu'au delà du point malade, la plus
grosse des deux sondes, qui sert de conducteur et porte le
nom de sonde femelle. A l'extrémité externe de la plus
petite sonde, qui s'invagine dans la première, se trouve

une sorte de capsule ou de réservoir qui reçoit la poudre à insuffler. Quant à l'insufflation, elle se fait à l'aide de la poire en caoutchouc, sur laquelle on exerce de légères pressions, en attirant, peu à peu et doucement, l'appareil au dehors. Il est possible de remplir, sans difficulté ni retard, plusieurs fois la capsule de la petite sonde, si la quantité de poudre est insuffisante.

Avant l'opération on fait uriner le malade, pour lui permettre de conserver le plus longtemps possible la matière de son injection sèche.

Les poudres que l'on peut insuffler sont variables à l'infini. Voici quelques formules de ces préparations pulvérulentes :

℞ Charbon desséché...................... 30 gr.
   Chlorure de chaux........ 3
   Carbonate de soude.................. 1,50 centigr
     M. S. A.

℞ Sous-nitrate de bismuth.......... .... 50 gr.
   Chlorure de chaux................... 3
   Carbonate de soude.................. 1,50 centigr
     M. S. A.

℞ Sous-nitrate de bismuth.............. 50 gr.
   Acide phénique..................... 0,90 centigr.
     M. S. A.

℞ Sous-nitrate de bismuth.............. 50 gr.
   Permanganate de potasse............ 1
     M. S. A.

℞ Quinquina............................ }
   Ratanhia........ .... } āā 25 gr.
     M. S. A.

On fait de une à deux insufflations par jour.

Utilités. — De nombreux succès ont montré la valeur thérapeutique de ce mode de traitement. Il suffit, pour s'en convaincre, de jeter un coup d'œil sur le travail du docteur Bouloumié (1). L'insufflation n'est, en réalité, que le moyen facile et pratique de faire pénétrer dans le conduit urinaire un médicament sous une forme solide et sèche. Mais, introduit pulvérulent, l'agent actif séjourne plus longtemps, et son action absorbante, astringente, désinfectante et modificatrice a plus de durée; ce qui, on le saisit aisément, permet d'employer des substances peu actives, la force médicamenteuse devant être en raison inverse de la durée du contact, avec la partie malade, du topique qui la doit modifier. Le traitement est relativement court; il résulte, en effet, des observations du docteur Bouloumié, qu'il a suffi, dans la plupart des cas, de huit à douze injections sèches, en moyenne, par individu.

Inconvénients. — On pouvait tout d'abord penser qu'à l'aide de l'appareil insufflateur, le médicament ne se répartirait pas uniformément sur les parois uréthrales; il n'en est rien cependant, et des expériences, instituées sur le cadavre, ont prouvé que la poudre isolante s'étend également et bien sur toutes les parties du canal. Les désavantages de ce procédé sont tout autres. Voici ceux qui semblent les plus propres à lui être reprochés :

1° L'introduction d'une sonde grosse et rigide chez des blennorrhéiques, si prédisposés déjà à l'épididymite;

2° Une irritation fréquente du col vésical, qui se traduit souvent par du ténesme, arrête le traitement et peut entraîner la cystite;

3° L'insuffisance de cette médication, quand la phlegmasie chronique s'est localisée dans des lieux accessibles

______

(1) *Du traitement de la blennorrhée par les insufflations médicamenteuses* (procédé du docteur Mallez). Paris, 1867.

à un liquide, mais inaccessibles à une substance pulvéru-
lente ;

4° Enfin, la formation possible d'un calcul, chez les individus prédisposés, si la poudre vient à pénétrer dans le
réservoir des urines.

MÉTHODES DE M. GUYON ET DE M. DUBÉ. — A l'hôpital
Necker, depuis quelques années, M. le docteur Guyon
s'est servi d'un instrument de son invention pour faire
parvenir dans l'urèthre des liquides médicamenteux,
tantôt calmants — dans les cas de sensibilité morbide
du canal, — tantôt cathérétiques ou caustiques, — dans les
écoulements blennorrhagiques, avec ou sans complications
de rétrécissement.

Voici la description et la manière de se servir de cet
appareil que nous ne pouvons mieux faire que d'emprunter
à M. le docteur Paris (1), ancien externe du service de
M. Guyon.

« Il consiste en une canule filiforme d'argent ou d'or
qui se visse à l'extrémité d'une seringue de Pravaz; on
l'introduit dans la cavité centrale d'une bougie à boule,
dont le renflement terminal est perforé avec une épingle
ou un mandrin. Pour se servir de cet instrument, on
détermine le point de l'urèthre que l'on veut atteindre,
au moyen d'un explorateur perforé d'un diamètre convenable ; un point de repère est indiqué par l'ongle appliqué
sur la bougie, au niveau du méat urinaire.

» Une fois la notion exacte acquise du point avec lequel le
médicament doit être mis en contact, on amorce l'instrument en tournant le piston jusqu'à ce que l'on voie sourdre,
par le trou pratiqué à la boule, une goutte du liquide.
Cette précaution est essentielle, d'abord pour s'assurer
que le trou n'est pas bouché, ensuite pour apprécier exac-

____

(1) Thèse citée, page 23.

7.

tement le nombre des gouttes qu'on instille. Les premières gouttes instillées remplissent, en effet, la canule sans faire issue au dehors.

» Si l'on veut pénétrer dans les parties profondes de l'urèthre et jusqu'au col de la vessie, la canule fait office de mandrin et donne à la bougie la courbure nécessaire pour pénétrer facilement. Il n'est pas indifférent de se servir d'une canule en argent ou en or. L'argent, plus malléable, se prête mieux aux inflexions du canal et à ses irrégularités, il garde mieux les courbures qu'on lui donne. L'or, doué d'élasticité, fait ressort quand il bute contre les obstacles. »

La solution caustique qu'emploie M. le docteur Guyon est la suivante :

$\mathrm{2\!\!\!/}$ Azotate d'argent........................   1 gr.
        Eau distillée................................   30
            F. S. A.

Quelquefois il se sert de cette autre :

$\mathrm{2\!\!\!/}$ Azotate d'argent........................   2 gr.
        Eau distillée................................   30
            F. S. A.

Le nombre des gouttes instillées varie entre deux et cinq par séance.

Utilités. — L'introduction de l'instillateur est extrêmement facile, ce qui se comprend, et guère ou point douloureuse, même dans les cas de sensibilité morbide peu ordinaire de l'urèthre. Les accidents qu'engendre l'intromission des instruments dans le canal ne sont pas à craindre ici, grâce à la flexibilité de la canule et de son conducteur, qui n'est qu'une bougie ordinaire à boule. Ce sont là des avantages à noter. En outre, on est certain, avec ce procédé, de ne modifier que le point malade et de n'agir en aucune façon sur le reste de l'urèthre, la boule de la bougie faisant obstacle au reflux du liquide. Enfin on sait exactement la quantité employée d'une solution, dont on peut varier la puissance active. Le manuel opératoire, par sa grande simplicité, et le prix peu élevé d'une canule — quel médecin ne possède pas une seringue de Pravaz ou autre à une époque où la méthode hypodermique est à l'ordre du jour? — sont loin d'être un obstacle à la généralisation de ce mode thérapeutique.

Inconvénients. — Le reproche presque unique qu'il faut adresser à cette méthode, c'est de procurer, après l'instillation du nitrate d'argent, une douleur assez considérable qui peut se prolonger durant plusieurs heures.

— Un médecin de Pont-du-Château, M. Dubé, employait, avant l'invention de la canule de M. Guyon, une méthode à peu près semblable, plus primitive et moins connue peut-être, pour faire des cautérisations dans le canal de l'urèthre.

L'appareil de M. Dubé se compose d'une bougie creuse, à extrémité olivaire, d'un mandrin et d'un morceau d'éponge.

Par la cavité supérieure de la bougie, dont l'olive est percée d'un grand nombre de petits pertuis, on fait pénétrer la petite éponge après l'avoir imbibée d'une solution nitratée, ou encore on l'introduit à l'état sec et l'on verse, par l'ouverture de la bougie, la préparation médicamenteuse. On pousse la sonde jusqu'au point malade; puis à l'aide du mandrin, qui fait l'office d'un piston, on comprime, plus ou moins fortement, l'éponge qui laisse sourdre le liquide dont elle est imprégnée par les trous de l'olive en contact avec les parties lésées.

Les avantages et les inconvénients de ce procédé sont les mêmes que ceux signalés plus haut, ou à peu près. Toutefois, si l'on peut dire que l'appareil de M. Dubé est

plus simple que celui du docteur Guyon, on peut lui reprocher, en plus, de ne pas permettre au praticien de se
rendre un compte absolu de la dose médicamenteuse
employée.

DES BOUGIES SIMPLES ET MÉDICAMENTEUSES. — Nous
avons vu dans l'historique, que déjà, vers 1460, J. de Vigo
conseillait le cathétérisme dans les affections des conduits
de l'urine, et que, après lui, A. Ferri, A. Lacuna, Christophe de Vega, Diaz, Amatus Lusitanus, etc., etc., se
servaient de bougies faites de cire mélangée à des substances médicamenteuses. Ces moyens oubliés ou plutôt
délaissés, pendant un certain temps, pour faire place aux
injections, rentrent en faveur dans la thérapeutique avec
Bretonneau, Velpeau, Jobert de Lamballe, Cullerier, Civiale et les maîtres contemporains. Les uns emploient les
bougies simples, c'est-à-dire la méthode dilatatrice ou
mécanique; les autres, et c'est le plus grand nombre, préconisent les bougies médicamenteuses, c'est-à-dire la
méthode mécanique et modificatrice à la fois.

Nous diviserons donc en ce sens, nous voulons dire en
deux classes, ces bougies si employées dans le traitement
de la blennorrhée.

1° BOUGIES SIMPLES. — Nous ne parlerons point des
sondes métalliques; leur usage, utile en certaines maladies,
ne peut être que nuisible dans celle qui nous occupe, à
cause de la rigidité du métal, si propre à amener l'épididymite chez les blennorrhéiques.

Les bougies dont on se sert le plus ordinairement sont
en gomme, en corde à boyau, etc. Il faut rejeter celles de
gutta-percha, qui peuvent, en se brisant, produire de graves
accidents.

La bougie doit être d'un calibre moyen et ne séjourner
que peu de temps dans l'urèthre; on sait, en effet, que les
sondes grosses ou mises à demeure sont des causes d'épi-

didymite. La bougie agit sur le point malade en modifiant
sa vitalité morbide tant par l'action compressive qu'elle
exerce sur lui que par l'irritation que sa présence occasionne en véritable corps étranger qu'elle est.

Utilités. — L'introduction méthodique d'une bougie de
moyen calibre est peu douloureuse, quand elle est faite
par une main légère et exercée; bien plus, elle habitue le
canal, en l'insensibilisant peu à peu, à supporter tout
autre traitement. Son utilité est manifeste dans les cas de
blennorrhée avec commencement de rétrécissement par
accumulation de lymphe organisable sous la muqueuse, ce
qui est fort fréquent. Il résulte de faits observés et publiés
dans la *Gazette des hôpitaux*—année 1863—par le docteur
Montanier, qu'on peut obtenir des guérisons certaines
par l'unique emploi des bougies, si l'on procède comme
il suit :

On explore l'urèthre avec une bougie un peu forte, à
laquelle il est inutile de faire dépasser de plus de deux
centimètres le siége de la lésion.

Ceci fait, on conduit, lentement et doucement, une bougie d'un plus petit diamètre que l'on laisse en demeure
durant dix minutes.

Deux jours après, on se sert d'une bougie plus grosse
de quelques fractions de millimètre, et on l'abandonne en
place douze minutes.

Chaque deux jours on augmente graduellement et le
calibre de l'instrument et le temps de son séjour dans le
canal, dont la sensibilité indique le rapprochement ou
l'éloignement des séances ainsi que leur durée. En règle
générale, il est inutile de laisser la bougie plus d'une demi-
heure dans l'urèthre.

Au bout de 15, 20 ou 30 jours, l'écoulement a disparu.
Chez certains blennorrhéiques, trois ou quatre séances
suffisent pour amener la guérison ; chez d'autres, 20, 30,

et même 40 applications de bougies sont nécessaires pour amener le même résultat.

Inconvénients. — De ce qui précède il semblerait que cette méthode — dont le manuel opératoire est facile et à la portée de tous — est le remède par excellence de la blennorrhée; elle paraît, en effet, remplir toutes les conditions posées dans les généralités. Mais il est un reproche grave à lui faire, c'est que la guérison ne suit pas toujours et fatalement l'introduction fréquente et longtemps continuée des bougies dans le canal; et nous savons plus d'un cas qui furent rebelles à cette médication rationnelle. Aussi cette considération de haute importance a-t-elle forcé les praticiens à chercher d'autres procédés.

2° Bougies médicamenteuses. — Les bougies médicamenteuses sont diverses dans leur nature et leur composition. Nous les rangeons sous deux chefs : A. Les unes sont des bougies ordinaires qu'on enduit d'une préparation pharmaceutique, ou encore des mélanges de cire et de poudre ou d'extraits, auxquels on donne la consistance emplastique et la forme de sonde. — B. Les autres, d'inventions récentes, véritables suppositoires uréthraux, sont des bougies faites de telle façon qu'elles fondent lentement dans l'urèthre, jusqu'à disparition complète.

A. — Les substances qui, combinées à la graisse, ont servi à enduire les bougies, sont nombreuses; en général elles sont caustiques, cathérétiques ou astringentes. Bretonneau employait l'antimoine et l'oxyde de zinc, Jobert de Lamballe l'alun. Civiale roulait l'extrémité d'une bougie dans du nitrate d'argent pulvérisé et la recouvrait de cérat; Ricord a conseillé le cérat mercuriel et la pommade argentique. Dans ces derniers temps on utilisa la pommade iodée et les bougies à l'extrait aqueux de ratanhia.

Quelle que soit la substance employée, il est nécessaire de ne se servir que d'une bougie peu épaisse, sous peine de voir la matière médicamenteuse s'arrêter au méat urinaire, premier rétrécissement naturel de l'urèthre. Aussi quelques praticiens ont-ils cru bon de faire une cannelure à la bougie pour y déposer le médicament. Quant au séjour de l'instrument porte-topique il doit être court, quelques minutes au plus.

Utilités. — Les bougies chargées de substances cathérétiques ou astringentes ont une double action, comme nous l'avons dit : elles agissent comme modificatrices par le médicament qu'elles portent et, en même temps, comme dilatatrices, ce qui est tout aussi utile quand la blennorrhée se complique de rétrécissement. Quinze à vingt applications suffisent ordinairement pour tarir l'écoulement blennorrhéique; le traitement est donc court. Enfin les succès sont nombreux; on cite par exemple jusqu'à 28 guérisons sur 30 cas de blennorrhée avec rétrécissement commençant, à l'aide des bougies médicamenteuses de M. Bénas à l'extrait aqueux de ratanhia.

Inconvénients. — On est en droit de reprocher aux bougies médicamenteuses, d'abord à celles qui ne sont recouvertes que d'une pommade et chez lesquelles le médicament n'est pas incorporé, d'abandonner le topique ailleurs que sur le point malade, ensuite, aux unes comme aux autres, d'agir sur les parties saines de l'urèthre, et d'être, en plus, souvent douloureuses et quelquefois même insupportables.

B. — Dans ces dernières années, un nouveau topique uréthral a pris rang dans la thérapeutique des organes génitaux. Nous voulons parler du porte-remède Reynal, que nous avons désigné plus haut sous le nom de suppositoire uréthral. C'est une sorte de bougie longue d'environ 15 centimètres et d'une épaisseur qui varie entre 2 et 5 millimètres. Ce porte-remède est fait de gélatine et de glycérine dans des proportions telles qu'il est assez dur pour pénétrer sans difficulté dans l'urèthre, et assez souple pour se prêter facilement aux courbures naturelles de ce conduit. A ce mélange de glycérine et de gélatine, véritable excipient solide, sont associées une ou plusieurs substances actives, dont le but est de modifier la partie malade.

Parmi les médicaments simples on rencontre par bougie : le sulfate de zinc 0,05 centigrammes ; le silicate de soude 0,01 centigramme ; le chlorure de zinc 0,03 centigrammes ; le tannin 0,05 centigrammes ; l'extrait de belladone 0,03 centigrammes ; l'extrait d'opium 0,03 centigrammes ; l'extrait de ratanhia 0,05 centigrammes ; le sulfate de cadmium 0,001 milligramme, etc. Parmi les médicaments associés se trouvent : le sulfate de zinc et l'extrait de belladone, ãã 0,03 centigrammes ; le chlorure de zinc et l'extrait d'opium, ãã 0,03 centigrammes, etc., etc.

On introduit, après l'avoir trempé dans l'eau, ce suppositoire dans l'urèthre et on l'y abandonne. Il met pour se fondre environ une heure et demie à deux heures. Il est bien entendu que l'on conseille au malade d'uriner avant l'application du topique.

Pour empêcher que le canal n'expulse la bougie, qui ne doit point pénétrer dans la vessie, on se sert de petits capuchons en baudruche gommée, qu'on mouille préalablement et dont on recouvre le gland ; un mince anneau élastique maintient le capuchon en arrière du gland que l'on recouvre de son prépuce.

Utilités. — Ce mode nouveau de traitement présente de grands avantages. Le médicament, introduit de cette sorte, séjourne longtemps dans le canal de l'urèthre et atteint également bien toutes les parties malades. Son emploi est fort facile. Mieux que les bougies médicamenteuses précédentes, le porte-remède agit en deux sens, par la propriété modificatrice du médicament, par sa puissance mécanique ou dilatatrice. Les accidents des autres méthodes sont évités, puisqu'on ne signale qu'un seul cas d'épididymite sur 80 malades traités par ces bougies suppositoires. Le traitement est peu long et un succès presque certain suit l'usage du porte-remède.

Dans 20 cas, en effet, de blennorrhée traités par cette méthode, recueillis à l'hôpital du Midi et publiés par M. Lorey (1), on obtint 20 guérisons, sans aucune complication, avec une moyenne de 9 bougies au sulfate de zinc belladonisé par individu.

D'une analyse de 35 cas de guérison d'écoulément blennorrhéique trouvés dans une série de 91 observations d'affections aiguës et chroniques de l'urèthre, traitées par les bougies de M. Reynal à la clinique du docteur Mallez, et rapportées par le docteur Jardin (2), voici les chiffres concluants que je retire :

22 malades sont traités par le sulfate de zinc et nécessitent l'emploi de 360 bougies, ce qui donne une moyenne de 16 bougies environ par individu; 32 et 29 sont les chiffres les plus hauts, 6 et 8 les plus bas, marquant le nombre des bougies employées.

4 malades, chez lesquels on utilise le sulfate de zinc belladonisé, consomment 53 porte-remède; la moyenne est 13, le chiffre maximum 27 et le minimum 6.

7 malades usent 159 bougies au silicate de soude; la moyenne est 22, les deux chiffres extrêmes sont 38 et 16.

Le sulfate de cadmium, expérimenté chez 2 blennorrhéiques, nécessite chez le premier 18 et chez le second 23 bougies, c'est-à-dire une moyenne de 20 environ.

Enfin, si nous réunissons les chiffres des quatre groupes pour le diviser par le nombre des malades traités, nous

(1) *Annales de dermatologie et de syphiliographie*, n° 1, 4° année.
(2) *Étude comparative des moyens de la médication topique de l'urèthre*, 1874.

obtenons une moyenne générale qui démontre l'emploi de 18 bougies environ par individu.

Cette différence grande entre les résultats de l'hôpital du Midi et ceux de la clinique de la rue Christine tient à plusieurs causes, entre autres aux milieux différents dans lesquels vivaient les malades observés. Le séjour à l'hôpital, par le régime sévère et calme qu'y tiennent forcément les blennorrhéiques, doit être pour beaucoup dans la rapidité de la guérison. Et l'on s'en rend parfaitement compte, lorsque l'on envisage la difficulté qu'on éprouve à faire observer une bonne hygiène aux individus qui fréquentent les cliniques libres. D'autre part, les complications telles que brides, coarctations, valvules, doivent être prises aussi en considération quant à la durée du traitement.

Inconvénients. — Les avantages de cette méthode sont, nous venons de le voir, considérables ; cependant nous ferons observer que le séjour dans l'urèthre du porte-remède est fort douloureux, les premières fois. Les malades ont du ténesme vésical et une sensation de brûlure tels que la miction est parfois inévitable ; auquel cas l'urine chasse alors la bougie peu de temps après son introduction. Mais, petit à petit, le canal s'habitue et les patients n'éprouvent plus qu'une douleur supportable au point lésé. Enfin le porte-remède, en se liquéfiant, agit sur l'urèthre dans toute sa longueur au lieu de ne modifier que la portion malade de ce canal.

CONCLUSION. — Quelle conclusion sommes-nous en droit de tirer de l'étude de ces divers modes de traitement ?

Nous dirons, en commençant, qu'il n'y a pas de spécifique proprement dit de la blennorrhée. Si cette affection, en effet, est une dans sa cause primordiale ou génératrice, elle est variable par ses causes secondaires ou d'entretien, par son siége, son ancienneté et les accidents qui peuvent la compliquer.

Ceci posé, comme il est avéré que, en général, la blennorrhée dépend d'une modification plus ou moins profonde et circonscrite de la muqueuse uréthrale; nous devons en chercher la guérison dans la série des moyens qui peuvent rendre aux points morbidement transformés leur ancienne vitalité.

Pour ce faire, on a préconisé bien des méthodes. Or, pour les apprécier à leur juste valeur et avec impartialité, il était nécessaire d'avoir un terme de comparaison. Ce terme, nous le trouvons dans les propositions suivantes, véritables indications principales du traitement :

1° Rendre au point malade sa vitalité normale, à l'aide de médicaments ou d'instruments quelconques;

2° Ne modifier que la partie affectée et respecter les surfaces saines;

3° Engendrer le moins de douleur possible;

4° Eviter les accidents;

5° N'employer qu'un manuel opératoire facile et des instruments à la portée de tous les praticiens.

Les injections, employées depuis longtemps et si répandues actuellement, sont insuffisantes dans le plus grand nombre des cas. Si elles sont bénignes, leur court séjour dans l'urèthre les rend inactives; si elles sont caustiques, elles engendrent des douleurs insupportables et offrent des dangers. Leur emploi facile est, par cela même, confié au patient, qui ne sait point se les administrer et en retire plus de mal que de bien. Nous avons entendu plus d'une fois le professeur Gosselin dire, à sa clinique de la Charité, que les injections devraient être proscrites parce qu'elles sont dangereuses, surtout quand le malade les pratique lui-même. Nous conclurons donc au rejet des injections tant ordinaires qu'isolantes ou solidifiantes. Ces dernières, en effet, comportent d'autres désavantages, sur lesquels nous ne reviendrons pas.

L'endoscope est un appareil compliqué, d'un usage difficile, et, de plus, peu à la portée de toutes les bourses
médicales, grave tort qui en empêchera longtemps la généralisation. Hors de là, ses autres inconvénients sont
compensés par de grands avantages.

Les insufflations de poudres médicamenteuses seraient
une excellente méthode, si l'introduction d'une sonde grosse
et rigide n'entraînait pas souvent l'épididymite ; d'autre
part, si l'insufflation n'offre pas de souffrance par elle-
même, elle occasionne fréquemment, à sa suite, du ténesme
fort douloureux. Enfin il est des cas où le médicament
n'atteignant pas la lésion, le procédé est insuffisant.

L'appareil instillateur du docteur Guyon est d'un usage
facile, d'un prix peu élevé et peut s'utiliser dans d'autres
affections que la blennorrhée. Mesurant rigoureusement
la quantité employée du médicament, il est préférable à
l'instrument plus primitif de M. Dubé. Le principal inconvénient de ces deux procédés réside dans les violentes
douleurs qui suivent l'instillation de la solution caustique.

Toutefois la durée du traitement est courte, et les
résultats fort satisfaisants.

La méthode curative par les bougies simples semble
remplir toutes les conditions imposées : introduction
facile et presque indolore, irritation médicatrice et dilatation. Cependant la guérison, bien que fréquente, ne suit
pas fatalement l'emploi de ce mode thérapeutique.

Quant aux sondes chargées de pommades actives, elles
n'offrent guère plus d'avantages que les précédentes ; nous
pensons même qu'elles présentent, de plus, l'inconvénient
de porter le médicament sur les parties saines de l'urèthre
et d'être douloureuses. Nous les rejetons.

Cependant nous ferons une exception pour les bougies
suppositoires ou porte-remède Reynal. Si, à la vérité, en
fondant, elles mettent le médicament en contact avec les

points non malades aussi bien qu'avec ceux qui le sont ;
si elles sont douloureuses lors des premières applications ;
elles offrent, en revanche, les précieux avantages d'éviter
tout accident, de dilater le canal assez pour ne pas craindre
de rétrécissement, enfin d'être d'un emploi facile et
presque toujours sûr.

Nous conclurons donc que, à moins d'indications spéciales, on ne devra recourir à l'emploi de l'appareil de
M. le docteur Guyon qu'après avoir employé d'abord les
bougies simples et continué le traitement, en cas d'insuccès, par l'usage des bougies suppositoires.

S'il était possible de localiser le médicament dans les 4
centimètres terminaux de ce suppositoire uréthral, ce serait,
pensons-nous, le remède par excellence de la blennorrhée.
Huit fois sur dix, en effet, la lésion est circonscrite dans
les régions membraneuse et prostatique, qui, on le sait,
mesurent ensemble 40 millimètres environ.

Cette idée nous a amené dernièrement à adopter la
manière suivante de traiter l'écoulement blennorrhéique :

Après l'emploi des sondes ordinaires, si la guérison
tarde, nous faisons confectionner de petites bougies de 4
à 5 centimètres de longueur et d'une épaisseur variant
entre 2^{mm}, 5 et 4 millimètres, selon les cas. Chaque bougie
contient 1 à 2 centigrammes de sulfate de zinc et d'extrait
de belladone et autant de beurre de cacao qu'il est nécessaire.

Avec une sonde ordinaire nous poussons cette petite
bougie, à travers le canal, jusqu'au point malade préalablement reconnu.

Les résultats obtenus sont excellents, mais les cas où
nous avons utilisé ce procédé sont trop peu nombreux
pour faire préjuger de sa valeur.

Disons de suite qu'il faut une certaine habitude pour
diriger cette bougie jusqu'au point lésé, et pour éviter que

la sonde conductrice n'écrase le suppositoire ou ne passe
entre lui et les parois du canal.

ARTICLE III

Accidents et complications de la blennorrhée. — Prostatite chronique.
— Catarrhe vésical. — Contracture du col. — Valvule vésicale. —
Rétrécissement. — Polypes uréthraux. — Sensibilité morbide de
l'urèthre. — Spermatorrhée. — Stérilité. — Propension au viol.

ACCIDENTS ET COMPLICATIONS DE LA BLENNORRHÉE. —
Comme nous l'avons fait pour la blennorrhagie aiguë, nous
allons, aussi sommairement que possible, parler des accidents et des complications de la blennorrhée et en indiquer le traitement. Ces complications sont fort nombreuses; nous ne verrons ici que celles qui sont, pour
ainsi dire, toutes spéciales à la maladie qui nous occupe,
et nous ne reviendrons plus sur celles que nous avons
étudiées dans le chapitre premier et que l'on rencontre
aussi bien dans l'état aigu que dans l'état chronique de
la blennorrhagie.

Prostatite chronique. — La prostatite chronique succède ordinairement à la prostatite aiguë, cependant il
n'est pas rare de la voir débuter d'emblée. Son diagnostic
est assez obscur. On lui rattache comme symptômes de la
pesanteur périnéale, de la douleur profondément située,
périvésicale, de l'hypersécrétion prostatique, de la souffrance durant la miction et la défécation. La sécrétion
prostatique est parfois mélangée de pus, ce qui tient à
l'ouverture, dans un des conduits excréteurs, de petits
abcès de la glande, abcès assez fréquents et que Civiale
a nommés latents.

Un cathéter introduit dans l'urèthre indique à la région

prostatique une douleur des plus vives due à l'inflammation, à des exulcérations des conduits excréteurs.

La thérapeutique ne vient pas toujours à bout de la prostatite chronique. Le traitement doit consister en émissions sanguines locales — sangsues au périnée, — en vésicatoires, en cautère à la région périnéale. Ces moyens, toutefois, ne réussissent pas mieux que les bains généraux ou de siége, prolongés et fréquents, le régime végétal, l'iodure de potassium, la ciguë, les eaux thermales sulfureuses, intùs et extrà, et le goudron.

Abandonnée à elle-même, cette affection finit par déterminer l'hypertrophie et l'induration d'une partie ou de la totalité de l'organe affecté. Souvent, pour ne pas dire plus, la prostatite chronique s'accompagne de cystite du col ou de catarrhe vésical.

Catarrhe vésical. — Consécutif à la prostatite ou à une cystite aiguë, le catarrhe vésical s'annonce par des envies fréquentes d'uriner, du ténesme après la miction, de la douleur dans les aines et à l'hypogastre et de la lourdeur au périnée. L'urine, rendue en petite quantité à la fois, est alcaline, trouble, remplie de matières graisseuses et de mucosités filantes, qui se déposent au fond du vase, par le refroidissement, et forment comme un nuage blanchâtre plus ou moins épais.

On traite le catarrhe vésical — maladie fort difficile à guérir — par la térébenthine cuite administrée en pilules, par les capsules de térébenthine de Venise, d'essence de térébenthine, de goudron de Norwége, par l'infusion de bourgeons de sapin, d'uva-ursi, de diosma crenata, par l'usage de l'eau de Contrexéville, par un régime convenable et l'hydrothérapie : bains généraux, douches générales, douches rectales froides, douches en lames, périnéales et hypogastriques. Le traitement doit être longtemps continué dans la crainte d'une récidive.

Valvule vésicale. — La valvule du col vésical est l'induration, puis l'hypertrophie des fibres musculaires de l'orifice uréthro-vésical, formant, d'après Mercier, une sorte de soupape au-devant du sphincter.

Cette affection s'accompagne de douleurs, durant la défécation, et d'une difficulté dans l'émission urinaire, qui peut aller jusqu'à la rétention complète. Il est assez difficile de différencier la valvule vésicale de la valvule prostatique; on y parvient, toutefois, à l'aide d'une sonde à petite courbure — cathéter explorateur de Mercier, — qui, parvenue dans la vessie, peut faire une rotation complète, si l'on a affaire à une valvule du col, et se trouve gênée et même arrêtée, dans ce mouvement rotatoire, par une tumeur située en bas, si l'on est en présence d'une valvule prostatique.

Le traitement curatif de la valvule du col vésical consiste dans l'incision, avec l'inciseur à lame courte de Mercier.

Le cathétérisme n'est qu'un remède palliatif.

Contracture du col. — Cette complication, qui n'est que le commencement, pour ainsi dire, de la valvule vésicale, est plus fréquente que cette dernière. Les écarts de régime, les abus alcooliques, les excès de coït, la masturbation déterminent assez souvent la contracture du col chez les blennorrhéiques. Cette maladie, comme son nom l'indique, est une contraction irrégulière et permanente — ce qui la différencie du spasme du col — des fibres musculaires du col vésical et aussi des fibres de la partie musculeuse de l'urèthre. Malgré les envies fréquentes d'uriner et les violents efforts que fait le patient, dans cette affection, la miction est douloureuse et fort difficile, surtout au début; quelquefois même elle est impossible.

On pourrait confondre cette contracture avec un rétrécissement; mais si l'on emploie une sonde à bout olivaire, si on l'introduit avec soin et prudence, on finit par vaincre assez rapidement l'obstacle. Une douleur vive se manifeste alors, accompagnée d'envie d'uriner, et l'on se trouve dans la vessie. La contracture du col peut disparaître spontanément ou à la suite de grands bains prolongés; mais il n'en est pas toujours ainsi. Il faut alors ordonner 12 à 15 sangsues au périnée, le sulfate de quinine à l'intérieur à la dose de un à deux grammes, les suppositoires rectaux avec 5 à 10 centigrammes d'extrait de belladone, et enfin l'hydrothérapie locale : affusions froides, douches périnéales et rectales.

Rétrécissement. — L'un des accidents les plus fréquents et les plus graves de la blennorrhée, c'est le rétrécissement de l'urèthre. Tantôt le rétrécissement est récent; il est alors mou, formé par un boursouflement, un épaississement de la muqueuse et un épanchement de lymphe plastique qui s'organise plus tard si on l'abandonne à lui-même, mais que, à l'aide d'une thérapeutique appropriée, on peut encore voir disparaître; tantôt il est ancien, il est dur; la lymphe plastique s'est organisée, ou bien la trame uréthrale s'est rétractée, sa texture s'est modifiée, on a affaire à une sorte de tissu inodulaire.

Dans le premier cas, on fera la dilatation temporaire et progressive, soit avec les bougies ordinaires, soit par la méthode médiate du docteur Langlebert, à l'aide des bougies creuses à mandrin dilatateur.

Dans le second cas, la dilatation est insuffisante. Il faut choisir entre la divulsion, l'uréthrotomie interne et la galvano-caustique chimique.

La divulsion ne se recommande guère; elle est fort douloureuse et ne produit qu'une guérison temporaire.

L'uréthrotomie interne est préférable; c'est le mode chirurgical le plus employé contre les uréthrosténies. Cependant nous lui reprocherons aussi de ne produire qu'une cure peu durable.

Quant à la galvano-caustique chimique, elle est peu dangereuse, peu douloureuse et semble donner lieu à une guérison stable. C'est donc à l'électrolyse qu'il faut recourir.

Polypes uréthraux. — Les polypes uréthraux sont rares; leur étiologie est encore fort peu connue, cependant il est vraisemblable et rationnel de croire que l'inflammation chronique d'un point du canal doit entrer pour une grande part dans leur production. Tantôt ces polypes siégent profondément; plus souvent ils se développent près du méat ou dans la fosse naviculaire. Ils se présentent sous forme d'une petite tumeur de la grosseur d'un pois, sessile ou pédiculée, fortement colorée en rouge, et d'une consistance charnue.

Le polype est, en général, assez vasculaire et saigne facilement.

Quand la tumeur polypeuse est hors de la vue, sa symptomatologie est obscure et analogue à celle du rétrécissement uréthral. Tantôt le malade n'accuse pas de douleur, tantôt il se plaint de souffrances spontanées ou qui accompagnent et suivent la miction, rendue difficile, d'ailleurs, par l'obstacle charnu.

Si le polype est visible, le diagnostic et le traitement en sont faciles : on recourt à la ligature s'il y a pédicule, ou à l'excision, que doit suivre une cautérisation avec le nitrate d'argent.

La tumeur siége-t-elle profondément? le diagnostic et le traitement sont fort embarrassants.

On peut cautériser à l'aide d'un porte-caustique — moyen infidèle, — ou, comme le conseillait Nicod, en faire l'arrachement à l'aide d'une sonde volumineuse introduite à frottement dans l'urèthre. La galvano-caustique chimique serait, à notre avis, préférable à ces deux procédés.

Sensibilité morbide de l'urèthre. — Certains blennorrhéiques névrosiques offrent une sensibilité morbide considérable du canal, au point que le cathétérisme est pour ces patients tellement douloureux, qu'ils tombent en syncope ou poussent d'horribles cris, à l'introduction d'une bougie.

A ces malades on ordonnera des bains généraux, deux à quatre grammes de bromure de sodium ou de potassium par 24 heures, et des suppositoires belladonés. On devra, en outre, avant de les cathétériser, enduire la bougie d'une pommade morphinée ou atropinée.

Si l'hyperesthésie résiste à ces moyens, on injectera dans le canal de ces sujets, à l'aide de l'instillateur du docteur Guyon, quelques gouttes d'une des solutions suivantes :

℞ Extrait de belladone... .... 3 gr.
   Eau distillée........................ 30
       F. S. A.

℞ Morphine........................... 0,30 centigr.
   Eau distillée....................... 30 gr.
       F. S. A.

℞ Morphine........................... 0,60 centigr.
   Eau distillée....................... 30 gr.
       F. S. A.

Spermatorrhée. — Il est hors de doute pour nous que la blennorrhée puisse engendrer la spermatorrhée. L'inflammation uréthrale gagne peu à peu les orifices des canaux éjaculateurs et ces conduits eux-mêmes, les irrite, les éraille, les ulcère ; aussi, nous voyons à cette époque les blennorrhéiques ardemment portés à l'acte vénérien, bien que l'éjaculation soit plus brusque et le spasme plus pénible que voluptueux. L'état phlegmasique des canaux éjacula-

teurs fait fabriquer plus de sperme aux testicules ; les vésicules séminales se remplissent promptement, la moindre
cause alors : décubitus dorsal, chaleur du lit, rêve lascif,
souvenir d'amour, etc., etc., font vider involontairement
les réservoirs spermatiques ; c'est le début des pertes séminales.

Peu à peu les vésicules prennent l'habitude morbide
de se contracter, soit durant les efforts de la miction
qu'occasionne le ténesme vésical, soit pendant les efforts
de la défécation, puis, enfin, sans cause bien appréciable :
la spermatorrhée nocturne et diurne est définitivement
établie.

Sans parler des cas assez nombreux où les blennor
rhéiques, dégoûtés des femmes, cause de leur maladie,
s'en éloignent complétement et se livrent à la masturbation qui fait son œuvre en affaiblissant les organes génitaux et le système nerveux, et en déterminant la spermatorrhée, nous voyons donc que la blennorrhée seule est
une cause active de pollutions nocturnes et diurnes.

Si la spermatorrhée reconnaît pour origine une irritation, une inflammation, une éraillure ou une ulcération
des orifices des canaux éjaculateurs, il est nécessaire de
modifier les points lésés, soit à l'aide de l'endoscope ou
d'un porte-caustique uréthral, soit mieux avec l'appareil
instillateur de M. le docteur Guyon.

Mais si le blennorrhéique est masturbateur, il est rare
que ce traitement suffise à enrayer la marche de la maladie ; on doit l'instituer pour détruire la cause physique,
puis supprimer la masturbation, et alors recourir à une
médication spéciale selon les cas et les sujets, suivant l'ancienneté du mal et l'idiosyncrasie du malade. Or l'exposé
de ces traitements divers nous entraînerait trop loin et ne
peut trouver place ici, à cause de sa longueur et des détails
qu'il comporte. Nous renvoyons le lecteur à ce que nous

avons écrit, sur cette question, dans notre monographie de la spermatorrhée.

Stérilité. — La stérilité peut être une conséquence de la blennorrhée, et cela de diverses façons:

Tantôt l'orifice des canaux éjaculateurs atteints par la phlegmasie chronique a subi une déviation, témoin le cas rapporté par Lapeyronie, l'éjaculation alors n'a plus lieu en tant qu'éjaculation normale : l'émission séminale se fait en bavant, ou encore le sperme reflue dans la vessie. Tantôt les canaux éjaculateurs peuvent être oblitérés ou atrophiés, ce qui s'est vu plus d'une fois. Tantôt, enfin, il y a azoospermie. Le manque de spermatozoïdes ne se rencontre que dans les cas où le malade a eu une épididymite double ou une inflammation successive des deux épididymes. En ces circonstances, l'oblitération du prolongement caudal de ces organes empêche l'arrivée des zoospermes dans les vésicules, et cela durant un temps fort variable, mais long.

Les désirs vénériens existent normalement, l'éjaculation se fait comme à l'ordinaire ; mais l'examen microscopique démontre que le liquide émis n'est pas du sperme physiologique. Il y manque l'élément fécondant, l'élément principal sécrété par le testicule seul, c'est-à-dire le spermatozoïde.

Le traitement de la stérilité de cause blennorrhéique est pour ainsi dire nul et tout d'expectation. Quand une déviation des orifices éjaculateurs existe, une cautérisation vive en-deçà du point dévié pourrait, selon Lallemand, rétablir la direction normale. Cela est loin d'être prouvé, mais c'est la seule chose à tenter. Contre l'oblitération et l'atrophie des canaux éjaculateurs, les révulsifs, l'hydrothérapie sulfureuse, l'huile de foie de morue sont à essayer sans grand espoir. Pour l'azoospermie le temps est le meilleur médicament. On usera aussi des fondants et des

résolutifs qui hâteront peut-être la disparition de l'induration épididymaire.

En tout cas, la stérilité consécutive à l'épididymite est
la moins grave de toutes; elle disparaît en général, toujours au bout d'un laps de temps indéterminé, quelques
mois à quelques années, avec l'induration de l'épididyme.

Propension au viol. — Nous avons étudié assez longuement l'uréthromanie à propos de la blennorrhagie;
nous ne devons plus y revenir; cependant, à ce sujet, il
nous reste à parler d'une conséquence vraiment bizarre de
la blennorrhée, c'est-à-dire de l'impulsion au viol, qui doit
en certains cas être rattaché à l'uréthromanie.

On serait tenté de croire tout d'abord que la blennorrhagie chronique n'a rien à voir avec les attentats à la pudeur; il n'en est malheureusement pas ainsi, et le professeur Tardieu, dont on ne peut suspecter l'expérience en
pareille matière, est persuadé que bon nombre de viols
perpétrés sur des jeunes filles ont été inspirés à leurs cri-
minels auteurs par le désir ardent de se voir débarrassés
d'une vieille goutte militaire.

L'explication de cette affirmation est d'ailleurs très-
simple : il existe dans le peuple et même dans d'autres
classes sociales un préjugé stupide qui laisse entendre que
le coït avec une vierge, surtout quand elle est jeune, est
le remède souverain et infaillible des écoulements blennorrhéiques invétérés et autres affections vénériennes.

SECTION II

DES
ÉCOULEMENTS BLENNORRHAGIQUES CONTAGIEUX,
AIGUS ET CHRONIQUES,
DE LA FEMME.
DE LEURS ACCIDENTS
ET DE LEURS COMPLICATIONS.

INTRODUCTION

Les écoulements blennorrhagiques chez la femme proviennent de différentes sources; cette proposition est rendue évidente par la disposition spéciale des organes génitaux féminins.

La vulve, l'urèthre, le vagin peuvent être atteints de blennorrhagie.

Assez rarement la maladie n'affecte qu'un de ces organes isolément; en général, elle en attaque deux — uréthrovulvite, vulvo-vaginite — ou les trois à la fois — uréthrovulvo-vaginite; — c'est même là ce qui se passe la plupart du temps, surtout à un moment donné de l'évolution morbide.

Et alors, tantôt la maladie ainsi généralisée provient de l'extension de l'inflammation spéciale par voie de continuité de tissus — propagation de la blennorrhagie de la vulve à l'urèthre, de la vulve au vagin, du vagin à la vulve et à l'urèthre; — tantôt le virus contagieux a été déposé directement sur deux ou les trois parties à la fois; tantôt, enfin, il y a eu véritable auto-contagion, c'est-à-dire que le muco-pus blennorrhagique, en s'écoulant, a infecté les voies par lesquelles il a passé — vagino-vulvite, uréthro-vulvite, etc.

On pourrait donc à la rigueur ne décrire qu'une seule

affection blennorrhagique chez la femme, comme certains auteurs l'ont fait en se servant du terme généralisé de vaginite virulente; toutefois ce serait, à notre avis, trop synthétiser une étude aussi importante. Il nous semble préférable de scinder le sujet et de voir successivement la blennorrhagie vulvaire, la blennorrhagie uréthrale et la blennorrhagie vaginale.

Dans les descriptions qui vont suivre, nous ne reviendrons point sur l'historique. Chez la femme, la blennorrhagie existe depuis aussi longtemps que chez l'homme, puisque c'est une affection génitale contagieuse dont le principal mode de propagation réside dans les rapports sexuels.

Tour à tour considérée comme une manifestation syphilitique ou envisagée comme une inflammation non spéciale, il est maintenant avéré qu'elle est le produit d'un virus particulier, différent de ceux du chancre infectant et du chancre mou, c'est-à-dire du virus blennorrhagique.

Mal connus des auteurs anciens, les écoulements blennorrhagiques contagieux de la femme n'ont guère été sérieusement étudiés que par les modernes et les contemporains, qui se sont efforcés de jeter un peu de lumière et un peu d'ordre dans le sombre chaos où ils étaient confondus avec les flux génitaux dits leucorrhées ou flueurs blanches, expressions élastiques et complexes comprenant les hypersécrétions de la vulve, du vagin, du col utérin et enfin de la matrice et des trompes, quels que soient leurs causes et leurs modes de production.

Cependant, en laissant de côté la croyance erronée des Unicistes, et malgré les recherches simplifiées d'ailleurs par la découverte du spéculum, il est encore des points sur lesquels les auteurs sont en divergence. Citons par exemple la blennorrhagie uréthrale; pour les uns, partisans de l'opinion de Swédiaur, elle est excessivement rare; pour les autres, avec Bell à leur tête, elle est aussi fréquente que la blennorrhagie vulvaire ou vaginale. Nous reviendrons sur ces points et chercherons à les élucider au fur et à mesure qu'ils se présenteront dans l'ordre que nous nous sommes tracé.

CHAPITRE PREMIER

BLENNORRHAGIE VULVAIRE, URÉTHRALE ET VAGINALE

ARTICLE PREMIER

Blennorrhagie vulvaire

Définition. — Synonymie. — Étiologie. — Symptomatologie. — Incubation. — Début. — Progrès. — Déclin. — *Durée.* — Terminaison. —
Variétés. Formes : Vulvite œstrale. — Vulvite labiale. — Vul-
vite des glandes sébacées et des follicules pileux. — Vulvite sèche.
— Diagnostic. — Pronostic. — Traitement.

DÉFINITION. — SYNONYMIE. — L'inflammation virulente
de la muqueuse qui tapisse la face interne des grandes lèvres, les petites lèvres, le clitoris et le vestibule, porte encore
les noms de blennorrhagie aiguë de la vulve, de vulvite
aiguë blennorrhagique, de vulvite des glandules mucipares.

ÉTIOLOGIE. — Les principales causes de la blennorrhagie
vulvaire sont la contagion directe dans un coït impur, l'extension phlegmasique du vagin à la vulve, de l'urèthre à la
vulve, l'auto-contagion par le passage du muco-pus provenant du vagin ou de l'urèthre ; en second lieu, on peut accuser la contamination par l'intermédiaire d'un doigt maculé, d'un linge souillé ou d'une canule de seringue à injections ayant servi à une blennorrhagique.

9

SYMPTOMATOLOGIE. —*Incubation*. —De même que dans l'uréthrite chez l'homme, il existe dans la vulvite une période d'incubation; ce laps de temps, durant lequel rien ne fait soupçonner la maladie, peut être de huit jours, mais généralement sa durée ne dépasse point 24 ou 48 heures. Alors se montrent les symptômes de début.

Début. — La vulve est le siége d'un prurit plutôt agréable que gênant tout d'abord; mais ce prurit ne tarde pas à se changer en une cuisson incommode, en une sensation de brûlure plus ou moins vive. La malade accuse une plénitude, une turgescence des parties génitales externes, qu'explique l'afflux plus considérable du sang dans ces organes; elle ressent une sorte d'éréthisme, qu'accompagne une excitation vénérienne assez violente pour engager la femme à rechercher le coït ou à pratiquer la masturbation, actes qui, loin de calmer ses désirs érotiques morbides, les accentuent et les irritent, au contraire, davantage.

A cette époque, si l'on examine la vulve, si l'on entr'ouvre les grandes lèvres, on voit que la muqueuse qui revêt leur face interne, les nymphes, la fosse naviculaire, la face antéro-inférieure des caroncules myrtiformes et le clitoris, est le siége d'un certain gonflement et d'une rougeur intense, plus sensible au niveau des replis, des culs-de-sac et des débris caronculaires, ainsi qu'à la face interne des petites lèvres, où se trouvent en plus grand nombre les glandules mucipares, rangées sur trois ou quatre lignes concentriques.

Progrès. — Du 3ᵉ au 5ᵉ jour, les douleurs augmentent; la marche devient gênante et même pénible, à cause des froissements qu'elle produit; la station assise est incommode, à cause du gonflement de la vulve; la miction est ardente, brûlante, non que l'urèthre participe à l'inflammation, mais parce que l'urine en passant sur les nymphes et les grandes lèvres y occasionne un contact irritant, parce qu'aussi quelques gouttes du liquide, se répandant dans la vulve, y déterminent le même effet.

C'est à ce moment qu'apparaît l'écoulement. Le flux vulvaire est, au début, incolore; ce n'est qu'une hypersécrétion des glandules mucipares; mais il ne tarde guère à se troubler, à devenir blanc, laiteux, épais, crémeux, puis jaune, jaune-verdâtre, en un mot, muco-purulent.

D'abord minime, l'écoulement augmente avec l'inflammation; il sort abondamment de la vulve et s'écoule au dehors, en faisant naître souvent sur son passage, soit au haut des cuisses, soit dans le pli interfessier, un érythème ou un intertrigo; quelquefois il gagne la marge de l'anus et y développe une blennorrhagie anale.

Sur les linges, le liquide morbide forme des taches écailleuses jaunes ou jaune-verdâtres, sans forme déterminée, et ces taches se rencontrent généralement sur la partie antérieure de la chemise; nous verrons que dans la blennorrhagie vaginale les taches siégent d'ordinaire à la partie postérieure de ce vêtement.

En recommençant l'examen vulvaire, on aperçoit que les glandules mucipares sont comme hypertrophiées, que les glandes sébacées, en outre, ont pris part à la phlegmasie et qu'elles sécrètent un sébum épais, qui, mélangé en partie avec le muco-pus et corrompu par lui, exhale une odeur extraordinairement repoussante et *sui generis*. Souvent des plaques de matière sébacée occupent le fond des sillons nympho-labiaux et préputio-clitoridiens; elles sont très-adhérentes à la muqueuse et pourraient être une cause d'erreur diagnostique, mais un frottement un peu rude les détache et la muqueuse apparaît, sous elles, avec la coloration des parties voisines, ce qui éloigne toute idée de pseudo-membranes.

Il n'est pas rare de noter des excoriations, des fissures,

des érosions, des exulcérations superficielles du revêtement vulvaire, absolument comme on en observe dans les cas de balano-posthite chez l'homme. Si la phlegmasie est violente, on peut voir survenir un œdème considérable des petites lèvres, ainsi que Cullerier l'a noté, une adénite inguinale et, plus fréquemment, une inflammation et des abcès des glandes de Bartholin, complications sur lesquelles nous reviendrons.

Tandis que ces symptômes locaux se présentent, apparaissent des phénomènes généraux plus ou moins marqués selon la constitution du sujet. Le pouls s'accélère, la langue est épaisse et blanche, la bouche est saburrale; on note aussi de la lassitude, du brisement des membres. Chez certaines femmes, antérieurement hystériques, on remarque des accidents nerveux tels que le clou céphalique, la boule, la tympanite, les étouffements, les vapeurs et même des attaques convulsives; toutefois cette symptomatologie générale est moins fréquente dans la blennorrhagie vulvaire que dans celle du vagin et du col utérin.

Déclin. — La période précédente arrive à son summum d'intensité du 12ᵉ au 15ᵉ jour; puis, après un laps de temps variable, la maladie suit peu à peu une marche décroissante. L'écoulement diminue, il change d'aspect, perd sa coloration verdâtre, redevient jaune, blanc-jaunâtre, plus muqueux que purulent. La douleur s'amende, la marche et la station assise sont moins pénibles; la miction supportable permet à la patiente de satisfaire ses envies d'uriner.

La muqueuse est moins rouge, moins tuméfiée; la chaleur s'éteint; les glandules mucipares et sébacées reprennent un volume qui se rapproche de l'état physiologique; le sébum cesse d'être sécrété aussi abondamment; il est moins épais; il n'est plus adhérent. En un mot la phlegmasie se dissipe et l'affection marche vers la résolution.

Durée. Terminaison. — La durée de la maladie qui nous

occupe est assez variable. Tantôt elle parcourt rapidement ses périodes d'augment et d'état et s'attarde durant
la période de déclin ; tantôt au contraire, après une marche
lente, après un stade long, dès qu'elle a acquis son summum
de développement, elle court, pour ainsi dire, à la guérison.

Cependant on ne peut guère lui assigner une durée inférieure à 25 ou 30 jours et supérieure à 40 ou 60. D'ailleurs, il est facile de comprendre que le traitement est
pour beaucoup dans la rapidité d'évolution de la blennorrhagie vulvaire.

Nous avons dit que la période de déclin se caractérisait
par un amendement général de tous les symptômes morbides, que ces phénomènes disparaissaient graduellement
.et que la maladie entrait alors en pleine voie de résolution.
C'est là un mode de terminaison assez fréquent mais non
point constant. Souvent le manque absolu de traitement,
une thérapeutique mal entendue et mal dirigée, le défaut
de propreté, le coït, la masturbation amènent la chronicité de l'affection. D'autres fois la propagation de la phlegmasie au vagin ou à l'urèthre, une complication du côté
des glandes vulvo-vaginales donnent un regain d'acuité à la
vulvite virulente, qui se perpétue dans une sorte de cercle
pathologique.

Variétés. Formes. — Nous venons de décrire la blennorrhagie vulvaire généralisée, l'affection typique ; cependant dans la pratique elle ne se présente pas toujours
ainsi. On rencontre parfois des variétés qui diffèrent un
peu du tableau que nous avons tracé, et auxquelles on a
donné des noms particuliers. Nous allons voir ces formes
diverses, en faisant remarquer auparavant que, sensiblement différentes au début, elles perdent plus tard leurs
caractères spéciaux, quand ces affections partielles se gé-
néralisent, ce qui a presque toujours lieu.

Vulvite œstrale. — On a ainsi nommé la blennorrhagie vulvaire, quand l'inflammation s'est localisée à la partie supéro-antérieure de la vulve, c'est-à-dire au clitoris, à son prépuce et aux parties avoisinant l'orifice externe du canal de l'urèthre.

Dans cette forme le prurit est extrême, le clitoris est dans une continuelle érection : les malades ne peuvent s'empêcher même devant le monde, et quelle que soit leur pudeur native, de porter fréquemment la main à la vulve et de se frotter violemment. Sitôt seules, ces malheureuses se livrent sans vergogne à la manuélisation. Elles sollicitent en dépit de toutes convenances l'accomplissement de l'acte vénérien; leur face est rouge et animée, leurs regards sont lascifs, leurs propos engageants, provoquants, lubriques. En un mot, elles offrent, à un degré moindre toutefois, quelques-uns des symptômes propres à la nymphomanie.

Ces signes se rencontrent principalement au début de l'affection, mais ils sont encore dominants durant la période de l'écoulement. Quant aux autres phénomènes, ils sont identiques à ceux que nous avons exposés plus haut.

Vulvite labiale. — Quand la phlegmasie occupe seulement la partie inféro-postérieure de la vulve, c'est-à-dire les grandes lèvres, la fosse naviculaire et les débris hyménéaux, on a donné à la maladie le nom de vulvite labiale. Cette forme ne présente rien de particulier. Cependant il est bon de noter que le prurit est moins considérable et que les désirs vénériens sont loin d'avoir la violence dont nous parlions à propos de la vulvite œstrale. Nous ferons remarquer, en outre, que la sécrétion est plus abondante dans cette variété à cause de l'irritation des orifices excréteurs des glandes de Bartholin, qui sollicitées de la sorte, selon un axiome connu en pathologie, sécrètent davantage. Enfin ces glandes peuvent s'enflammer, suppurer, s'abcéder, accident décrit par quelques auteurs sous les noms de cowpérite ou de blennorrhagie des glandes vulvo-vaginales.

Vulvite des glandes sébacées et des follicules pileux. — Cette forme étudiée par M. Huguier en 1850, dans les *Mémoires de l'Académie de médecine*, n'est pas spéciale à la blennorrhagie de la femme, cependant le peut coexister avec elle et provenir aussi du virus blenn. rrhagique.

Dans cette affection, en même temps que la rougeur et la tuméfaction de la vulve déjà signalées, on remarque de petites élevures, d'une coloration plus intense, qui donnent au doigt une sensation de rugosité, de dureté, dues à la congestion inflammatoire des glandules sébacées et des follicules pileux et d'où suinte un liquide à odeur forte et des plus fétides. C'est là la première période. Bientôt ces glandes suppurent, et, si les soins de propreté font défaut, on peut observer un aspect tout particulier de la vulve. C'est un mélange de croûtes, de pustules, de débris épidermiques agglutinant les poils et baignant dans du pus épais. La vulve exhale alors une puanteur infecte et *sui generis*. Telle est la seconde période. La troisième est caractérisée par la dessiccation. La douleur a fait place à un prurit supportable; la rougeur de la muqueuse et de la peau disparaît; les glandes ont repris le volume normal ou à peu près; quelques croûtes sèches, qui ne tardent point à tomber, attestent seules l'existence de la maladie. Cependant, si le traitement manque, l'affection peut passer à l'état chronique.

Vulvite sèche. — C'est seulement pour dire qu'elle n'existe pas que nous signalons la vulvite sèche. On l'a considérée comme caractérisée par de la rougeur, du gonflement des grandes lèvres et des nymphes, de la chaleur incommode et du prurit intense, mais sans écoulement.

On a affaire, en ce cas, soit à une névralgie vulvaire

sympathique à des ulcérations du col utérin ou à une affection de la matrice et de ses annexes, soit mieux à ce que l'on a nommé le prurit de la vulve.

DIAGNOSTIC. — Le diagnostic de la blennorrhagie vulvaire est, en général, assez facile, bien qu'il puisse parfois offrir quelques difficultés.

Quand la vulvite s'accompagne d'ulcérations, elle se différencie du chancre mou, en ce que ce dernier comporte des pertes de substances, multiples souvent, qui se correspondent, sont plus larges, plus régulières, plus profondes, et possèdent un fond grisâtre et des bords inégaux. Les plaques de matière sébacée ne peuvent en imposer, car le fond muqueux, sur lequel elles reposent, n'est point ulcéré.

L'ulcération syphilitique de la vulve pourrait engendrer une erreur; cependant si, au début, l'ulcère huntérien n'offre point un fond et des bords franchement indurés, il n'en a pas moins un lit d'une certaine dureté, d'une certaine roideur qui fait défaut lorsque l'érosion appartient à la vulvite; dans ce dernier cas, en effet, le tissu a conservé sa mollesse et sa consistance normales. Dans le doute on ne perdrait pas la malade de vue; et le temps, en permettant l'éclosion des accidents de la vérole, lèverait tous les doutes.

Les plaques muqueuses ne seront jamais une cause de méprise, si l'on veut explorer les aines et la nuque, siéges des ganglions multiples et indolores, si l'on veut interroger la patiente sur les antécédents, si l'on veut, enfin, rechercher sur d'autres organes : bouche, gorge, anus, des plaques analogues.

L'herpès, l'acné, le lichen ne donneront lieu à aucune confusion, si l'on connaît les maladies de la peau; quant à l'eczéma, il n'offre qu'un simple suintement, non pas un écoulement puriforme; et d'ailleurs il est facile d'en retrouver au moins un specimen sur le reste du corps.

La seule vraie difficulté de la diagnose est de savoir si la vulvite est de nature blennorrhagique ou non, c'est-à-dire si c'est une vulvite simple ou contagieuse.

D'une part, si la vulvite ne succède point à des frottements répétés, à un défaut de propreté, à des manœuvres masturbatrices, à l'introduction de corps étrangers, au travail de la dentition chez les enfants, aux abus de coït, aux excès de marche ou d'équitation, aux applications de liquides ou de pommades irritants, et si l'on n'a pas affaire à une femme grosse; d'autre part, si la malade a eu un rapport sexuel avec un homme suspect, si l'affection a offert une période d'incubation, a une marche franchement inflammatoire, avec flux muco-purulent abondant, il y a tout lieu de croire que la phlegmasie vulvaire est de nature virulente. Cependant, il ne sera possible d'affirmer son dire que lorsque la vulvite se compliquera d'une vaginite et surtout d'une uréthrite, véritable signe pathognomonique de la blennorrhagie féminine.

Pronostic. — Un traitement rationnel guérit très-bien la blennorrhagie vulvaire qui, abandonnée à elle-même, passe souvent à l'état chronique. Cependant cela n'empêche pas cette affection d'être d'une certaine gravité à cause des accidents et des complications qui peuvent en dépendre. Est-il besoin de citer la propagation de la phlegmasie aux glandes de Bartholin, à l'urèthre, au vagin et de là à l'utérus, aux ovaires, au péritoine pelvien?

Est-il besoin d'ajouter à cette série l'adénite, les abcès des grandes lèvres et des glandes vulvo-vaginales, etc.?

Traitement. — Le traitement de la blennorrhagie vulvaire est général et local.

Les moyens généraux sont, en première ligne, le repos, — nous savons, en effet, que les mouvements et la marche exaspèrent les douleurs par les froissements qu'ils occasionnent,—une alimentation légère et l'usage de lavements purgatifs contre la constipation, fréquente en cette maladie, qu'elle aggrave par l'obstacle qu'elle apporte au retour du sang veineux.

Il est bien entendu qu'il faut défendre le coït, ainsi que la masturbation qui ne feraient qu'augmenter la phlegmasie et produire des accidents. Mais comme le prurit inhérent à la vulvite sollicite les manœuvres onaniques, on se trouvera bien, en tous cas, d'ordonner de 1 à 3 grammes de bromure de potassium, par jour, durant le premier septénaire.

Le traitement local se divise en moyens abortifs, et en moyens curatifs.

La cautérisation à l'aide du nitrate d'argent peut enrayer une blennorrhagie vulvaire prise à temps. Mais, outre les violentes douleurs qu'elle procure, elle n'est pas tout à fait exempte de dangers, à cause de l'étendue des surfaces à toucher; d'autre part, elle ne donne pas toujours le résultat voulu.

Cependant, nous avons réussi une fois, au deuxième jour de l'écoulement, à arrêter, sans accident, une blennorrhagie vulvaire avec la solution suivante, appliquée à l'aide d'un pinceau :

℞   Azotate d'argent............................ 3 gr.
     Eau distillée.................................. 40
        F. S. A.

Seulement l'inflammation recommença peu de jours après, réveillée par une uréthrite, que nous avions méconnue au premier examen.

Les moyens curatifs sont nombreux et divers, mais presque tous se valent et réussissent bien.

On s'efforce tout d'abord de faire tomber la phlegmasie avec des cataplasmes émollients, des bains de siége, ou mieux, des bains généraux prolongés, des fomentations et des lavages fréquents à l'eau tiède ou à la décoction de mauve. On interpose entre les parties vulvaires enflammées, et afin de les isoler, soit des linges fins ou de la charpie sèche qui absorbent les produits sécrétés, soit de la poudre de lycopode, d'amidon, de sous-nitrate de bismuth ou de la fécule de pomme de terre, de riz qui remplissent le même rôle.

Dès que l'inflammation cède, on emploie les lotions astringentes telles que le vin aromatique, l'eau blanche, les décoctés de ratanhia, de feuilles de noyer ou les solutions d'alun, de tannin, etc., plus ou moins chargées. Si la douleur a encore une certaine acuité, on ajoute un peu de laudanum ou d'extrait de belladone aux précédentes préparations; mais l'on se gardera des pommades calmantes, astringentes et, en général, de toutes les graisses, qui ne font qu'irriter beaucoup la muqueuse vulvaire.

Si ces moyens sont insuffisants, on utilisera les propriétés modificatrices de l'azotate d'argent ou du chlorure de zinc et l'on fera, à l'aide d'un pinceau, des applications avec l'une des solutions suivantes :

℞ Nitrate d'argent.............. 0,03 à 0,12 centigr.
   Eau distillée................. 40 grammes.
     F. S. A.

℞ Chlorure de zinc.............. 1 à 2 gr.
   Eau distillée................. 40 gr
     F. S. A.

On s'efforcera de toucher tous les replis, tous les culs-de-sac, tous les angles que forme la muqueuse, sous peine de voir le traitement inutile.

Cette thérapeutique aura raison de la vulvite blennorrhagique aiguë dans tous les cas où celle-ci ne sera accompagnée ni d'uréthrite, ni de vaginite, ni de bartholinite, en un mot, d'une affection virulente dont le pus vienne, en passant sur la vulve, y réinoculer la blennorrhagie, à moins toutefois qu'un traitement approprié ne soit dirigé contre les maladies concomitantes.

ARTICLE II

Blennorrhagie uréthrale.

Définition. — Synonymie. — Fréquence. — Étiologie. — Symptomatologie. — Début. — Progrès. — Déclin. — Durée. — Terminaison. — Variétés : Blennorrhagie profonde de l'urèthre. — Blennorrhagie uréthrale externe. — Blennorrhagie sèche de l'urèthre. — Diagnostic. — Pronostic. — Traitement.

DÉFINITION. — SYNONYMIE. — La blennorrhagie uréthrale, encore dénommée chaudepisse, blennorrhagie aiguë de l'urèthre, uréthrite contagieuse ou virulente, uréthrite aiguë blennorrhagique, est une inflammation spéciale, avec écoulement muco-purulent contagieux, du canal excréteur de l'urine et des conduits glanduleux que l'on rencontre auprès de son orifice externe.

FRÉQUENCE. — ÉTIOLOGIE. — Nous avons dit plus haut que les auteurs n'étaient point d'accord sur la fréquence de l'uréthrite féminine. Swédiaur, dans son *Traité complet sur les symptômes, les effets, la nature et le traitement des maladies syphilitiques*, dit que l'urèthre, situé hors de la sphère d'activité du virus et n'ayant aucune relation avec le coït, a cela de caractéristique qu'il ne peut être le siége de la blennorrhagie. Opinion erronée au premier chef, car, en admettant même que dans le rapport intersexuel l'urèthre ne puisse être directement contaminé, — ce qui est fort loin d'être prouvé, — n'est-il pas sous le coup d'une contagion médiate ou indirecte, lorsque le muco-pus blennorrhagique, venu du vagin ou de la vulve, le baigne continuellement?

Cullerier n'hésite pas à dire, dans son *Précis iconographique des maladies vénériennes*, que l'uréthrite est la plus rare de toutes les inflammations blennorrhagiques de la femme.

MM. Belhomme et Martin croient aussi à la rareté de l'uréthrite. En leur *Traité de pathologie syphilitique et vénérienne*, ils rapportent que, sur 1607 blennorrhagiques examinées à l'hôpital de Lourcine, 112 seulement, c'est-à-dire 1 sur 14 environ, étaient affectées de blennorrhagie uréthrale.

B. Weiber ne cite que 29 cas d'uréthrite sur 175 femmes blennorrhagiques observées à l'hôpital des Vénériens à Vienne. Ce qui donne à peu près 1 sur 6, proportion beaucoup plus élevée que la précédente

B. Bell, cependant, dans son *Traité sur la gonorrhée*, avait écrit que la blennorrhagie féminine a toujours son siége dans l'urèthre.

A. Guérin, à qui son service à Lourcine a permis de voir et par conséquent d'observer beaucoup, sans partager l'opinion de B. Bell dans ce qu'elle a de trop absolu, pense que l'uréthrite est excessivement fréquente chez la femme, et que son absence dans la blennorrhagie est l'exception.

« J'admets, écrit-il, en son livre sur les *Maladies des organes génitaux externes de la femme*, que la blennorrhagie vaginale peut exister sans uréthrite, si la malade se soumet à un traitement dès le début de la maladie; dans le cas contraire, le muco-pus vaginal, rencontrant les petites lèvres rapprochées, monte contre leurs faces accolées, vient ainsi au contact du méat urinaire et, par ce mécanisme, y transmet tôt ou tard l'inflammation à la membrane muqueuse de l'urèthre. »

Rollet, dans son *Traité des maladies vénériennes*, dit en parlant de l'opinion de A. Guérin, que son expérience personnelle tend chaque jour à le rattacher davantage à cet avis.

Pour nous, nous épousons la manière de voir de B. Bell, de A. Guérin et de Rollet, et nous croyons à la fréquence de l'uréthrite blennorrhagique chez la femme, moins toutefois à l'état isolé qu'à l'état de généralisation morbide.

Ce qui précède nous amène à dire que de toutes les causes de l'uréthrite, les deux principales et plus ordinaires sont l'auto-contagion et l'extension de l'inflammation vulvaire ou vulvo-vaginale; puis viennent la contamination directe par le coït et l'infection médiate par le transport du muco-pus à l'aide du doigt, d'un linge ou d'un instrument quelconque maculés.

SYMPTOMATOLOGIE. — Faisons remarquer, avant de décrire les symptômes de l'uréthrite, que nous allons l'envisager ici comme si elle existait seule, et sans concomitance d'affections vulvaire ou vaginale.

Début. — Après une période d'incubation de 24 à 48 heures, la femme ressent une sorte de titillation, plutôt que de prurit, au méat urinaire; à l'inverse de ce que l'on remarque chez l'homme, il n'y a guère de douleur; l'émission de l'urine reste facile et généralement sans souffrances. Ce qui s'explique, d'ailleurs, par la disposition anatomique de l'urèthre féminin. Ce canal est court, plus large que chez l'homme, fort dilatable et doué d'une sensibilité très-obtuse.

Progrès. — Du troisième au quatrième jour apparaît l'écoulement; c'est, pour ainsi dire, le seul symptôme qui annonce l'uréthrite. Le flux est, dès l'abord, muqueux, blanchâtre; bientôt il devient plus épais, il se colore en jaune, en jaune-verdâtre, augmente en quantité, et du méat urinaire se répand, en bavant, dans la vulve.

Durant cette période la malade n'éprouve pas cette sensation de corps qui tendrait à sortir, ne ressent pas des envies fréquentes d'uriner, de la cuisson, de l'ardeur, de la brûlure en urinant, qui lui fassent remettre la miction à plus tard ; elle n'éprouve pas enfin de ténesme.

Ce sont là, comme le fait judicieusement remarquer A. Guérin, des signes morbides qui appartiennent à la blennorrhagie uréthrale de l'homme et que les auteurs attribuent, par analogie, à l'uréthrite féminine, sans les avoir, assurément, jamais observés.

Si quelques praticiens les ont notés, après les avoir vus, ils ont fait une erreur de lieu en accordant à l'uréthrite ce qui, en réalité, appartenait à la vulvite et à la vaginite.

Cependant il peut se faire que les douleurs et le ténesme se fassent remarquer dans l'uréthrite, mais seulement dans le cas où cette phlegmasie s'est étendue profondément dans le canal jusqu'au col vésical, ce qui est l'exception.

Répétons-le, les symptômes, la plupart du temps, sont objectifs et ils sont peu nombreux ; ce sont un écoulement plus ou moins abondant, selon le degré de l'inflammation et son étendue, et l'aspect particulier de la muqueuse.

Si l'on entr'ouvre, en effet, la vulve et que l'on regarde l'urèthre, on voit son orifice externe légèrement turgide et plus rouge que normalement ; ses bords sont parsemés de petits points rouges foncés, analogues par leur aspect à des papilles enflammées, et siégeant au voisinage des orifices excréteurs des cryptes glandulaires, qui entourent le méat.

Déclin. — Après une marche ascendante, qui peut durer un et, le plus souvent, deux septénaires, la phlegmasie, arrivée au summum d'intensité qu'elle doit atteindre, s'arrête dans une période d'état, assez courte généralement, puis décroît insensiblement. La rougeur du méat et le pointillé de ses bords pàlissent peu à peu; l'écoulement devient moins épais, moins abondant; perdant sa teinte jaune-verdàtre, il reprend sa coloration blanchâtre du début et son aspect de mucus légèrement trouble et strié; enfin il se tarit complétement.

Durée. Terminaison. — Nous venons de le dire, l'uréthrite peut se terminer par résolution, après une durée qui varie entre vingt et quarante jours, mais il est rare que cela arrive, si l'on abandonne la maladie à elle-même. En général, elle passe à l'état chronique, quand un traitement rationnel n'a pas été institué. D'autres fois, malgré une thérapeutique convenable, la guérison n'arrive pas; cela a lieu principalement lorsque l'uréthrite, compliquée de vulvite ou de vaginite, reste sous le coup de sa cause primordiale, c'est-à-dire d'une inoculation par le pus, que déversent les organes voisins affectés de blennorrhagie.

Variétés. — *Blennorrhagie profonde de l'urèthre.* — Au lieu de siéger dans la partie la plus antéro-inférieure du canal de l'urèthre, la phlegmasie blennorrrhagique peut faire lieu d'élection dans la portion de cet organe la plus reculée, c'est-à-dire du côté de la vessie. Cette forme est assez rare, mais cependant existe. C'est à elle que l'on peut rapporter les symptômes d'ardeur et de cuisson en urinant, de ténesme, d'envies fréquentes de miction, de pesanteur périvésicale, d'émission sanguinolente des dernières gouttes d'urine, ensemble de signes dont, à tort, presque tous les auteurs ont fait la symptomatologie de l'uréthrite blennorrhagique ordinaire.

Blennorrhagie uréthrale externe. — A. Guérin a signalé une forme d'uréthrite qui possède une grande importance au point de vue de la contagion, et dont il est nécessaire de reconnaître l'absence, lorsqu'on autorise une femme à avoir, de nouveau, des rapports intersexuels après une blennorrhagie. L'auteur précité a donné à cette variété le nom d'uréthrite externe.

A vrai dire, dans cette forme ce n'est point l'urèthre qui est malade. La plegmasie siége dans les conduits excréteurs des deux glandules situées tout près, mais cependant en dehors, du méat urinaire, et dont il est facile de voir les orifices à droite et à gauche de lui.

Ces conduits glanduleux permettent l'introduction dans leur intérieur d'un stylet fin qui pénètre à une profondeur d'un centimètre environ.

Cette forme n'est jamais isolée dans la blennorrhagie aiguë, mais nous verrons qu'il en est tout autrement dans la blennorrhée de l'urèthre.

Blennorrhagie uréthrale sèche. — Pas plus que chez l'homme il n'existe d'uréthrite sèche chez la femme. Ce qu'on a pris pour tel était une maladie toute différente de la blennorrhagie. A cette forme on a donné pour symptômes : de la rougeur du canal et principalement de la douleur, ainsi que du ténesme vésical, sans toutefois aucune trace d'écoulement. Mais ces symptômes, rares dans l'uréthrite vraie — nous le savons — peuvent se rencontrer dans le cas de calculs des voies urinaires — reins, uretères, vessie, — dans le cas de polype uréthral et surtout dans le cas de névralgies uréthro-vésicales, plus fréquentes qu'on ne le pense et dont la cause est souvent en rapport avec les phénomènes menstruels.

DIAGNOSTIC. — Le diagnostic de l'uréthrite est très-important ; c'est, pour ainsi parler, la pierre de touche qui permet d'assigner une origine virulente aux écoulements génitaux de la femme.

Si l'uréthrite n'existe pas, il peut être erroné le diagnostic qui affirme la nature blennorrhagique d'une vulvite ou d'une vaginite ; si l'uréthrite existe, tout doute est levé, tout soupçon d'erreur est éloigné, la blennorrhagie devient patente.

Malgré cette importance capitale, le diagnostic de l'uré-thrite n'offre pas de sérieuses difficultés ; il n'exige qu'un peu de soin et d'attention soutenue.

Il est nécessaire, lorsque l'on examine une femme atteinte d'écoulement génital et soupçonnée d'uréthrite, d'éponger, à l'aide d'un bourdonnet d'ouate ou d'une boulette de charpie, toute la surface vulvaire, pour que du muco-pus étranger au canal uréthral ne vienne point en imposer et faire naître une méprise. Après cette opération il est facile de voir si l'écoulement se fait par le méat urinaire, dont on peut en même temps reconnaître la rougeur et le pointillé des bords.

Rien ne sort, est-on en droit de rejeter l'idée d'uré-thrite ? Évidemment non. Le flux peut être minime ou siéger dans le canal assez profondément. On attend quel-ques instants, et à l'aide des doigts on comprime le méat urinaire dans le sens latéral.

Rien encore ? On introduit l'index dans le vagin et l'on presse en haut la paroi vaginale, tout en ramenant d'arrière en avant la pulpe de l'index, qui parcourt ainsi le trajet du canal de l'urèthre et chasse devant lui les produits que ce conduit contient.

Dans l'uréthrite chronique, cette manœuvre exige plus de soin encore, comme nous aurons l'occasion de le dire plus loin.

Une fois l'écoulement reconnu, il s'agit de savoir à quelle cause il faut le rapporter.

Peut-il être le produit d'une uréthrite simple, d'une uréthrite non blennorrhagique ?

Si cette maladie existait, l'erreur serait fréquente. Rien, en effet, ne pourrait fixer l'opinion, si ce n'est l'inoculation qui reproduirait, en cas de blennorrhagie, une affection identique ; mais sur qui faire cet essai ? Heureusement l'uréthrite simple ne semble pas exister chez la femme, et si on la rencontre, ce n'est qu'exceptionnellement ; tous les auteurs sont d'accord sur ce point.

Mais il est d'autres affections qui s'accompagnent de flux uréthral ; les chancres intra-uréthraux sont dans ce cas.

La sécrétion chancreuse diffère du muco-pus blennorrhagique ; elle est roussâtre, sanieuse, mal liée et fort peu abondante, lorsque le chancre est infectant. D'autre part, l'introduction du doigt dans le vagin permet de sentir une induration de la paroi vagino-uréthrale, en cas d'ulcère syphilitique, et délimite un point douloureux, en cas de chancrelle, ce qui n'a pas lieu dans la blennorrhagie.

Pronostic.— L'uréthrite blennorrhagique n'est fâcheuse que par sa tendance à devenir chronique, par son pouvoir contagieux, par ses conséquences ou complications : cystite, néphrite, etc.

Traitement. — Le traitement de l'uréthrite blennorrhagique est essentiellement topique. Les préparations de copahu, le cubèbe, les balsamiques sont sans grande action sur cette maladie féminine. A quoi rapporter cette inactivité thérapeutique, reconnue aujourd'hui par tout le monde ?

Serait-ce au peu de longueur du canal uréthral de la femme et partant au peu d'étendue de la surface offerte à la puissance médicatrice de l'urine chargée des principes médicamenteux ?

Serait-ce, comme le pense A. Guérin, à la direction d'avant en arrière de l'ouverture des cryptes de la muqueuse ?

Quoi qu'il en soit, la vérité est que la médication interne est aussi longue que problématique, et même inutile ; et n'en fût-il pas ainsi, nous savons les inconvénients qu'on est en droit de reprocher aux agents principaux de ce mode thérapeutique.

La médication topique est antiphlogistique d'abord, puis astringente et modificatrice.

Les émissions sanguines avec la lancette ou les sangsues n'ont pas leur raison d'être dans la phlegmasie uréthrale de la femme. Les applications émollientes sont peu commodes et peu utiles; les lotions ne peuvent être répétées assez souvent pour être de quelque valeur. Mais il existe un moyen puissant : le bain de siége ou mieux le bain général.

Les bains doivent être pris fréquemment et prolongés au moins deux heures. A. Guérin cite le cas d'une dame qu'il a guérie, en deux semaines, sans autres médicaments qu'un bain de deux à trois heures pris journellement. Il conseille l'usage des bains sulfureux ou alcalins vers le déclin de la maladie, quand les bains simples tardent à tarir l'écoulement.

Il est certain que cette médication donne d'excellents résultats. Si elle ne guérit pas toujours, elle éteint du moins avec rapidité la phlegmasie, amoindrit l'écoulement, en un mot, hâte la marche de l'affection et prédispose l'organe malade à subir avec succès l'action médicatrice des agents astringents ou modificateurs.

Les astringents sont portés dans l'urèthre par des injections.

Disons de suite que nous repoussons l'insufflation des poudres isolantes ou autres, qui, plus encore chez la femme que chez l'homme, sont susceptibles de pénétrer dans le réservoir urinaire, et là, soit en subissant des modifications chimiques, soit en se laissant cimenter par le mucus, peuvent devenir le noyau autour duquel se développera plus tard un calcul vésical.

Grand nombre d'astringents ont servi de bases aux injec-

tions uréthrales. Nous donnons ici quelques formules dont
les doses paraîtraient exagérées, si l'on oubliait qu'on peut,
sans danger, injecter dans l'urèthre féminin des solutions
médicamenteuses trois fois plus actives que celles dont on
use chez l'homme :

℞   Alun........................ ....   1,50 centigr.
     Eau distillée..................... 100
        F. S. A.

℞   Tannin............................. ....   2 gr.
     Eau distillée................................ 10)
        F. S. A.

℞   Sulfate de cuivre.................... . ...   1 gr.
     Eau distillée............................ 100
        F. S. A.

℞   Pierre divine............................   3 gr.
     Eau distillée....................... 100
        F. S. A.

Ces deux dernières préparations sont les moins douloureuses; cependant, — il est bon d'être averti,— elles occasionnent parfois comme les autres du ténesme vésical.
Une à deux injections par jour suffisent, et chaque injection
ne doit pas en poids dépasser 15 grammes.

Si ces médicaments ne donnaient pas de résultat; si
l'on était pressé d'agir; plutôt que d'en augmenter les
doses, il serait préférable d'avoir recours à une substance
plus active, mais à action différente, c'est-à-dire à un modificateur comme le nitrate d'argent ou mieux le chlorure
de zinc.

℞   Nitrate d'argent.............   0,10 à 0,15 centigr.
     Eau distillée...............   100 gr.
        F. S. A.

℞ Chlorure de zinc............   1,50 à 2,25 centigr.
   Eau distillée................   100 gr.
       F. S. A.

Nous reviendrons, en parlant de l'uréthrite chronique, sur d'autres moyens thérapeutiques plus puissants, mais en même temps très-douloureux, et dont on peut parfaitement se passer dans l'uréthrite aiguë. Cette dernière cède généralement au traitement que nous venons d'indiquer, lorsqu'il est rationnellement mis en usage, et que l'on s'efforce d'empêcher, par une médication appropriée, le pus des parties voisines de venir réinoculer à l'urèthre une phlegmasie virulente.

ARTICLE III

Blennorrhagie vaginale.

Synonymie. — *Définition.* — *Étiologie.* — *Symptomatologie.* — Incubation. — Début. — Progrès. — Déclin. — *Durée.* — *Terminaison.* — *Variétés : Blennorrhagie vaginale sèche.* — *Blennorrhagie vaginale granuleuse.* — *Blennorrhagie vaginale ulcéreuse.* — *Blennorrhagie du museau de tanche.* — *Blennorrhagie des culs-de-sac vaginaux.* — *Diagnostic.* — *Pronostic.* — *Traitement : 1° abortif ; — 2° curatif.*

SYNONYMIE. — Plus ou moins bien décrite par les anciens auteurs sous les noms de flueurs blanches, de leucorrhée, de flux de semence, de prurit de la vulve, de stillicidium uteri, etc., la blennorrhagie vaginale aiguë a pour synonymes plus récents les termes de coulante, d'échauffement, de chaudepisse, employés par le vulgaire et de gonorrhée de la femme, de flux vaginal, de blennorrhagie du

vagin, de vaginite aiguë blennorrhagique, etc., dont se servent les médecins.

Définition. — La blennorrhagie vaginale est l'inflammation, avec écoulement muco-purulent et contagieux, de
la muqueuse qui tapisse le canal vaginal depuis l'utérus
jusqu'à l'anneau vulvaire.

Étiologie. — Le coït avec un homme atteint de blennor
rhagie, la propagation d'une vulvite ou d'une uréthro-vulvite virulentes, le transport du pus contagieux de l'urèthre
et de la vulve au vagin ou auto-inoculation, la contamination
par les doigts, les linges ou une canule d'injecteur maculés :
telles sont les causes de la vaginite blennorrhagique.

Symptomatologie. *Incubation*. — La période d'incubation, c'est-à-dire le temps qui s'écoule entre la contagion et
l'apparition des premiers symptômes, sans que rien n'annonce la maladie qui couve, peut avoir une durée d'un
septénaire. Cependant, le plus souvent, cette période est
moindre et ne dépasse guère 48 à 60 heures.

Début. Après ce laps de temps, variable selon les individus et peut-être selon l'intensité future de la phlegmasie,
le canal vaginal perd son humidité normale, il acquiert
une certaine sécheresse, appréciable pour la femme et pour
l'observateur. La muqueuse est le siége d'une sorte de
tension, de chaleur; elle devient plus sensible, plus impressionnable, plus excitable. La malade ressent de la
plénitude dans les organes génitaux externes. Bientôt apparaît une légère démangeaison, qui ne tarde pas à se
transformer en un prurit sinon désagréable, du moins incommode et s'accentuant de plus en plus. A ce prurit succèdent des picotements, de la chaleur vive qui va jusqu'à
la cuisson et même la brûlure.

Cette sensation douloureuse s'exaspère durant les mouvements, que, pour cette raison, la femme évite autant
que possible.

Cette période, rarement observée par le praticien, qu'on ne consulte guère avant l'apparition de l'écoulement, dure de deux à quatre jours.

Progrès. — Aux symptômes précédents s'ajoutent, à cette époque, une tuméfaction de la muqueuse, que la femme accuse mais en l'exagérant, un resserrement dans le sens de la longueur du vagin et un rétrécissement, une contraction de l'anneau vulvaire, qui causent de la gêne et de la douleur.

La sécheresse du début disparaît pour laisser apparaître un signe nouveau : l'hypersécrétion vaginale. L'écoulement ne présente, d'abord, rien de particulier : il est légèrement opalin, blanchâtre ou laiteux, ce n'est que du mucus vaginal. Mais ses caractères physiques se modifient rapidement. D'opalescent et de laiteux qu'il était, le flux devient crémeux, blanc-jaune, jaune-verdâtre; en même temps il s'épaissit et augmente de quantité. C'était du mucus, disions-nous, c'est maintenant du muco-pus et même du pus. Si l'inflammation est très-intense, le liquide est quelquefois rouillé, sanguinolent, traversé de stries sanguines. Cette matière se vient amasser dans la fosse naviculaire, puis s'écoule le long des cuisses ou par le périnée et va former, sur la partie postérieure de la chemise, des taches larges, arrondies qui, après dessiccation, sont jaunâtres ou verdâtres et écailleuses.

Cet écoulement, qui présente une réaction franchement acide, exhale une odeur tantôt fade, tantôt nauséeuse et répugnante que Ricord a comparée à la puanteur du poisson pourri. Au microscope une goutte de ce liquide permet d'apercevoir des globules de pus, quelques globules de sang et des cellules épithéliales. M. Donné — nous l'avons déjà dit — y a rencontré un infusoire, le *Trichomonas vaginalis;* mais cet infusoire n'est évidemment pas le principe contagieux puisqu'on le rencontre dans d'autres liquides altérés de l'économie.

Vers le douzième ou le quinzième jour environ, la maladie a acquis son plus haut degré d'acuité. La patiente se plaint d'une chaleur brûlante dans le vagin et vers la vulve, de douleurs tensives et pulsatives, de sensation de corps étranger, due à la contraction violente de l'anneau vulvaire et à celle des muscles périnéaux et du sphincter anal. Elle accuse aussi une pesanteur continuelle sur le périnée et sur le rectum; cette lourdeur est sans doute une conséquence de l'abaissement utérin, produit par la rétraction, dans le sens de sa longueur, du conduit vaginal.

Les mouvements sont pénibles à cause des frottements qu'ils occasionnent; la marche, gênée, embarrassée, analogue à celle d'un homme atteint de bubon, exagère la douleur, qui s'irradie parfois dans les aines, le bassin, le ventre et les reins eux-mêmes.

La défécation fait beaucoup souffrir les malades, qui l'évitent le plus possible; ce qui augmente encore la constipation, habituelle dans la vaginite aiguë. Les urines sont rares, sédimenteuses; et la miction, fort pénible, s'accompagne de contractions vésicales spasmodiques et de ténesme.

Quand la phlegmasie est très-vive, parfois l'adénite inguinale peut survenir sans même que la vulve ou l'urèthre soient malades; — on sait, en effet, que les lymphatiques de la moitié antérieure du vagin se rendent dans les ganglions de l'aine. — Enfin des abcès peuvent se développer dans les parois du conduit vulvo-utérin et, en s'ouvrant, donner lieu à des fistules vagino-vésicales ou vagino-rectales.

L'hémorrhagie menstruelle, généralement avancée de six, huit et même douze jours, exaspère les symptômes quelques jours avant son arrivée, et les tempère durant sa durée pour les exagérer, de nouveau, après sa cessation. Les règles sont souvent plus copieuses qu'à l'état normal.

Si l'on examine une femme atteinte de blennorrhagie vaginale, indépendamment des lésions de la vulve qui peuvent coexister, au lieu de voir la muqueuse du vagin pâle ou légèrement rosée, ce qui est physiologique, on remarque qu'elle est d'un rouge plus ou moins vif selon le degré de l'inflammation, coloration qui peut aller jusqu'au violet foncé; en même temps on observe une tuméfaction, un boursouflement de l'orifice vulvo-vaginal.

D'ordinaire, le moindre attouchement est douloureux; à plus forte raison l'introduction du doigt ou du spéculum est-elle pénible, et souvent refusée par les malades. Cependant, en prenant toutes les précautions possibles, si l'on fait pénétrer le doigt dans les organes génitaux, on sent d'abord la résistance qu'oppose à son passage l'anneau vulvaire contracté, puis la chaleur de la muqueuse, dont le tissu sous-jacent donne la sensation d'empâtement du derme infiltré.

Si l'on peut placer le spéculum — il est de toute nécessité de prendre les plus grands soins et de ne rien forcer; la muqueuse phlogosée, n'ayant plus, contre une déchirure, la résistance d'un tissu sain, — on remarque mieux la rougeur plus ou moins foncée dont nous parlions plus haut. Tantôt cette coloration est uniforme et généralisée, tantôt elle est disposée par plaques ou en pointillé, comme si la phlegmasie s'était localisée à l'orifice des glandules mucipares.

Nous n'avons rien dit encore des symptômes généraux. Cependant, il est aisé de prévoir que, lorsque la maladie présente les phénomènes morbides signalés, et cela à un certain degré d'acuité, il est impossible de ne pas noter une réaction du côté des grandes fonctions organiques.

Quelquefois l'inappétence, les nausées, un peu de fièvre, avec fréquence du pouls et chaleur à la peau, constituent toute la symptomatologie générale; mais il n'en est pas toujours ainsi. Il est des cas où la malade, atteinte de pyrexie assez vive, annonce une soif ardente, du malaise, de la courbature, du brisement des membres. La langue est alors blanche, chargée; la bouche est pâteuse, l'appétit nul. C'est comme une sorte d'embarras gastrique secondaire.

Quant aux accidents hystériformes que nous avons signalés, en parlant de la vulvite intense, chez les femmes à prédominance nerveuse, ils se rencontrent plus fréquemment encore dans la blennorrhagie vaginale.

Enfin si le flux muco-purulent coule en assez grande quantité et durant un laps de temps assez long, la malade offre à l'observation du praticien un facies sinon amaigri, du moins fatigué; le teint est gris et terne, les yeux profondément cernés et les regards alanguis.

Déclin. — Après être restée stationnaire, assez longtemps parfois, la maladie vaginale voit tous les symptômes s'amender : la chaleur et la douleur diminuent; l'écoulement devient moins abondant, tout en conservant son aspect puriforme plus longtemps que dans la blennorrhagie de l'homme. Cependant il finit par devenir moins épais, plus blanchâtre, plus muqueux, et par se tarir tout à fait, si un bon traitement a été institué.

Durée. Terminaison. — Abandonnée à la nature, la vaginite virulente a une durée longue; après avoir suivi une marche ascendante assez rapide elle semble s'attarder dans la période de déclin. Tantôt elle passe à l'état subaigu, c'est-à-dire reste dans le stade de déclin; alors l'écoulement, nous venons de le voir, subsiste en moindre quantité, mais avec ses caractères ordinaires purulent et virulent; en ce cas, sous l'influence d'excès, de marche longue, d'un écart de régime, du coït, de la masturbation, il redevient abondant et la phlegmasie prend une recrudescence.

Ces alternatives d'inflammation et de subinflammation

peuvent se prolonger des mois et des années. Tantôt la vaginite, après une évolution pathologiquement normale, voit tous les symptômes décroître, pour se localiser dans un ou plusieurs points du vagin ; la maladie est devenue chronique. Ces deux terminaisons sont de beaucoup plus communes que la résolution, si l'on n'a rien tenté de rationnel contre l'affection blennorrhagique.

VARIÉTÉS. — La description, aussi complète que possible, faite plus haut est celle du type de la vaginite aiguë blennorrhagique ; mais ce serait une imprudence de croire que la blennorrhagie vaginale est toujours identique à ce modèle, qu'elle offre toujours à l'observateur le cortége des symptômes par nous signalés. Il existe, au contraire, des nuances plus ou moins marquées, soit dans l'ensemble, soit dans le détail ; et parfois même ces différences sont assez tranchées.

Aussi devons-nous établir quelques variétés, selon le siége et la forme qu'affecte la vaginite chez divers sujets, variétés nécessaires à connaître si l'on veut éviter toute erreur diagnostique.

Blennorrhagie vaginale sèche. — Pas plus qu'à l'uréthrite sèche chez l'homme, pas plus qu'à la vulvite et à l'uréthrite sèches chez la femme, il ne faut croire à la vaginite sans écoulement.

Les auteurs qui eurent foi dans cette entité morbide ont commis une impardonnable hérésie. Ils ont bénévolement pris pour une blennorrhagie vaginale sèche soit des phénomènes symptomatiques ou sympathiques d'une affection utérine, ovarienne, rectale ou pelvi-péritonéale, soit peut-être mieux des névralgies idiopathiques des organes génitaux externes, soit enfin le spasme du vagin, si bien étudié par Mario Sims sous le nom de vaginisme.

Blennorrhagie vaginale granuleuse. — Cette forme est assez rare, quand la phlegmasie est de nature blennorrhagique; il n'en est plus de même quand la vaginite est liée à l'état de grossesse, ainsi que cela résulte des travaux, sur ce sujet, entrepris par M. Deville et publiés dans les *Archives générales de médecine,* en 1844. Cet auteur pense même que cette affection ne se produit que sous l'influence de cette cause.

Son opinion est trop absolue.

On peut dire que la vaginite granuleuse est quelquefois de nature virulente et que, sans nul doute, la pathogénie granuleuse est due à l'influence d'un obstacle au retour du sang veineux des organes génitaux. Si la constitution des sujets n'a rien à voir dans sa production, il ne semble pas en être de même de l'âge; pour M. A. Guérin, la vaginite granuleuse est beaucoup plus fréquemment observée chez les femmes qui approchent de trente ans.

Dans les cas de blennorrhagie granuleuse, le doigt, introduit dans le vagin, peut sentir les irrégularités de la surface muqueuse; mais cette constatation serait de minime valeur et ne pourrait que rarement assurer le diagnostic. C'est au spéculum à donner la certitude.

A l'aide de cet instrument, l'observateur peut noter, soit sur une partie isolée, soit sur toute la paroi du conduit vulvo-utérin, de petites élevures arrondies, demi-sphériques, d'un rouge plus ou moins vif, mais tranchant hardiment sur la teinte des parties environnantes. Ces granulations, qui ont un diamètre de 1 à 3 millimètres, semblent surnager sur la nappe de pus crémeux, jaune-verdâtre, recouvrant la muqueuse atteinte de blennorrhagie.

Cette variété de vaginite est d'une durée plus longue que les autres; quant à sa terminaison, elle a lieu par l'affaissement et la disparition des productions granuleuses, qui jamais, d'après A. Guérin, ne deviennent le siége d'ulcérations.

Vaginite ulcéreuse. Blennorrhagie du museau de tan-

che. — Quand l'inflammation acquiert une grande acuité, nous avons vu déjà que le muco-pus peut être roussâtre, rouillé, mêlé de stries sanguines; le sang qui colore l'écoulement provient alors de légères érosions, d'excoriations, et même d'ulcérations de la muqueuse vaginale. Cependant, si des ulcérations peuvent se montrer entre les plis vaginaux, il est plus ordinaire de les rencontrer sur la partie libre du col utérin, c'est-à-dire sur le revêtement du museau de tanche.

Dans ce cas, après avoir offert à la vue une surface d'un rouge carminé très-vif, avec des reflets blanchâtres, comme nacrés, et irréguliers, caractéristiques de la blennorrhagie aiguë du col utérin, le museau de tanche se congestionne de plus en plus; son épithélium se soulève, se brise, disparaît et laisse apparaître une ou plusieurs ulcérations analogues à celles qu'on observe sur le gland dans la balano-posthite. Ces pertes de substance, sensibles au toucher, sont irrégulières, lisses, couvertes d'un pus adhérent, ou encore rugueuses, grenues et saignantes. Ces ulcérations proviennent-elles, comme on l'a supposé, du séjour du pus sur la membrane muqueuse du col? C'est ce qu'il est encore difficile d'affirmer.

Il est une autre forme de blennorrhagie du museau de tanche : nous voulons parler de la métrite externe ulcéro-granuleuse.

A l'inverse de la vaginite granuleuse, dont jamais les granulations ne s'ulcèrent, la métrite externe granuleuse est toujours ulcéreuse. Tantôt, dans cette forme, les granulations sont petites, groupées, et ce groupement donne à la muqueuse l'aspect d'une mûre ou d'une framboise, d'où le nom de métrite framboisée; tantôt les granulations sont plus grosses, isolées, formant des lignes, dans les intervalles desquelles la muqueuse est normale. Ces lignes semblent diverger de l'orifice du col comme d'un centre, ce qui détermine un aspect étoilé ou strié. Ces formes de métrite externe ulcéro-granuleuse paraissent tenir à l'inflammation des follicules; au milieu de chaque granulation, en effet, on croit voir l'orifice externe d'une glandule.

La blennorrhagie du museau de tanche existe seule, surtout à l'état chronique; souvent elle coexiste avec la vaginite, plus souvent encore avec une complication sur laquelle nous reviendrons bientôt, c'est-à-dire avec la phlegmasie blennorrhagique de la muqueuse cervico-utérine interne.

Vaginite blennorrhagique des culs-de-sac. — Après avoir séjourné un certain temps dans toute la longueur du vagin, l'inflammation blennorrhagique peut, soit par résolution, soit sous l'influence du traitement, disparaître et de la partie antérieure du conduit vulvo-utérin et du col de la matrice, pour aller se localiser dans les culs-de-sac utéro-vaginaux.

Généralement c'est le cul-de-sac postérieur qu'elle affecte de préférence; parce que ce dernier, grâce à sa disposition anatomique, offre le moins de prise aux médicaments, qui n'arrivent souvent pas jusqu'à ses derniers replis; parce qu'aussi c'est de tout le vagin le point le moins facile à explorer et partant à traiter. Aussi A. Guérin dit-il, avec raison, que cette variété explique les écoulements virulents que transmettent aux hommes des femmes qui semblent indemnes de toute blennorrhagie.

Cette vaginite n'offre rien de particulier. Elle n'est que difficile à reconnaître; mais son importance au point de vue de la contagion est grande, et engage le praticien à ne pas autoriser les rapprochements sexuels, avant de s'être bien rendu compte de la sanité des culs-de-sac.

DIAGNOSTIC. — L'ensemble des symptômes que nous avons exposés, le toucher vaginal et surtout l'examen à l'aide du spéculum, lorsqu'il est possible, permettent, en général, de reconnaître assez facilement la vaginite aiguë.

Disons, en passant, que tous les instruments dont on se sert pour explorer le conduit vulvo-utérin ne doivent pas être employés indifféremment dans la vaginite. Il faut n'user que d'un spéculum qui permette de voir le col utérin, les culs-de-sac et, par son retrait, toute la surface vaginale, qui puisse, par conséquent, déplisser et étaler complétement la muqueuse. Ce n'est pas tout. Il est nécessaire que cet instrument soit d'introduction facile, ni trop gros ni trop petit, en rapport avec l'ampleur du vagin, préalablement reconnue par le doigt. Les spéculums cylindriques de Récamier, de Fergusson, etc., avec ou sans embout, n'offrent aucun avantage. Ce sont les spéculums à valves, sans embout, et à extrémité en bec de cane, qu'il est préférable d'utiliser.

Quant au choix à faire parmi ces derniers, il est peu important; le praticien prendra celui dont il a le plus l'habitude, celui qu'il manie le mieux, afin de le faire pénétrer dans l'organe malade avec le moins de douleur possible pour la patiente et en évitant toute érosion superficielle, à plus forte raison, toute déchirure du vagin.

Un abcès de la paroi vaginale, le pus provenant d'un phlegmon péri-utérin ouvert dans le vagin, n'en imposeront pas à un observateur sérieux, pas plus que l'écoulement cancéreux d'une tumeur du col.

La métrite aiguë occasionne un flux blanc-jaunâtre par le vagin, mais l'examen du conduit vulvo-utérin n'y fera reconnaître aucune phlegmasie, tandis qu'il permettra de reconnaître la source utérine de l'écoulement. Du col entr'ouvert, en effet, sort, dans les cas de métrite, comme un ruban de muco-pus fort épais, visqueux, massif, qui n'est autre que du mucus albumineux utérin mélangé de globules purulents. D'ailleurs les symptômes généraux suffiraient à différencier la métrite aiguë de la vaginite blennorrhagique, si les signes locaux laissaient subsister quelque doute.

Le chancre induré, la chancrelle, le chancre mixte, si on ne les reconnaît au toucher, ne pourront passer inaperçus à une exploration directe attentive.

La leucorrhée cervico-utérine ne peut être confondue avec la blennorrhagie vaginale. Outre que les signes phlegmasiques manquent sur la surface muqueuse du conduit vaginal, l'écoulement lui-même est différent du flux virulent. Dans la leucorrhée utérine, en effet, le liquide excrété est limpide, rarement blanchâtre, épais, lourd, albumineux, en paquet pour ainsi dire. On le voit s'échapper du col utérin dans lequel il prend une forme rubanée.

La leucorrhée vaginale est un flux blanchâtre ou blanc, fluide, aqueux, ressemblant à du lait ; il ne s'accompagne pas de douleurs que l'on puisse attribuer à une vaginite aiguë. Pas plus donc que la leucorrhée utérine, elle ne peut embarrasser la diagnose.

La seule vraie difficulté diagnostique est de différencier la vaginite aiguë blennorrhagique de la vaginite simple.

On cherchera les éléments de la vérité dans les commémoratifs. La vaginite simple est, en général, consécutive à la masturbation, à l'introduction et au séjour dans le vagin d'éponges, de pessaires et autres corps étrangers, à l'abus du coït, aux injections irritantes, à l'état de grossesse, etc. La vaginite blennorrhagique est toujours la conséquence de la contagion. Mais il est presque impossible souvent d'amener la femme à avouer cette cause.

L'inoculation trancherait évidemment la difficulté, s'il en était besoin, mais — nous l'avons dit à propos de l'uréthrite — cette inoculation, la maladie elle-même se charge de la faire sur l'urèthre. Aussi le diagnostic se trouve-t-il singulièrement facilité, et l'aphorisme suivant manque-t-il rarement d'exprimer la vérité :

Elle est de nature virulente, la vaginite qui se complique d'uréthrite.

Étant donné qu'une vaginite a été reconnue de cause blennorrhagique, le praticien ne doit pas s'en tenir là; il lui faut rechercher avec soin si cette maladie existe seule, si elle n'est pas accompagnée d'une ou de plusieurs autres affections. Une femme affectée de blennorrhagie vaginale peut en même temps être porteur d'un chancre induré ou de chancres mous du col utérin, du vagin ou de la vulve. Une maladie n'exclut pas la possibilité d'une autre maladie. Une femme ayant un cancer utérin peut être simultanément atteinte de vaginite blennorrhagique; n'en est-il pas de même d'une femme affectée de fistule quelconque ou de pelvi-péritonite suppurée, qui s'est fait jour dans le vagin?

L'existence du cancer, de la fistule, de l'abcès est flagrante; le praticien l'a reconnue : doit-il se contenter de cela et ne pas s'occuper de la vaginite que, tout d'abord, il avait soupçonnée? Évidemment non. Ce serait bénévolement courir au-devant d'une erreur, dont les conséquences peuvent avoir une grande importance.

Les auteurs qui ont affirmé que l'écoulement cancéreux de la femme engendrait la blennorrhagie chez l'homme, les Identistes qui ont déclaré que la blennorrhagie féminine avait plus d'une fois fait naître un chancre sur le pénis, n'ont-ils pas été trompés par de fausses apparences, que n'eût point laissé éclore la pensée, toujours présente à l'esprit, de la possibilité de la simultanéité pathologique?

Pronostic. — La vaginite aiguë blennorrhagique est une affection sérieuse sans être, cependant, d'une grande gravité. Lorsque l'inflammation est superficielle et peu étendue, le traitement s'en rend assez rapidement maître ; mais lorsqu'elle est généralisée et profonde, la maladie peut passer à l'état chronique, ou se compliquer d'accidents tels que les abcès pariétaux, dont la conséquence peut être une fistule vagino-rectale. Ces complications ne sont pas très-fréquentes, mais il n'en est pas de même de l'extension de la phlegmasie à la vulve et à l'urèthre, au col de la matrice, à l'utérus, au péritoine pelvien lui-même. La vaginite granuleuse a une durée plus longue que les autres formes ; elle est aussi moins facile à guérir.

La vaginite ulcéreuse et la blennorrhagie ulcéro-granuleuse du museau de tanche sont dans le même cas ; quant à la vaginite des culs-de-sac, elle n'est pas plus rebelle que les autres variétés ; mais elle échappe souvent à un examen incomplet ou trop rapide, et, par conséquent, éternise la maladie et son écoulement contagieux.

TRAITEMENT. — Le traitement de la blennorrhagie vaginale, comme celui de l'uréthrite de l'homme, est abortif ou curatif.

Dans le premier cas, il s'agit, à l'aide de modificateurs puissants, d'empêcher la maladie d'évoluer.

Dans le second cas, l'affection a déjà commencé sa marche, et le médecin doit hâter son cours, supprimer la douleur, tarir l'écoulement, éviter les complications et faire en sorte que la phlegmasie ne se perpétue point dans une période subaiguë ou ne passe pas à la chronicité.

Traitement abortif. — Lorsqu'on est en présence d'une blennorrhagie vaginale à son début, quelques auteurs ont conseillé l'emploi de la méthode perturbatrice ou abortive.

Cette méthode consiste à badigeonner, avec un pinceau de charpie, après avoir préalablement introduit un spéculum, toute la muqueuse vaginale à l'aide d'un soluté fortement astringent ou d'une préparation caustique :

℞   Alun.. }   ãã 2 gr.
    Sulfate de zinc................................. }
    Eau distillée....................................   30
      F. S. A.

℞   Nitrate d'argent..............................   2 gr.
    Eau distillée....................................   30
      F. S. A.

℞   Chlorure de zinc.............................   4 gr.
    Eau distillée....................................   30
      F. S. A.

Sous l'influence de cette médication, l'inflammation s'accentue rapidement, un écoulement purulent se déclare ; mais si la maladie doit céder, le flux morbide, au bout du deuxième ou troisième jour, devient muco-purulent, puis muqueux, et disparaît complétement vers le sixième ou huitième jour.

Cette méthode est excessivement douloureuse. D'autre part, elle n'est pas toujours exempte de dangers. On comprend, en effet, que la cautérisation d'une surface aussi étendue que celle du vagin ne se fait pas sans causer souvent un certain retentissement sur les organes voisins, la matrice, les ovaires, le péritoine pelvien.

Enfin — est-ce parce que la maladie est déjà trop avancée? — le traitement abortif ne donne pas toujours le résultat attendu. Cullerier, qui l'expérimenta avec beaucoup d'attention à Lourcine, n'en tira guère d'avantages et l'abandonna bientôt, à cause des souffrances qu'il provoque et de la réaction générale qu'il développe.

Traitement curatif. — La méthode curative comporte deux chefs principaux : apaiser l'inflammation, tarir l'écoulement; indications que l'on remplit à l'aide de moyens antiphlogistiques et substitutifs ou modificateurs.

Les meilleurs modes antiphlogistiques, qui doivent toujours précéder l'emploi des autres moyens, sont le repos au lit, les lotions émollientes avec des décoctés de mauve, de graines de lin, de guimauve, de chiendent, les injections avec les mêmes substances et renouvelées 4 ou 5 fois par jour, les grands bains tièdes, dans lesquels la malade se fera des irrigations vaginales.

Si la phlogose est excessive et la douleur violente, on conseillera vingt ou trente sangsues autour de la vulve, à l'hypogastre, à la région inguinale ou à l'anus ; en même temps on appliquera des cataplasmes sur le bas-ventre, le haut des cuisses et la vulve. Souvent un purgatif huileux ou salin sera suffisant pour faire tomber la fièvre ; et les injections émollientes, additionnées d'une décoction de têtes de pavot ou de feuilles de morelle, suffiront pour apaiser les douleurs.

Le régime consistera en une alimentation légère, composée de viande blanche, de légumes et d'œufs. Comme boisson on ordonnera les tisanes délayantes, et l'on proscrira les spiritueux, le vin pur, et le café, pur ou associé au lait.

Les lavements, qui détruiront la constipation, habituelle dans la vaginite, seront un bon adjuvant du traitement antiphlogistique.

Nous n'avons pas à nous occuper du copahu, du cubèbe et des balsamiques ; moins encore que dans l'uréthrite féminine, faut-il les administrer dans la vaginite. Contre elle ils n'ont aucune action, excepté peut-être lorsque, à la manière de Hardy, on conseille aux patientes de s'administrer des injections avec leur urine, chargée des principes de ces médicaments pris à l'intérieur. Citer ce mode d'emploi, c'est montrer la répugnance qu'il inspire et la difficulté qu'on aurait de le faire accepter par les malades.

Quand l'inflammation s'est apaisée, ce qui arrive très-vite grâce aux moyens précités, on peut recourir aux satringents, aux modificateurs vitaux de la muqueuse et aux isolants.

Les poudres isolantes de sous-nitrate de bismuth, d'amidon, etc., agissent, comme leur nom l'indique, en empêchant les surfaces malades de se toucher, de s'accoler, d'être en contact intime. On les introduit tenues en suspension dans un liquide qui, en s'échappant, les abandonne dans l'organe; on les fait encore pénétrer à l'état sec par l'insufflation.

Les poudres isolantes peuvent guérir la vaginite; mais pour obtenir ce résultat il est nécessaire d'en renouveler l'introduction très-souvent, et de prolonger le traitement quelquefois fort longtemps.

Aussi conseillons-nous de délaisser ce moyen, ainsi que l'abandon dans le vagin de charpie sèche ou de linge fin, qui agissent moins bien que le sous-nitrate de bismuth, l'amidon, les fécules de riz, de pomme de terre ou la poudre de lycopode.

Les astringents et les modificateurs, tels sont les seuls médicaments dont il faut user dans le traitement de la blennorrhagie vaginale, où ils donnent d'excellents résultats.

Les façons de les employer sont nombreuses et loin de s'équivaloir. L'insufflation, l'injection, le badigeonnage, le tamponnement et l'introduction d'un sachet, tels sont les divers procédés qu'ont préconisés les praticiens.

L'insufflation consiste à faire pénétrer dans le vagin des substances finement pulvérisées, pures ou mélangées à un excipient inerte. Ces substances sont le sulfate d'alumine et de potasse, le tannin, l'extrait de ratanhia, la poudre de kina, de tan, etc., etc. Cette méthode a l'inconvénient de ne pas laisser les substances actives pénétrer toujours jusqu'aux points malades; souvent, aussi, elles sont à peine dans le vagin que l'écoulement les entraîne

avant même qu'elles aient eu le temps de se dissoudre et
d'agir. On doit, en outre, avoir un appareil spécial et renouveler souvent l'introduction médicamenteuse; ce qui
nous force à rejeter ce mode thérapeutique.

Les injections vaginales sont préférables à l'insufflation.
Les unes sont simplement astringentes, les autres cathérétiques et modificatrices.

Parmi les premières nous citerons les suivantes, au hasard :

℞ Sous-acétate de plomb................... 15 à 30 gr.
   Eau................................... 500
      F. S. A.

℞ Extrait de ratanhia...................... 4 gr.
   Eau chaude 250

Faites dissoudre et ajoutez :

   Alcool................................ 30 gr.
      F. S. A.

℞ Poudre de noix de galle.............. 5 à 15 gr.
   Miel rosat........................... 30
   Eau................................. 500
      F. S. A.

℞ Poudre de tan...................... 30 à 60 gr.

Faites bouillir dans :

   Eau................................. 500 gr.
      F. S. A.

℞ Alun................................ 15 à 25 gr.
   Eau................................. 500
      F. S. A.

Ces injections ont pour véhicule l'eau; quelquefois on
substitue à cet excipient le gros vin rouge du Midi ou
encore la glycérine; en voici des exemples :

℞ Tannin.,............................... 8 gr.
   Vin rouge du Midi..................... 500
      F. S. A.

℞ Extrait de ratanhia...................... 5 à 10 gr.
   Glycérine............... 200
      F. S. A.

Les injections à la glycérine, grâce à leur consistance épaisse et visqueuse, restent plus longtemps en contact avec l'organe malade et obvient un peu à l'inconvénient reproché aux injections ordinaires, de ne séjourner qu'un temps trop court pour agir efficacement.

Le deuto-chlorure de mercure, le nitrate d'argent, le chlorure de zinc sont les bases actives des injections modificatrices. Voici les doses ordinairement employées :

℞ Deutochlorure de mercure............. 0,75 à 1,50 centigr.
   Eau distillée...................... 250 gr.
      F. S. A.

℞ Nitrate d'argent...................... 2 à 4 gr.
   Eau distillée...................... 150
      F. S. A.

℞ Chlorure de zinc..................... 3 à 6 gr.
   Eau distillée...................... 150
      F. S. A.

Avec assez de raison, on a reproché aux injections astringentes et modificatrices de ne pas toujours procurer la guérison, soit que leur séjour dure trop peu, soit qu'elles n'atteignent pas toutes les parties malades, les culs-de-sac vagino-utérins, par exemple. D'un autre côté, les injections, confiées aux malades elles-mêmes, sont, la plupart du temps, mal faites, tant par ignorance que par crainte des souffrances qu'elles occasionnent. Enfin, des auteurs, recommandables à plus d'un titre, n'ont pas grande confiance dans ce mode médicateur. Nonat, entre autres, considère les injections comme insuffisantes et illusoires, et A. Guérin conseille de ne pas employer les injections argentiques.

Avant de se servir du nitrate d'argent en nature, Ricord avait préconisé contre la vaginite un mode de traitement fort employé aux xvie et xviie siècles, puis abandonné, on ne sait pourquoi, malgré ses avantages précieux; nous voulons parler du pansement vaginal.

Cette méthode consiste à introduire dans le vagin, au fond du cul-de-sac postérieur, une éponge convenablement taillée, ou un bourdonnet d'ouate ou de charpie préalablement imbibés d'une solution médicamenteuse, astringente ou cathérétique :

℞ Tannin.................................... 20 gr.
   Glycérine................................ 30
      F. S. A.

℞ Sulfate de cuivre........................ 5 gr.
   Eau..................................... 40
      F. S. A.

℞ Chlorure de zinc........................ 6 gr.
   Glycérine................................ 30
      F. S. A.

Chaque deux jours on retire le tampon pour en mettre un nouveau. Ce moyen est expérimentalement de beaucoup préférable aux précédents.

Au lieu d'employer une préparation liquide ou demi-liquide, certains praticiens remplissent de poudre d'alun —1,50 centigrammes à 3 grammes — ou de tannin — 2 à 4 grammes, — un bourdonnet d'ouate, du volume d'une noix, qu'ils laissent à demeure trois à six jours dans le cul-de-sac postérieur. Les résultats sont excellents. A. Guérin dit avoir guéri, de la sorte et avec un seul tampon, des vaginites qui avaient résisté à des injections, répétées durant quinze jours et plus.

D'autres arrivent au même résultat, aux mêmes succès,

à l'aide de sachets de mousseline remplis de graines de lin et de poudre d'alun ou de tannin, ou encore de ratanhia, et placés, comme les bourdonnets, dans les profondeurs du vagin. Tous les deux ou quatre jours, on change le sachet. Il est rare qu'une blennorrhagie vaginale résiste à ces modes thérapeutiques ou à d'autres analogues. Cependant, disons ici que les cérats à base astringente, que les suppositoires à excipient graisseux sont plutôt nuisibles qu'utiles. Nous avons déjà eu l'occasion de l'écrire : la graisse doit être proscrite des inflammations des muqueuses génitales.

Si la maladie ne cédait pas au pansement, si l'on avait affaire à une vaginite granuleuse rebelle, on pourrait recourir à la cautérisation à l'aide de la pierre infernale, ou mieux au badigeonnage avec une solution de nitrate d'argent.

Après une injection de propreté, on introduit le spéculum jusqu'au col utérin, puis on promène le crayon argentique ou le pinceau, trempé dans la solution caustique, autour du museau de tanche, en s'efforçant de toucher toute la surface muqueuse. Peu à peu on retire l'instrument, en continuant l'application médicamenteuse, solide ou liquide, sur toute la superficie du vagin.

Le soluté caustique, dont on use en pareille circonstance, est fort variable. Les uns emploient le suivant :

℞   Nitrate d'argent............................ 1 gr.
     Eau distillée............................... 30
        F. S. A.

Les autres celui-ci :

℞   Nitrate d'argent............................ 10 gr.
     Eau distillée............................... 30
        F. S. A.

Quelques-uns même utilisent ce dernier :

℞ Nitrate d'argent...................... |
   Eau distillée......................... } Parties égales.
   F. S. A.

Le premier est peu douloureux, mais trop faible, si
l'on songe que l'affection n'a pas cédé aux astringents
puissants, méthodiquement employés. Quant aux deux
autres, bons peut-être contre la blennorrhée, ils sont trop
forts et non pas sans danger. Nous croyons qu'il est rarement utile de dépasser la dose de 5 grammes de nitrate
d'argent pour 30 grammes d'eau distillée. Sous l'action du
badigeonnage, la muqueuse vaginale se tuméfie de nouveau, se tend, redevient rouge, douloureuse; elle sécrète
un flux abondant. Cette recrudescence dure une demi-
journée environ et s'apaise.

Le badigeonnage se doit renouveler au bout de cinq ou
six jours, puis on éloigne les séances et l'on diminue graduellement la dose du caustique jusqu'à la disparition
complète de la douleur et de l'écoulement.

Dans l'intervalle des séances on ordonne les bains entiers
et prolongés, les injections et irrigations fraîches, surtout
vers la fin du traitement.

Quelquefois la recrudescence phlegmasique, dont nous
venons de parler, au lieu de diminuer, s'accentue; et cela,
d'après Nonat, peut tenir à trois causes : 1° à l'emploi
prématuré des caustiques, 2° à leur action trop énergique,
3° et surtout à une phlegmasie préexistante de l'utérus
ou de ses annexes.

Signaler ces causes, c'est dire d'y veiller avec la plus
scrupuleuse attention.

Dans la blennorrhagie du museau de tanche avec ulcérations et granulations, on se trouve fort bien du badigeonnage avec la teinture d'iode pure ou de l'attouchement,
journellement répété, avec le perchlorure de fer à 30 de-

grés Baumé. Ce sont d'excellents modificateurs qui agissent dans ce cas aussi bien que la solution suivante de chlorure de zinc, que nous employons de préférence au nitrate d'argent, en badigeonnage, quand les astringents sont insuffisants ou que la vaginite est granuleuse :

> ℞ Chlorure de zinc..............................   8 gr.
> Eau distillée..................................   30
> F. S. A.

Nous avons eu l'occasion de dire que la menstruation exaspérait la blennorrhagie vaginale, grâce à la congestion que détermine cet acte physiologique dans les organes génitaux. Une conséquence thérapeutique découle de cette proposition : c'est de commencer le traitement, autant que possible, peu après l'hémorrhagie mensuelle, de façon à avoir terminé la cure ou, du moins, à avoir d'une manière notable amendé l'affection pour l'époque où doit reparaître ce phénomène. Si l'on ne tenait compte de cette recommandation, on risquerait fort de voir la blennorrhagie vaginale s'exacerber à la venue des règles, et le traitement commencé avoir été institué en pure perte.

Nous nous sommes abstenu de parler de la continence sexuelle que doit garder la femme; le coït, en effet, est tout à fait impossible durant les périodes de progrès et d'état de la vaginite blennorrhagique, grâce aux douleurs qu'il procure. Mais il n'en est plus de même quand l'affection est à son déclin, quand le traitement a fait disparaître la pluralité des symptômes morbides. A cette époque, le praticien doit faire comprendre à la malade que non-seulement les rapports intersexuels, mais aussi la masturbation et toute excitation génitale auraient pour conséquence immédiate de réveiller la phlegmasie ou de faire passer la maladie à l'état chronique. La patiente s'abstiendra donc de tout attouchement, de toute lecture grivoise, romanesque ou lascive, de toute compagnie dont les propos et les gestes lubriques pourraient déterminer en elle l'éréthisme érotique.

Lorsque la malade sera complétement guérie, on lui conseillera, néanmoins, d'éviter le coït durant quelques semaines et de s'administrer chaque jour une ou deux injections toniques ou légèrement astringentes.

CHAPITRE II

BLENNORRHÉE VULVAIRE, URÉTHRALE ET VAGINALE

ARTICLE PREMIER

Blennorrhée vulvaire.

Définition. — Synonymie. — Étiologie. — Symptomatologie. — Variétés : —Folliculite muqueuse. — Marche. — Durée. — Terminaison. — Diagnostic. — Pronostic. — Contagiosité de la blennorrhée féminine. — Traitement.

DÉFINITION.— SYNONYMIE. — La blennorrhée vulvaire, encore nommée vulvite chronique, blennorrhagie vulvaire chronique, vulvite blennorrhéique, folliculite muqueuse (Robert), est une affection sub-inflammatoire, à marche lente et indéfinie, d'une partie ou de la totalité de la vulve, se caractérisant surtout par une sécrétion muco-purulente ou simplement muqueuse.

ÉTIOLOGIE. — La blennorrhée vulvaire reconnaît pour cause primordiale une blennorrhagie aiguë de la vulve. Pas plus que la blennorrhée uréthrale de l'homme, elle ne peut survenir d'emblée. Dans les cas où l'on a cru voir une blennorrhée de la vulve non consécutive à une affection aiguë, il y a eu erreur diagnostique; la maladie avait pour cause toute autre chose que la virulence, par exemple, le traumatisme, la malpropreté; on avait affaire, en un mot, à une vulvite chronique simple.

Le défaut de soins, le coït au déclin de l'état aigu, un traitement intempestif, une thérapeutique irrationnellè, les excitations érotiques et surtout la masturbation, sont les causes secondaires qui font d'une vulvite blennorrhagique une blennorrhée vulvaire. Ajoutons aussi, sans y attacher plus d'importance qu'il ne faut, des vulvites antérieures, les diathèses rhumatismale, herpétique, le lymphatisme, la scrofule, la débilité profonde de l'économie, la misère, l'habitation des lieux humides et le manque d'hygiène générale.

Symptomatologie. — En général, dans la blennorrhée vulvaire, les symptômes : prurit, cuisson, douleur, tuméfaction, font défaut ou, s'ils existent encore, ce n'est qu'à un degré léger. On ne remarque plus, comme dans l'état aigu des plaques de sébum, des fissures, des excoriations superficielles. Seulement l'écoulement subsiste. Tantôt il est blanchâtre, troublé, mêlé de stries laiteuses, ou simplement muqueux; tantôt — c'est le cas ordinaire — il est blanc-jaunâtre, muco-purulent; toujours il est moins épais et moins abondant que dans la blennorrhagie.

La coloration de la muqueuse n'est plus celle de la période d'acuité, mais n'est pas davantage celle de l'état normal. La teinte est uniformément violacée. Çà et là, tranchent, sur le fond général, des points rouges, carminés, très-vifs, qui marquent les orifices des glandules mucipares et sébacées et des canaux excréteurs des glandes vulvo-vaginales. Tous ces orifices font parvenir dans la vulve un produit modifié et altéré par la sub-inflammation qui a atteint leurs glandes respectives.

L'écoulement est incessant et augmente sous l'influence d'une excitation ou d'une fluxion sanguine, c'est-à-dire à l'idée des rapports sexuels ou à l'approche des règles. Nous l'avons signalé plus haut, il existe rarement de la douleur; cependant il est des cas où les malades se plaignent de gêne, de picotements et même d'élancements, surtout durant la marche, après un effort ou après une station assise longtemps prolongée.

VARIÉTÉS. — *Folliculite muqueuse.* — Rarement la blennorrhée vulvaire reste généralisée; le plus souvent, elle se localise à la paroi interne des nymphes, à la muqueuse vestibulaire et au pourtour des caroncules myrtiformes. Dans ces cas la maladie siége, à vrai dire, dans les glandes mucipares. Aussi Robert a-t-il assigné à l'affection le nom de folliculite muqueuse, expression évidemment impropre, puisque les glandes mucipares de la vulve sont des glandes en grappe et non des follicules.

Dans cette forme de blennorrhagie chronique de la vulve, on observe du chatouillement, des démangeaisons, principalement vers l'anneau vulvaire, au pourtour du vagin; en même temps on note des élancements plus ou moins douloureux au même endroit.

L'écoulement muqueux ou puriforme est peu abondant, mais un caractère précieux est celui-ci : si l'on presse sur la muqueuse vulvaire vers les points affectés, on voit sourdre des glandes un liquide muco-purulent, au travers des orifices, fortement injectés et béants au point d'être visibles et de permettre l'introduction d'un stylet fin.

MARCHE. DURÉE. TERMINAISON. — La marche de la blennorrhée vulvaire est essentiellement lente; on pourrait dire que cette affection est stationnaire et indéfinie. Cependant, sous l'influence de la masturbation répétée, du coït, des écarts de régime, d'une injection irritante, du défaut de soins de propreté, du froissement et de l'irritation produits par l'introduction d'un corps étranger volumineux ou l'intromission d'un pénis disproportionné, sous l'influence des frottements occasionnés par le prurit, ou encore d'une réinoculation blennorrhagique, la maladie peut reprendre de l'acuité, parcourir de nouveau les périodes de l'état aigu et parfois se terminer d'une façon heureuse.

Souvent la blennorrhée vulvaire, abandonnée à elle-même, dure indéfiniment ; elle s'exaspère et passe à l'état subaigu pour une des raisons citées plus haut, puis retombe dans le *statu quo*, jusqu'au moment où une nouvelle influence l'exacerbera de rechef.

On le voit donc, cette maladie n'a d'autres terminaisons que la guérison, à l'aide d'un traitement énergique et approprié, que son éternisation ou que la résolution après un ou plusieurs passages à l'état aigu. Or, répétons ce que nous avons déjà dit en son lieu : la résolution n'est pas très-fréquemment la fin de la vulvite blennorrhagique aiguë, si on ne la traite point.

Diagnostic. — Les commémoratifs seront d'un grand secours pour poser le diagnostic, puisque la blennorrhée vulvaire est toujours la conséquence de la vulvite virulente aiguë. Cependant les renseignements que donne la femme peuvent être faux, soit que le souvenir de l'état aigu, déjà éloigné, lui ait échappé de la mémoire, soit que l'affection antérieure ait passé inaperçue au milieu des flueurs blanches habituelles, soit enfin que la patiente veuille, pour certaines raisons, cacher sa première maladie, qu'elle considère comme une faute et une honte.

En pareil cas l'erreur est possible et quelquefois inévitable. Cependant si la femme est dans l'âge génital, si aucune des causes provocatrices de la vulvite simple ne peut être invoquée, par exclusion on arrive à la vérité diagnostique.

Pourtant on ne posera une affirmation précise et indiscutable que dans deux cas : lorsque le traitement de la vulvite simple ne donnera aucun résultat, et surtout quand l'affection vulvaire sera compliquée d'une blennorrhée uréthrale.

PRONOSTIC. — La blennorrhée vulvaire est plus sérieuse que la blennorrhagie de la vulve, en ce sens qu'elle est rebelle aux traitements, surtout quand elle se présente sous forme de folliculite muqueuse, en ce sens qu'elle ne se guérit jamais d'elle-même et peut, sous l'influence d'un grand nombre de causes, reprendre une marche subaiguë pour retomber dans le *statu quo* et cela une série de fois indéterminée.

Ici se présente à discuter la question de la contagion. Ce que nous dirons pour la blennorrhée de la vulve peut s'appliquer exactement à celle de l'urèthre et du vagin. Nous aurons en vue l'écoulement blennorrhéique, quelle que soit sa source.

CONTAGIOSITÉ. — Une femme atteinte de blennorrhée peut-elle transmettre la blennorrhagie?

Oui et non.

La réponse est affirmative toutes les fois que l'écoulement, tel minime qu'il soit, contient, mêlés au mucus, des globules purulents, qui, nous le savons, sont les véhicules du virus blennorrhagique.

La réponse est négative toutes les fois que l'écoulement est essentiellement muqueux. Mais il ne faut pas s'en laisser imposer, et il n'est pas toujours aussi facile qu'on serait tenté de le croire, de savoir, malgré les deux propositions précédentes, si une personne atteinte de blennorrhée est apte ou inapte à engendrer la blennorrhagie.

L'examen le plus minutieux et le plus attentif, les recherches microscopiques mêmes, peuvent persuader au praticien que le flux génital est exempt de nocuité, et cependant il arrive qu'un coït avec la blennorrhéique est suivi de la contagion.

C'est qu'au moment de l'orgasme vénérien, toutes le glandes génitales sécrètent plus abondamment qu'à l'état normal; c'est qu'à l'époque menstruelle, la congestion physiologique exagère les fonctions sécrétoires, et que sous ces influences quelques globules purulents, armés du contagium blennorrhagique et comme perdus dans quelques culs-de-sac glandulaires, peuvent se répandre dans la vulve avec les autres éléments de l'hypersécrétion, à laquelle ils donnent tout d'un coup le caractère virulent.

Aussi quelques auteurs, sans se rendre compte de cet état de choses, ont-ils pu dire, avec une certaine raison, que la femme blennorrhéique qui s'abandonnait au coït machinalement, sans plaisir, sans excitation ou à une époque assez éloignée du molimen hémorrhagique mensuel, ne pouvait faire naître la blennorrhagie; qu'elle le pouvait, au contraire, dans les circonstances opposées.

A quelle époque la blennorrhée cesse-t-elle d'être contagieuse?

Puisque nous avons admis en principe que le pus est le seul véhicule du virus, cette question peut se poser de la façon suivante :

A quelle époque l'écoulement est-il exempt de globules purulents et virulents?

On peut dire que c'est à un moment excessivement éloigné du début de l'affection, mais chercher à préciser cet instant est chose presque impossible. Cela dépend, en effet, de trop de causes.

Un homme peut cohabiter avec une femme atteinte de blennorrhée, avoir des rapports assez fréquents avec elle durant plusieurs années sans cesser d'être sain. Un jour il gagne la blennorrhagie. Cependant la maladie chronique de la femme n'a pas repris d'acuité. Mais un écart dans son régime habituel, un abus de coït, une excitation génitale plus vive que de coutume, la position dans l'union sexuelle différente cette fois, ont permis au virus localisé dans quelques globules de pus, de venir impressionner et contaminer l'urèthre de l'homme.

A. Guérin raconte l'histoire d'une jeune veuve atteinte de blennorrhagie durant son mariage, traitée et considérée comme guérie. Après trois années d'abstention de coït, elle tombe amoureuse d'un homme qu'elle rencontre fréquemment dans le monde. Sollicitée par l'amant, elle résiste longtemps ; enfin elle s'abandonne entièrement à lui le lendemain de la cessation des règles. Quelques jours après, l'homme, probablement désillusionné, était porteur d'une blennorrhagie uréthrale des mieux caractérisées. La femme, forte de son innocence, consent à subir l'examen génital. A. Guérin ne remarque rien d'abord ; mais, persuadé que l'âcreté des flueurs blanches, qui succèdent, durant un jour ou deux, à l'écoulement sanguin menstruel, est incapable de déterminer une blennorrhagie, il renouvelle ses recherches et finit, en pressant l'urèthre à l'aide du doigt introduit dans le vagin, par voir sourdre une toute petite gouttelette de mucus blanc de l'orifice de l'une des glandules placées au-dessous du méat urinaire. Cette gouttelette de mucus blanc eût inévitablement démontré la présence en elle de globules purulents, si l'examen microscopique en eût été fait.

En résumé donc, on peut dire que la blennorrhée, qui ne cesse d'être contagieuse qu'à l'époque où le mucus qu'elle sécrète ne contient plus de globules de pus, conserve son pouvoir transmissible durant une période de temps fort longue, encore indéterminée et peut-être indéfinie parfois.

Admettons maintenant l'hypothèse que l'écoulement est essentiellement muqueux ; en ce cas particulier, la blennorrhée, qui a perdu toute puissance génératrice, peut-elle redevenir contagieuse sous une influence quelconque, mais autre, bien entendu, qu'une nouvelle inoculation virulente ?

Il semble, à première vue, que la réponse à cette question doive être négative; cependant nous n'osons nous prononcer pas plus dans un sens que dans un autre. Les connaissances actuelles ne permettent aucune infirmation, aucune affirmation sur ce point obscur et d'une portée pathogénique qui n'échappera point à celui qui veut approfondir les choses.

Dire que la blennorrhée peut redevenir contagieuse après avoir cessé de l'être, n'est-ce pas dire qu'un écoulement bénin peut acquérir des propriétés virulentes à un moment donné et sous une influence particulière? N'est-ce pas avouer que le contagium peut se développer de toutes pièces, quand le follicule muqueux s'enflamme, selon Van Roosbroeck; quand l'élément granulation apparaît, selon M. Thiry, de Bruxelles; quand enfin le milieu chimique de la sécrétion permet l'évolution de parasites animaux ou végétaux, selon M. Jousseaume et autres?

Mais, d'autre part, nier que la blennorrhée ne puisse, grâce à une modification intime et inconnue en son essence, redevenir contagieuse lorsqu'elle a cessé de l'être, c'est nier l'existence même du virus blennorrhagique et retomber dans l'erreur de Jourdan et des non-virulistes.

Si loin, en effet, qu'on veuille faire remonter la première apparition de la blennorrhagie, on est logiquement forcé d'admettre qu'elle naquit alors en dehors de toute influence contagieuse et d'une façon toute spontanée.

Il paraît difficile de sortir de ce dilemme, à moins de penser que le virus blennorrhagique, né, à un instant donné, spontanément, au milieu d'un concours spécial de circonstances intérieures ou extérieures, s'est perpétué jusqu'à nous par transmission et n'a plus de nos jours la possibilité de la spontéparité, parce que les circonstances particulières, qui autorisèrent jadis son hétérogénie, ne peuvent plus se reproduire. Mais cette façon de voir n'est-elle pas un peu en dehors de ce qu'on admet généralement en pathologie?

Quoi qu'il en soit, c'est avec la plus grande réserve qu'il faut se faire une opinion sur cette question ardue de pathogénie blennorrhagique.

TRAITEMENT. — Lorsque la blennorrhée occupe toute ou presque toute la muqueuse vulvaire, lorsqu'elle est de date récente, sa guérison peut s'obtenir assez vivement, soit à l'aide de bains entiers et prolongés et des poudres isolantes, soit mieux à l'aide de lotions astringentes et de badigeonnages avec une solution de nitrate d'argent ou de chlorure de zinc. Selon l'ancienneté du mal et sa résistance, la dose du principe actif variera depuis 3 grammes jusqu'à 10 grammes et plus pour 30 grammes d'eau distillée.

Mais, nous le répétons, la plupart du temps ce sont les glandules mucipares qui sont le siége de la maladie. Or, dans ce cas, l'affection est très-rebelle et résiste même parfois à la cautérisation avec la pierre infernale ou une solution à parties égales de nitrate d'argent et d'eau distillée ; et cela parce que le médicament ne pénètre pas dans les lacunes glandulaires.

Pour obtenir une guérison certaine, on a vanté divers moyens qui tous ont donné de bons résultats à ceux qui les employèrent. Ce sont la cautérisation directe, l'incision suivie de la cautérisation et les injections caustiques.

La cautérisation directe se fait à l'aide d'une aiguille rougie à la flamme d'une lampe à alcool. Après avoir reconnu, à la couleur violacée des orifices, les glandules malades, on introduit l'aiguille rougie au travers de leur ouverture, en s'efforçant de cautériser toutes les glandes qu'affecte la blennorrhagie, si l'on ne veut pas voir la maladie recommencer, faute d'avoir détruit tous les points atteints.

L'incision suivie de la cautérisation, c'est-à-dire le procédé de A. Robert, comporte trois temps : au premier on insinue dans le canal glandulaire un stylet d'Anel pour agrandir un peu l'orifice excréteur ; au second, on substitue au stylet la lame de ciseaux fins et l'on coupe ; au troisième temps, on cautérise, avec la pierre infernale, le trajet agrandi par l'incision.

Les deux modes thérapeutiques précédents sont bons, cependant les injections caustiques sont préférables, moins effrayantes pour la malade, et d'un manuel opératoire beaucoup plus simple.

On charge la seringue de Pravaz, ou un injecteur hypodermique quelconque, d'une solution de nitrate d'argent ou de chlorure de zinc, aussi concentrée qu'on le juge convenable ; les solutés suivants sont suffisamment actifs :

℞　Nitrate d'argent............................ 2 gr.
　　Eau distillée................................. 6
　　　F. S. A.

℞　Chlorure de zinc........................... 3 gr.
　　Eau distillée................................. 6
　　　F. S. A.

Ceci fait, on arme la seringue d'une canule fine et à bout mousse, puis on introduit cette canule dans le conduit glandulaire et l'on instille quelques gouttes de liquide.

A la suite de l'emploi de l'un des moyens précités l'inflammation vulvaire augmente, la sécrétion s'accentue et prend un caractère franchement purulent ; mais bientôt ces phénomènes s'amendent et disparaissent en un laps de temps assez court — 2 à 4 jours. — La malade est radicalement guérie, si toutes les sources de l'hypersécrétion morbide ont été atteintes par le traitement.

Cependant on conseille encore à la femme quelques lotions astringentes et toniques et l'abstention coïtale pendant une ou deux semaines, ainsi que des soins de propreté constants.

ARTICLE II

Blennorrhée uréthrale.

Définition. — Synonymie. — Étiologie. — Symptomatologie. — Variétés : Blennorrhée uréthrale externe. — Durée. — Terminaison. — Diagnostic. — Pronostic. — Traitement.

DÉFINITION. — SYNONYMIE. — L'inflammation chronique de la muqueuse de l'urèthre ou du méat urinaire, se caractérisant par un écoulement peu abondant, muqueux ou muco-purulent, l'absence de douleur ou la présence d'un léger prurit, constitue la blennorrhée uréthrale, désignée encore par les appellations de chaudepisse chronique, d'uréthrite chronique, d'uréthrite blennorrhéique, etc.

ÉTIOLOGIE. — La blennorrhée uréthrale, toujours consécutive à la blennorrhagie aiguë de l'urèthre, reconnaît pour causes ou le défaut de traitement ou une thérapeutique irrationnelle ou une médication trop vite arrêtée. Quelquefois l'uréthrite aiguë devient chronique malgré tous les soins possibles, c'est qu'alors la maladie s'est localisée en des points inaccessibles aux substances médicamenteuses employées, dans les conduits des glandules du canal ou du méat urinaire, par exemple. On a dit aussi que le passage de l'affection à la chronicité pouvait se rapporter aux diathèses scrofuleuse et arthritique, au lymphatisme, à la détérioration profonde de l'organisme, au manque d'hygiène, à la misère, etc., enfin à des uréthrites antérieures.

SYMPTOMATOLOGIE. — Nous avons vu qu'il était rare de rencontrer dans l'uréthrite aiguë les symptômes douleur, chaleur, cuisson, etc., qui, d'ordinaire, caractérisent les inflammations; à plus forte raison devons-nous noter que, dans la blennorrhée uréthrale, la malade n'éprouve aucune souffrance qui puisse lui faire soupçonner son affection. Seul l'examen des organes peut mettre le praticien sur la voie.

Tantôt la phlegmasie chronique siége dans le canal, sur toute la muqueuse ou seulement sur une de ses parties; tantôt la blennorrhée se localise dans les conduits des glandules situées auprès du méat urinaire; ce qui constitue la variété de l'uréthrite externe. Dans le premier cas, si le méat est assez large, en le déprimant avec le doigt, on peut apercevoir la coloration rouge de la muqueuse et le pointillé plus foncé, presque violacé, des orifices excréteurs des glandes mucipares.

L'écoulement est peu abondant, quelquefois même insignifiant. Il faut introduire le doigt dans le vagin et comprimer en haut le conduit urinaire d'arrière en avant pour faire sortir une petite gouttelette de mucus ou plutôt de muco-pus. Il est fréquent de ne rien obtenir, même à l'aide de cette manœuvre, et l'on pourrait laisser la femme s'endormir dans une sécurité trompeuse, si l'on oubliait que des lavages et surtout une miction, rapprochés du moment de l'examen, peuvent avoir entraîné le produit morbide de la sécrétion. Aussi est-il prudent de ne se prononcer qu'après plusieurs examens, faits en temps opportuns, c'est-à-dire à une époque éloignée de l'émission des urines.

L'écoulement est soit tout à fait purulent, soit, le plus souvent, muco-purulent ou seulement composé de mucus plus ou moins trouble et strié de lignes blanchâtres ou jaunâtres.

En général, ce flux pathologique ne provient pas de la

superficie muqueuse, comme dans l'état aigu, mais bien des conduits excréteurs des glandes de l'urèthre, ce qui, on le comprend, rend le traitement de la blennorrhée difficile au dernier point.

VARIÉTÉS. — *Blennorrhée uréthrale externe.* — Les glandules dont les canaux excréteurs s'ouvrent en dehors, mais fort près du méat urinaire, peuvent être et sont même souvent affectées de blennorrhée; il n'est pas rare, lorsque l'inflammation, chassée par la nature ou le traitement, a abandonné le vagin, la vulve et l'urèthre, de la voir se localiser, comme en un dernier et sûr refuge, dans ces cryptes muqueux. Or, nous l'avons dit à propos du pronostic de la vulvite chronique, si l'écoulement est purulent ou seulement comporte des globules de pus, ce qui est le cas ordinaire, tel minime qu'il soit, il suffit pour transmettre la blennorrhagie.

Plus encore dans cette forme que dans l'uréthrite chronique, il est difficile de reconnaître la maladie. Les symptômes, en effet, sont négatifs, sauf l'écoulement; mais ce dernier est si peu considérable qu'il passe souvent inaperçu, parce que, en général, la femme, dont on fait l'examen génital, s'est lavée quelques moments auparavant ou, comme le signale A. Guérin avec un esprit de profonde observation dans le détail, prend la précaution de s'essuyer la vulve avec sa chemise, avant de paraître devant le praticien ou même en sa présence au moment de monter sur la chaise à spéculum. Aussi doit-on, pour éviter toute erreur, regrettable à cause de la contagiosité de l'écoulement, conseiller à la femme de s'épargner tout soin de toilette génitale, quelques heures au moins avant la visite. Dans ce cas, en pressant entre deux doigts le méat urinaire, on voit sourdre, par les orifices assez larges des glandules, un peu de matière muco-purulente.

DURÉE. TERMINAISON. — On ne peut pas assigner de

durée à l'uréthrite chronique, lorsqu'elle est abandonnée à elle-même. Tantôt elle persiste durant des années, s'exacerbant et reprenant une marche subaiguë et même franchement aiguë à la suite d'un écart de régime, d'un excès de coït, sous l'influence d'une excitation génitale vive, pour retomber bientôt dans son *statu quo;* tantôt elle s'amoindrit considérablement au point de ne donner lieu qu'à un écoulement excessivement minime et tout à fait muqueux. Elle peut même probablement finir par disparaître complétement, quand la malade mène une vie calme, sobre et observe scrupuleusement les règles d'une bonne hygiène génitale.

Diagnostic. — Le diagnostic de la blennorrhée uréthrale est difficile. Le manque de symptômes, la quantité peu considérable du flux sont loin de simplifier la reconnaissance de cette affection. Cependant on peut arriver à un bon résultat, si pour l'examen on s'entoure de tous les soins dont nous avons cherché, à propos de la symptomatologie, à montrer la nécessité. Avec un bourdonnet de charpie, on essuiera doucement la vulve, afin de ne pas faire d'erreur de siége; on comprimera l'urèthre à travers le vagin; on pressera sur le méat pour se rendre compte de la source de l'écoulement, indication impérieusement nécessaire au traitement. Si une première visite ne fournit aucun résultat, on interrogera la femme sur le moment de la miction et des lavages, on lui conseillera de ne faire aucune lotion, aucun frottement sur la vulve et de s'abstenir d'uriner quelques heures avant l'examen, que l'on remettra au lendemain. Sans ces précautions minutieuses, mais indispensables, on s'exposerait à méconnaître la maladie et par conséquent à autoriser la transmission de la blennorrhagie.

Pronostic. — La blennorrhée de l'urèthre féminin n'offre pas la gravité de la blennorrhée uréthrale de l'homme. C'est une affection sérieuse, toutefois, par sa longue durée et par sa résistance au traitement, lorsqu'elle est localisée dans les glandules du canal ou dans celles qui avoisinent le méat. En outre, la difficulté de la reconnaître et de la traiter en font une maladie fâcheuse, en ce sens qu'elle conserve sa puissance de transmission durant un laps de temps indéterminé.

TRAITEMENT. — Le cubèbe, le copahu, les balsamiques ont, moins encore que dans l'uréthrite aiguë, leur raison d'être ordonnées dans la blennorrhée uréthrale; on peut en dire autant de toutes les substances administrées par la bouche.

A l'affection locale il faut une thérapeutique locale.

Les bains entiers ou de siége, simples ou médicamenteux, ont la même valeur que les lotions, les lavages et les soins de propreté : ils sont insuffisants.

Les injections astringentes, cathérétiques et même caustiques, agissent beaucoup moins bien que dans l'état aigu ; chose facile à comprendre si l'on se rappelle que c'est dans les cryptes muqueux que la maladie s'est d'ordinaire localisée, c'est-à-dire dans des points inaccessibles, en général, à une injection, qui ne fait que passer sur la muqueuse et n'y séjourne point.

Il est donc nécessaire d'avoir recours à des moyens thérapeutiques qui permettent d'atteindre les parties lésées, qui permettent à la substance modificatrice de pénétrer dans les conduits glandulaires, pour tarir la source de l'hypersécrétion.

On s'est servi, dans ce but, du nitrate d'argent en crayon; on introduit le lingot caustique, long de quelques centimètres, dans le canal uréthral, et on l'y laisse durant trois ou quatre secondes. Ce procédé a donné des succès; mais, outre qu'il est extrêmement douloureux, il ne suffit pas dans bien des cas.

On a proposé l'intromission dans l'urèthre d'une petite baguette, à l'extrémité de laquelle sont enroulés quelques brins de charpie que l'on imbibe d'une solution à parties égales de nitrate d'argent et d'eau distillée. Quand cet instrument est dans le conduit urinaire, on lui imprime des mouvements de va-et-vient et de rotation, durant une demi-minute, afin de forcer le soluté caustique à atteindre toutes les anfractuosités de la muqueuse.

Un pinceau de blaireau, trempé dans une préparation semblable, remplirait le même but.

Une méthode différente des précédentes et qui, à l'hôpital de Lourcine, a fourni bon nombre de guérisons, consiste dans l'emploi de bougies suppositoires. Formées de beurre de cacao et d'une solution astringente, comme le tannin ou l'alun, ces bougies fondent dans le canal uréthral lentement, et mettent incessamment en présence des parties affectées l'agent qui les doit modifier.

L'action prolongée de ce remède dans le conduit urinaire, qu'il imprègne en toute son étendue, empêche les canaux glandulaires d'échapper à sa puissance modificatrice.

Ces cylindres uréthraux doivent mesurer trois à quatre centimètres de long et posséder un diamètre en rapport avec celui du canal, c'est-à-dire de 5 à 6 millimètres. Ils sont généralement composés de :

℞   Tannin.................................... 1 partie.
     Beurre de cacao........................... 4
        F. S. A.

℞   Alun..................................... 1 partie.
     Beurre de cacao........................... 2
        F. S. A.

On pourrait se servir de tout autre agent actif, s'il était nécessaire, ou remplacer le beurre de cacao par un excipient solidifié, mais capable de fondre entièrement en présence des liquides organiques, ou sous l'influence de la chaleur animale.

Que l'on se serve du crayon d'azotate d'argent, d'une solution caustique portée à l'aide d'une tige ou d'un pinceau, ou enfin des suppositoires uréthraux, il est bon d'être averti qu'à la suite de l'application du remède, on voit survenir une recrudescence, plus ou moins vive, de l'inflammation de l'urèthre. L'écoulement redevient abondant et purulent, la malade accuse de fréquentes envies d'uriner, du ténesme vésical et de la douleur. Celle-ci varie en intensité, selon l'agent employé : le tannin cause moins de souffrances que le sulfate d'alumine et de potasse, ce dernier est moins douloureux que la solution nitratée ; il en est de même de celle-ci par rapport à la pierre infernale.

Cette exacerbation dure peu ; au bout de 24 ou 48 heures elle s'affaiblit et disparaît, entraînant avec elle l'écoulement blennorrhéique. Si ce dernier subsistait, on substituerait un procédé différent à la méthode employée, et l'affection rebelle au tannin céderait à l'alun ou au nitrate argentique.

Contre la blennorrhée des glandules signalées par A. Guérin, on a le choix entre deux procédés : l'incision suivie de la cautérisation et l'injection caustique à l'aide de la seringue de Pravaz ou d'un instrument analogue. Nous avons déjà parlé de ces deux méthodes curatrices, nous n'y reviendrons pas ; seulement nous croyons devoir noter qu'il est préférable d'employer les injections avec un soluté à parties égales de nitrate d'argent et d'eau distillée, ou de chlorure de zinc et d'eau distillée, avant d'avoir recours à la petite opération qu'inventa A. Robert.

ARTICLE III

Blennorrhée vaginale.

Définition. — Synonymie. — Étiologie. — Symptomatologie. — Variétés : Blennorrhée granuleuse. — Blennorrhée ulcéreuse. — Blennorrhée du museau de tanche. — Blennorrhée des culs-de-sac. — Durée. — Terminaison. — Diagnostic. — Pronostic. — Traitement.

DÉFINITION. — SYNONYMIE. — La blennorrhée vaginale, connue ou confondue avec d'autres affections sous les noms de blennorrhagie chronique du vagin, de vaginite virulente chronique, d'écoulement vaginal ancien, de flueurs blanches, de leucorrhée, de pertes blanches, de catarrhe du vagin, de pertes chroniques, de gonorrhée ancienne, etc., etc., la blennorrhée vaginale, disons-nous, exprime l'état chronique de l'inflammation du conduit vulvo-utérin d'origine blennorrhagique.

ÉTIOLOGIE. — La blennorrhée vaginale ne naît jamais d'emblée, toujours elle est consécutive à une vaginite virulente aiguë. Toutes les causes qui président au passage à la chronicité de la vulvite aiguë blennorrhagique, c'est-à-dire une thérapeutique mal entendue, le coït, la masturbation, les excitations génésiques, le molimen menstruel, le défaut de soins de propreté et l'absence de traitement, peuvent être invoqués comme étiologie de la vaginite virulente chronique.

Il semble même que la blennorrhagie vaginale a une certaine tendance propre à s'éterniser d'elle-même, surtout chez les femmes lymphatiques, scrofuleuses, rhumatisantes et herpétiques, chez celles dont l'organisme général est détérioré par les abus de toutes sortes, le manque d'hygiène et la misère, chez celles, enfin, dont la muqueuse vaginale a déjà été atteinte par la blennorrhagie ou bien est encore la source d'un écoulement leucorrhéique.

SYMPTOMATOLOGIE. — La blennorrhée vaginale diffère considérablement de la vaginite aiguë et se rapproche beaucoup des flux catarrhaux ou flueurs blanches, avec lesquelles on la confond journellement, au grand détriment des malades et surtout de ceux qui peuvent avoir des rapports intersexuels avec elles.

Jamais cette affection ne présente de réaction générale; quant aux symptômes locaux, ils sont pour ainsi dire négatifs dans la plupart des cas, si l'on en excepte l'écoulement. La tuméfaction de la muqueuse a disparu, ainsi que le resserrement de l'anneau vulvaire et la contraction des muscles du périnée. La miction et la défécation ne développent ni souffrances ni ténesme. La chaleur cuisante qu'accusaient les blennorrhagiques dans la profondeur du vagin n'existe plus.

La rougeur foncée du conduit vulvo-utérin a pâli beaucoup; quelquefois même la coloration normale légèrement rosée l'a remplacée; il peut même se faire que cette teinte soit plus pâle. Mais en général il n'en est pas ainsi, et la muqueuse, dans la blennorrhée, possède une couleur rouge intermédiaire à celle de l'état aigu et de l'état physiologique.

La douleur est nulle. Si les malades se plaignent, c'est de picotements, de démangeaisons, parfois assez opiniâtres, soit vers l'anneau vulvaire, soit vers le fond du vagin. Ou encore elles accusent de la pesanteur dans le bas-ventre et surtout vers les régions inguinales.

Le toucher n'offre aucune difficulté; l'introduction du spéculum n'occasionne pas de souffrances, à moins d'une hypéresthésie hystérique acquise ou native, mais indépendante de la maladie chronique.

A l'aide du miroir, çà et là, sur le fond uniforme de la muqueuse, on aperçoit un piqueté rouge, carminé, qui marque la place des orifices glandulaires, souvent seuls atteints dans la blennorrhée.

Dans des cas de localisation de la maladie on rencontre des érosions, des exulcérations, des granulations, des taches ou des plaques, sur lesquelles nous reviendrons tout à l'heure.

L'écoulement n'a jamais l'abondance signalée dans la blennorrhagie; quant à ses caractères physiques, ils sont très-variables. Tantôt le flux a conservé la consistance et l'aspect du muco-pus, c'est dire qu'il est épais, jaune ou jaune-verdâtre; tantôt il est séro-purulent, jaunâtre et plus léger; parfois il est caséeux, crèmeux, laiteux, blanc; d'autres fois, enfin, il est filant sans être visqueux, blanchâtre, opalescent, c'est-à-dire tout à fait muqueux. Dans ces cas rares il ne diffère guère du flux leucorrhéique vaginal.

Nous avons dit précédemment que la blennorrhée vaginale ne s'accompagnait d'aucune réaction générale, mais ce n'était pas dire qu'elle ne retentit pas d'une façon fâcheuse sur l'économie. Lorsque, en effet, l'écoulement dure depuis longtemps, les malades accusent une certaine tristesse vague; elles se plaignent de faiblesse plus ou moins marquée. Leur face est terne; leurs yeux sont cernés d'un cercle brunâtre et livide et semblent enfoncés dans les orbites. Quelques blennorrhéiques ont des troubles gastriques : gastralgie, dyspepsie, et des troubles pulmonaires et cardiaques, tels que des étouffements et des palpitations.

On voit, par ce qui précède, que la blennorrhée ne présente pour symptômes qu'un écoulement divers dans ses formes, une coloration rouge peu intense, mêlée d'un piqueté plus foncé ; mais cette symptomatologie est celle de l'affection généralisée à toute la surface vaginale ; or, cette généralisation est rare. La plupart du temps, la blennorrhée se localise en un point du conduit vulvo-utérin, et ce point est presque toujours le cul-de-sac postérieur ou le museau de tanche. En se restreignant sur une surface circonscrite, il semble que l'affection gagne en altération ce qu'elle perd en superficie.

VARIÉTÉS. — *Blennorrhée granuleuse.* — Cette variété n'occasionne pas de douleurs, mais souvent elle engendre des démangeaisons gênantes. L'écoulement, toujours plus abondant, est jaune-verdâtre ou jaunâtre, épais, de consistance crèmeuse, puriforme. Le toucher et surtout le spéculum permettent de percevoir les granulations, qui ne diffèrent pas de celles dont nous avons parlé à propos de l'état aigu. Rarement généralisée, cette forme siége au commencement du vagin ou, plus fréquemment, vers les culs-de-sac et le col utérin.

Blennorrhée ulcéreuse. — Cette variété, qu'on ne rencontre ordinairement que dans les culs-de-sac, se caractérise par des taches ou plutôt des plaques rougeâtres tranchant sur la pâleur environnante. Des érosions, des ulcérations se remarquent en ces points, où la muqueuse semble légèrement hypertrophiée.

De ces pertes de substance, toutes superficielles, suinte incessamment un liquide, peu abondant mais épais, qui n'est autre que du pus ou du muco-pus.

Blennorrhée du museau de tanche. — Le museau de tanche est fréquemment le siége de la blennorrhée ; pour Vidal de Cassis, c'est l'écoulement, provenant de cet organe, qui fournit le plus de blennorrhagies. Ceci se comprend sans peine. La femme atteinte de vaginite aiguë se livre peu au coït, à cause des souffrances qu'elle en ressent ;

mais il n'en est point de même lorsqu'elle n'est plus atteinte que d'une blennorrhée du revêtement muqueux de la partie externe du col; les rapports sexuels sont sans douleurs; la maladie semble même inspirer des désirs vénériens, auxquels cède la malade, ignorante, en général, de son état.

La muqueuse de la portion vaginale du col est rouge, un peu tuméfiée, parsemée souvent de granulations petites et confluentes ou plus grosses et disposées en étoile. Du pus épais recouvre l'organe et semble y adhérer. Si, à l'aide d'un bourdonnet de charpie, on enlève ce produit morbide, on aperçoit entre les granulations des érosions, des fissures, des exulcérations linéaires. D'autres fois le museau de tanche est le siége d'ulcérations irrégulières, analogues à celles de la balano-posthite, peu profondes, à fond lisse ou grenu, saignant au moindre attouchement, ou même au simple contact de l'air, à la suite de l'application du spéculum. A côté de ces ulcérations, l'épiderme muqueux est soulevé par de petites vésicules remplies de liquides, qui, en s'ouvrant, donnent lieu à de nouvelles érosions. Auprès de ces altérations on voit parfois aussi des plaques ou des taches d'un rouge brunâtre.

Malgré ces lésions, nous le répétons, la douleur est nulle et le coït possible et même sollicité; mais il existe un écoulement purulent, strié de sang parfois, ou roussâtre, lorsqu'on le voit sur place, mais trop peu considérable pour conserver ces caractères distinctifs, lorsqu'il sort du vagin, mêlé aux sécrétions de la muqueuse du conduit vulvo-utérin.

Blennorrhée des culs-de-sac. — Les culs-de-sac utéro-vaginaux, et surtout le cul-de-sac postérieur, sont souvent atteints de blennorrhée, soit que la phlegmasie, dès le début, se soit localisée en cette partie, soit qu'il y ait eu propagation par continuité ou inoculation alors que la blennorrhagie occupait la longueur du vagin ou le museau de tanche. Bien des fois la vaginite aiguë des parties antérieures disparaît sous l'influence du temps ou d'un traitement approprié; la malade se croit guérie, son médecin le lui a laissé entendre; elle se livre au coït et fait des victimes inconsciemment. C'est que l'inflammation a reculé, s'est acculée, s'est concentrée dans les culs-de-sac, son dernier refuge, comme dans les cas de vulvite et d'uréthrite elle se localisait dans les cryptes muqueux et dans les glandules situées près du méat urinaire.

A l'aide du spéculum à valves, bien introduit et permettant de découvrir et d'étaler les culs-de-sac, on voit la muqueuse plus ou moins rouge, érodée, exulcérée ou couverte de granulations; quelquefois aussi on aperçoit des plaques ou seulement des points d'un rouge plus sombre et ulcérés. Du pus ou du muco-pus suinte de ces parties altérées et baigne le cul-de-sac.

C'est à la blennorrhée des culs-de-sac et du museau de tanche qu'il faut souvent attribuer les réviviscences de la vaginite; dans ces cas, en effet, le pus virulent, qui s'échappe des points malades, vient contaminer à nouveau les portions saines du canal utéro-vulvaire, et la phlegmasie, à peine éteinte, se rallume.

Durée. — Terminaison. — La blennorrhagie vaginale chronique, quelle que soit sa forme, a une durée longue, indéfinie; jamais la guérison n'arrive spontanément.

Sous l'influence de causes nombreuses, parmi lesquelles on doit noter les excès de coït, la masturbation, les injections irritantes ou chaudes, l'intromission d'un pénis volumineux, l'introduction ou le séjour de corps étrangers, — tels que pessaires, tampons, spéculum, canule, etc.; — la grossesse, l'accouchement, les manœuvres obstétricales, les opérations sur les parties génitales, l'équitation, la danse, les fatigues corporelles, la position assise ou couchée longtemps prolongée, la constipation habituelle, les excitations génitales vives, le flux menstruel, l'usage de la chaufferette, les bains de pieds chauds, les écarts de régime, etc., etc., l'affection repasse à l'état aigu, puis redevient chronique, et cela un nombre de fois indéterminé. Chez les personnes calmes et qui sont soustraites à l'action des causes énumérées plus haut, la blennorrhée finit parfois par s'amoindrir plus ou moins; l'écoulement, devenu complétement muqueux, diminue, disparaît, ce qui est rare, ou se confond en une espèce de leucorrhée vaginale excessivement persistante.

Quand le museau de tanche est le siége d'ulcérations, ces dernières se cicatrisent pour récidiver, ou se creusent, se perpétuent et deviennent fort difficiles à faire disparaître. Souvent aussi, la muqueuse intra-cervicale et celle de l'utérus s'enflamment lentement et donnent lieu à un flux muqueux ou muco-purulent, véritable variété du catarrhe cervico-utérin, toujours fort rebelle à la thérapeutique.

DIAGNOSTIC. — Le diagnostic de la blennorrhée vaginale est, en certains cas, excessivement difficile à établir. Nous ne reviendrons plus sur ce que nous avons dit à propos de la blennorrhagie aiguë du vagin. Seulement nous ajouterons que deux états pathologiques peuvent être confondus avec la blennorrhée : ce sont la vaginite chronique simple et la leucorrhée vaginale.

La vaginite chronique simple est assez rare; elle cède d'ordinaire à la suppression de la cause qui l'a produite : éponges, pessaires, corps étrangers, excès de coït, masturbation, etc., et à quelques bains ou injections. Parfois, cependant, elle est aussi rebelle que la blennorrhée elle-même.

Il faut alors s'aider des commémoratifs et surtout de ceux relatifs à la contagion.

La femme a-t-elle précédemment eu un écoulement purulent inflammatoire après un coït suspect? Les personnes avec lesquelles elle a habituellement des rapports ont-elles gagné une blennorrhagie? L'écoulement est alors blennorrhéique.

La leucorrhée vaginale est rarement isolée; la plupart du temps elle s'accompagne de leucorrhée utérine. Le flux alors est blanchâtre, mais mêlé d'une matière albumineuse et visqueuse, qui n'est autre que le mucus utérin. Dans la blennorrhée, le liquide est d'un blanc plus mat, on remarque sur la muqueuse un pointillé rougeâtre; mais avouons que ces distinctions, ou plutôt ces nuances, sont insuffisantes pour éviter une erreur dans la plupart des cas. Ne peut-on pas en dire autant des ulcérations du museau de tanche, que l'on rencontre tout aussi souvent dans les flueurs blanches que dans la blennorrhée?

Mais un caractère précieux, pathognostique pour ainsi dire, est la coexistence d'un écoulement uréthral.

Quand il existe, tout doute s'évanouit, on a affaire à une blennorrhée, car jamais la vaginite simple ni la leucorrhée ne s'accompagnent de flux uréthral.

La blennorrhée granuleuse ne pourrait être confondue qu'avec la vaginite chronique granuleuse non-blennorrhagique. Or, cette maladie ne se rencontre que dans l'état de grossesse, que l'on reconnaîtra à ses signes spéciaux.

Quant à la blennorrhée des culs-de-sac et du museau de tanche, elle a des caractères tranchés qui ne permettront pas de se tromper à un observateur attentif. Les ulcérations granuleuses du col utérin ne sont point, il est vrai, exclusives à la blennorrhée, on les rencontre aussi dans la métrite externe non-blennorrhagique ; mais les commémoratifs, l'état antérieur et présent de la femme, son genre de vie et les autres renseignements étiologiques, en l'absence même de l'uréthrite, mettraient sûrement sur la voie si l'on n'avait, d'ailleurs, pour se prononcer, les recrudescences de vaginite que nous avons notées, quand le col ou les culs-de-sac sont atteints de blennorrhée.

PRONOSTIC. — Le pronostic n'est pas grave, en ce sens que la blennorrhée n'attaque pas la santé générale d'une façon alarmante; cependant il est fàcheux. La résistance de la maladie au traitement, sa durée, ses réviviscences, sa contagiosité — sur laquelle nous nous sommes appesantis en parlant de la vulvite — doivent être prises en considération et entrer en ligne de compte. L'écoulement, lorsqu'il est assez abondant et qu'il existe depuis longtemps, peut occasionner des troubles gastriques, pulmonaires et cardiaques, qui tourmentent beaucoup et effrayent les malades. Ces dernières s'affaiblissent, maigrissent, deviennent languissantes. Les chairs perdent leur fermeté et les yeux leur vivacité, en même temps qu'ils s'entourent d'un cercle bistré. Le teint, au lieu de conserver sa fraîcheur habituelle, se ternit, se plombe, blêmit; en un mot, tous les attributs qui font la beauté du visage disparaissent, au grand déplaisir de la femme, qui, pour être blennorrhéique, n'a néanmoins pas abandonné sa coquetterie native.

TRAITEMENT. — La blennorrhée vaginale nécessite un traitement différent, selon les cas. Tantôt, en effet, elle cède assez facilement à une thérapeutique ordinaire bien appropriée; tantôt, au contraire, elle est rebelle à grand nombre de médications. Aussi, comme il est assez difficile de juger à première vue de sa résistance aux agents curateurs, est-il prudent de commencer par les plus faibles et les moins douloureux, sauf à les abandonner s'ils ne donnent pas le résultat voulu.

Les méthodes que nous avons longuement indiquées pour la vaginite aiguë blennorrhagique trouvent leur indication dans la blennorrhée.

Cependant il est rare de voir l'affection céder aux insufflations et aux injections astringentes. Dans la blennorrhée,
comme dans la blennorrhagie, il est préférable d'avoir
recours au pansement vaginal, c'est-à-dire à l'emploi du
tampon d'ouate imbibé d'une solution alunée, tannique ou
nitratée, ou mieux à l'emploi du sachet de mousseline ou
de tulle contenant une poudre astringente dans un excipient solide comme la graine de lin. Ce mode de traitement
guérit quelquefois en peu de jours des blennorrhées qui
datent de plusieurs années.

On ajoute à cette médication l'usage des grands bains ou
des bains de siége prolongés.

Si le pansement manque le but, on fait le badigeonnage,
comme il a été dit, avec une solution contenant 5 grammes
de nitrate d'argent, ou 8 grammes de chlorure de zinc,
pour 30 grammes d'eau distillée, en ayant la précaution
de diminuer graduellement la dose du modificateur utilisé, au fur et à mesure que l'affection s'amende.

La blennorrhée résiste-t-elle à ce moyen rationnellement
employé, il faut nécessairement recourir à une thérapeutique plus active.

La cautérisation directe, avec la pierre infernale, pourra
avantageusement modifier la vitalité morbide du vagin
et tarira souvent l'écoulement. Mais il ne faut pas oublier
que ce mode très-douloureux, comme d'ailleurs les suivants, est capable aussi de produire des recrudescences
phlegmasiques très-intenses et durables, et peut-être des
complications du côté de l'utérus et du péritoine pelvien.
Aussi est-il nécessaire de s'assurer avant tout de l'état de
santé parfaite de la matrice et de ses annexes, et de les
guérir, en cas de maladie, pour employer la cautérisation
générale du vagin.

A la pierre infernale on peut substituer un mode de
cautérisation qui a donné de bons résultats à l'hôpital de

Lourcine, et amènera presque toujours la guérison, s'il est convenablement appliqué. Voici en quoi il consiste :

On introduit un spéculum cylindrique en verre — celui de Fergusson, par exemple — jusqu'au col utérin; on élève le bassin de la malade afin de donner au conduit vaginal une direction oblique de haut en bas et d'avant en arrière, et l'on verse alors trente à quarante grammes d'une solution caustique — parties égales de nitrate d'argent et d'eau distillée — dans la lumière de l'instrument, que l'on retire lentement en badigeonnant avec une boulette de charpie tout le canal vulvo-utérin.

Cette méthode, qui n'est autre que le badigeonnage modifié, semble préférable parce que la quantité de liquide introduit, étant plus considérable, permet à toute la surface vaginale de recevoir dans ses recoins les plus intimes les atteintes du caustique. On remplacerait avec avantage l'azotate d'argent par le chlorure de zinc, dont l'action est tout aussi puissante et qui produit moins de souffrances.

Ces remèdes énergiques, auxquels on adjoint les grands bains prolongés, les lotions et les injections simples ou légèrement toniques, et, dans certains cas, les cataplasmes sur le ventre ou les fomentations émollientes, de crainte d'accidents phelgmasiques du côté du bassin et de l'hypogastre, réussissent toujours : aussi est-ce seulement pour mémoire que nous citons les moyens suivants, dont les uns, très-dangereux, ne donnent pas de meilleurs résultats, et dont les autres, trop bénins, n'ont aucune action.

On a proposé le badigeonnage avec la teinture d'iode, avec le perchlorure de fer à 30° Baumé, avec le nitrate acide de mercure. Ce dernier agent a réussi, dans les mains de Nonat, à tarir une blennorrhée rebelle, depuis 18 mois, aux injections astringentes de toute sorte et à la cautérisation avec le nitrate d'argent. Le nitrate acide de mercure, employé grâce à une méprise d'un des aides du médecin de la Charité, détermina d'horribles souffrances et tous les symptômes de l'intoxication mercurielle. Cependant la malade fut guérie.

Cet agent ne doit s'utiliser qu'à titre exceptionnel, comme le fait remarquer Nonat lui-même ; et encore ne faut-il faire que des cautérisations partielles, successives et alternant avec des irrigations froides, capables d'entraîner au dehors l'excès de sel mercuriel.

On s'est servi d'injections copahiques, goudronneuses, avec la décoction de suie, de quinquina, d'absinthe. Ce sont des préparations tout à fait inefficaces et inutiles.

On a proposé les suppositoires vaginaux, mais le sachet ou les tampons sont de beaucoup préférables.

Enfin quelques praticiens ont préconisé les irrigations vaginales froides. Comme les douches, les irrigations d'une durée longue et souvent répétées sont d'excellents adjuvants du traitement modificateur, mais ne peuvent seules amener une guérison vraie et durable.

La blennorrhée granuleuse ne demande pas de moyens différant de ceux cités plus haut. Elle cède, au contraire, très-bien au nitrate d'argent et même aux sachets astringents.

Souvent le pansement vaginal viendra à bout de la vaginite des culs-de-sac, si le praticien le pratique convenablement ; mais quelquefois la cure se fait longtemps attendre. Il vaut mieux utiliser de suite le badigeonnage avec le soluté concentré de nitrate d'argent ou de chlorure de zinc. La douleur est plus vive, soit, mais on a l'avantage d'éviter de la sorte l'introduction fréquente du spéculum, peu agréable pour la femme, et d'obtenir une guérison plus rapide.

La blennorrhée du museau de tanche réclame une

médication énergique et prompte, pour empêcher l'affection de gagner le canal cervical et peut-être la muqueuse
utérine. Le badigeonnage doit être employé d'emblée. S'il
est sans résultat, si les granulations ulcéreuses persistent,
on touchera les points malades avec le nitrate acide de
mercure, et l'on fera suivre cette opération d'irrigations
froides sur le col, en même temps que l'on ordonnera des
cataplasmes sur le ventre, le repos au lit et les bains
généraux.

Avant de terminer ce qui a rapport au traitement de la
blennorrhée vaginale, il nous reste à parler de quelques
points thérapeutiques complémentaires.

Une indication primordiale, déjà signalée et sur laquelle on ne saurait trop appeler l'attention, consiste à
commencer le traitement sitôt après les règles, afin que la
guérison soit obtenue ou soit bien près de l'être, alors que
la fluxion menstruelle reparaîtra. Car ce phénomène
physiologique a une grande influence sur les recrudescences, qui perpétuent le traitement en même temps que
la maladie.

Une seconde indication, qui ne manque pas de valeur,
est toute spéciale aux blennorrhéiques en état de grossesse. Chez elles, il faut délaisser le tampon et le sachet
et ne recourir qu'au badigeonnage et à la cautérisation.
L'introduction répétée du spéculum et la présence d'un
corps étranger près du col pourraient, en effet, sinon
amener, du moins solliciter l'avortement, auquel la maladie elle-même semble déjà prédisposer.

Il est de toute nécessité d'interdire absolument aux malades les rapports sexuels, les attouchements génitaux et
les excitations érotiques, de quelques sources qu'elles
proviennent ; sans cette précaution on verrait souvent le
traitement traîner en longueur et n'aboutir à rien ; alors
la patiente, dégoûtée de la thérapeutique, finirait par se

résigner à vivre avec sa blennorrhée comme avec une compagne désagréable, mais forcée.

Si l'écoulement dure depuis longtemps, si l'état général n'est pas satisfaisant, si des signes de faiblesse, d'alanguissement apparaissent, s'il survient des troubles gastriques, cardiaques et pulmonaires, on conseillera un traitement interne. On ordonnera les modificateurs de la nutrition et les eupeptiques : fer, quinquina, coca, vin, amers. On recommandera les bains de mer ou d'eau courante, les exercices, les promenades au grand air et au soleil.

Une diathèse : scrofule, rhumatisme, herpétisme; une constitution lymphatique semblent-elles entretenir l'écoulement, les préparations iodées, sulfureuses ou alcalines, selon les cas, employées intùs et extrà seront le complément de la médication antiblennorrhéique.

CHAPITRE III

*Quelques mots sur l'arthrite et l'ophthalmie d'origine
blennorrhagique.* — Les maladies qui viennent parfois
compliquer les écoulements virulents des organes génitaux de la femme et les affections consécutives à ces flux
morbides sont fort nombreuses. Les unes sont fréquentes
et les autres sont rares; les unes proviennent de l'élément inflammatoire, les autres de l'élément virulent.
Quelques-unes sont indépendantes de la configuration
anatomique de l'appareil générateur de la femme; toutes
les autres ont leur raison d'être dans cette disposition

spéciale des parties. Ces dernières affections appartiennent donc en propre au sexe féminin, tandis que les premières sont communes aux deux sexes. La cystite, la néphrite, l'adénite, l'érythème des cuisses et du périnée, l'arthrite et l'ophthalmie blennorrhagiques sont dans ce cas.

Nous n'avons plus ici à revenir sur la cystite, la néphrite et l'adénite; ce sont des maladies assez rares et que nous avons étudiées déjà.

L'érythème est un accident fort peu important sur lequel nous avons dit quelques mots et dont nous aurons l'occasion de parler de nouveau au sujet de la blennorrhagie ano-rectale.

La blennophthalmie et la blennarthrite nous ont occupé dans la section première de ce travail; nous renvoyons le lecteur à ce que nous en avons écrit à propos de l'homme, et qui est tout ce que nous pourrions en dire à propos de la femme, l'œil et les articulations étant identiques chez les deux sexes.

En vain la généralité des auteurs ont pensé, publié et répété que l'arthrite et l'ophthalmie blennorrhagiques n'existaient point chez la femme; c'est une opinion trop péremptoirement émise et admise et qui servit de base fragile à des théories, plus ou moins ingénieusement échafaudées, sur le mode d'apparition et la raison d'être de la blennophthalmie et de l'arthrite blennorrhagique, sur la non-identité et l'identité des virus, etc., etc.

Il suffit souvent qu'une maladie soit niée par l'esprit d'un théoricien imbu d'une idée erronée, pour que ses sens ne veuillent et ne puissent la reconnaître, alors qu'elle impressionne d'une manière patente et indéniable les sens et l'esprit d'un praticien non prévenu. C'est là ce qui a lieu à propos des maladies dont nous parlons.

Certains écrivains ont dit : L'ophthalmie et l'arthrite blennorrhagiques sont intimement liées à la blennorrhagie de l'urèthre ou d'un point limité de ce canal; or l'uréthrite blennorrhagique n'existe pas chez la femme ou seulement d'une manière exceptionnelle; nous sommes donc logiquement amenés à croire que, chez elle, la blennarthrite et la blennophthalmie ne peuvent exister.

Exposer ce raisonnement, n'est-ce pas en montrer l'inanité?

En premier lieu, la blennophthalmie a pour cause le virus blennorrhagique, de quelque source qu'il provienne; dire le contraire serait admettre l'existence d'une foule de virus : virus uréthral, virus balanique, virus vulvaire, virus vaginal, etc., dont un seul — l'uréthral — pourrait inoculer l'ophthalmie virulente; or l'observation prouve, pour ne citer qu'un exemple, que plus d'un nouveau-né a acquis une ophthalmie blennorrhagique en passant dans le vagin d'une mère contaminée. En second lieu, nous avons vu que l'uréthrite, loin d'être une exception chez la femme, est au contraire la règle ordinaire.

Cependant, il a évidemment fallu un semblant de raison pour que des auteurs d'une grande valeur scientifique en soient arrivés au point de refuser au sexe féminin le triste privilége d'être affecté des maladies blennorrhagiques de l'œil et des articulations. Ce semblant de raison réside dans la rareté vraie ou fausse des affections en question chez la femme.

Cette rareté ne peut-elle être mise en doute? Nous le pensons fermement.

Plus que l'homme, la femme est menteuse; et divers intérêts peuvent l'engager à tromper le praticien. La pudeur craintive de montrer leurs organes génitaux empêche les unes de dire la vérité, si on les interroge; la honte d'avouer une maladie sexuelle, considérée comme une faute, retient quelques autres.

Ce n'est pas tout. Nous devons encore accuser grandement l'ignorance de la malade sur la corrélation pathologique; nous devons citer aussi l'ignorance dans laquelle se trouvent grand nombre de victimes de l'amour sur la nature d'un écoulement génital, qu'elles envisagent comme un flux leucorrhéique sans importance. Enfin, avouons-le, nous sommes en droit de soupçonner le médecin lui-même qui, mis en présence d'une maladie de l'œil ou d'un article, s'occupe parfois très-peu de l'étiologie, n'ose faire que quelques interrogations timides sur l'appareil génital, s'en tient à la première dénégation de l'intéressée et ne propose que rarement un examen sexuel qu'il sait d'avance devoir être catégoriquement repoussé.

Nous sommes donc tout disposé à penser que les manifestations blennorrhagiques du côté de l'œil et des jointures ne sont pas tout à fait aussi rares qu'on s'est plu à le répéter, sans cependant croire qu'elles puissent atteindre chez la femme la même fréquence que chez l'homme.

D'autre part il est assez difficile d'expliquer la raison pour laquelle l'arthrite est plus rare chez la femme, à quelque théorie pathogénique qu'on se reporte. La métastase, la sympathie, l'infection miasmatique, l'infection générale ne sont pas spéciales à l'homme, pas plus que les diathèses strumeuse et rhumatismale.

Faudrait-il croire à une idiosyncrasie, plus répandue chez les hommes, en vertu de laquelle, sous l'influence de la blennorrhagie, ils seraient affectés de phlegmasie articulaire?

Faudrait-il supposer que la blennorrhagie crée une aptitude plus grande à subir l'action des agents extérieurs et surtout du froid, et que la femme, soumise à d'autres exigences sociales que l'homme, moins exposée à faire des efforts, des marches longues, des sorties fréquentes par les intempéries saisonnières, se trouve par cela même en dehors de la sphère d'action des agents extérieurs?

C'est avec la plus grande réserve qu'il faut se prononcer là-dessus.

Quant à la blennophthalmie, il est plus facile d'expliquer sa rareté, lorsque l'on pense, comme nous, que sa cause la plus fréquente est la contagion à l'aide du pus transporté par le doigt, un linge ou un liquide contaminé.

De même que l'homme, la femme n'a point l'occasion ni l'intérêt de porter la main aux parties malades, parce que la disposition anatomique de son appareil générateur ne lui permet pas de voir et de juger à quel point en est l'affection. La miction ne la force pas à manier des linges souillés de pus et à toucher un organe contaminé, et cela plusieurs fois par jour. Les vêtements qu'elle porte sont faits de telle sorte qu'il est rare qu'elle puisse par mégarde mettre ses doigts en contact avec la sécrétion virulente. Enfin, habituée à des flux de divers genres, la femme se préoccupe souvent fort peu de son écoulement; d'autre part, le traitement qu'on oppose à sa maladie regarde, en tant que manœuvres, plus le praticien que la patiente elle-même.

L'homme, au contraire, se traite lui-même; il s'intéresse davantage à son état de santé; il manie fréquemment l'organe souffrant. Certains blennorrhagiques, le plus grand nombre, dirons-nous, s'affectent considérablement, accusent la lenteur de la guérison, ce qui les amène infailliblement à faire de leur urèthre l'objectif de leurs pensées. A tout instant ils regardent leur pénis, compriment le canal pour se rendre compte de la quantité du flux et de sa coloration; en un mot, ils ont toujours, soit pour le traitement, soit pour une sorte de satisfaction morbide, la verge à la main.

Ces différences, ce semble, suffiraient à expliquer la fréquence plus grande de la complication oculaire chez l'homme.

Des accidents blennorrhagiques, essentiellement propres à la femme, les uns, sérieux, méritent une description assez étendue, tandis que les autres ne demandent que quelques mots, à cause de leur importance moindre. Nous allons les passer tous en revue, en nous appesantissant plus ou moins sur les uns ou les autres ; mais, comme nous l'avons fait à propos des complications chez l'homme, nous nous efforcerons de faire ressortir le mieux possible les indications thérapeutiques.

L'ordre que nous suivrons est basé sur la corrélation des accidents avec les grandes divisions de la blennorrhagie féminine en vulvite, uréthrite et vaginite.

Abcès des grandes lèvres. — Quand la phlegmasie blennorrhagique, localisée d'ordinaire à la muqueuse, est très-intense, elle peut envahir le tissu cellulaire du sac dartoïque. Elle détermine alors un phlegmon qui siége, en général, sur l'une ou l'autre des grandes lèvres, rarement sur les deux à la fois, et que, à moins de faute d'attention, l'on ne pourra confondre avec une inflammation phlegmoneuse de la glande de Bartholin.

La malade accuse de la chaleur vive et de la tension à la partie postérieure de la vulve et au périnée ; elle se plaint également de gêne dans la marche, dans la station debout et assise, et d'une douleur qui, partant de la vulve, s'irradie plus ou moins loin dans les parties voisines. Cette douleur ne tarde pas à prendre le caractère lancinant et pulsatif. La fièvre s'allume et s'accompagne de divers phénomènes généraux.

A l'examen, on remarque une déformation de la vulve : une des grandes lèvres est le siége de rougeur, de tuméfaction œdémateuse, et fait saillie vers la commissure postérieure ; quelquefois on aperçoit un ganglion inguinal, consécutivement engorgé et enflammé.

Si l'on introduit l'un des doigts dans la vulve et que l'on

circonscrive, avec le pouce, les parties externes de la lèvre affectée, on sent, au centre de l'empâtement, un point, une sorte de noyau douloureux, de forme sphérique, résistant si l'affection débute, ramolli et fluctuant si la maladie est à sa période d'état.

L'abcès des grandes lèvres n'acquiert qu'exceptionnellement un volume considérable; quant à sa marche, elle est rapide. Rarement l'abcès dure plus de deux septenaires; et, abandonné à la nature, il se fait jour au dehors, du sixième au douzième jour.

Le diagnostic est facile. L'abcès des grandes lèvres se différencie de l'abcès des glandes vulvo-vaginales par la position qu'il occupe. L'abcès des glandes de Bartholin, en effet, siége plus en dedans, vers l'entrée du vagin, par conséquent dans la moitié postéro-inférieure de la lèvre.

Le pronostic est généralement bénin.

Tout à fait au début, on peut tenter de faire avorter le phlegmon, soit à l'aide de 5 ou 6 sangsues, soit à l'aide du repos, des grands bains ou des bains de siége et des onctions avec l'onguent napolitain.

Si l'abcès se forme malgré ce traitement, il faut l'ouvrir sans tarder, comme le conseille Fleetwood Churchill. On a remarqué, en effet, que ces abcès peuvent récidiver quand ils s'ouvrent d'eux-mêmes; et d'ailleurs on évite de la sorte la gangrène de la peau et les trajets fistuleux.

Le bistouri fera une incision de deux à trois centimètres du côté cutané de la lèvre, autant que possible. On ordonnera, après l'opération, le repos, les cataplasmes et, si la cicatrisation tardait, les lotions stimulantes au vin aromatique.

Quand l'abcès s'est spontanément créé une issue, si le décollement n'est pas considérable, s'il n'existe pas de trajet fistuleux, on s'en tiendra aux cataplasmes et au repos; dans le cas contraire, une contre-ouverture et la mise à jour de la fistule sont indiquées.

Blennorrhagie des glandes vulvo-vaginales. — Les analogues des glandes bulbo-uréthrales ou de Cowper, c'est-à-dire les glandes vulvo-vaginales ou de Bartholin, peuvent être affectées de blennorrhagie.

La phlegmasie virulente débute toujours par les conduits excréteurs; et tantôt elle s'y localise, tantôt, au contraire, elle se propage au parenchyme et au tissu cellulaire de la glande. A la première espèce nous conserverons le nom de blennorrhagie des glandes vulvo-vaginales ou de Bartholin.

A la seconde nous réserverons les dénominations de bartholinite, de cowpérite, ou mieux d'inflammation blennorrhagique phlegmoneuse des glandes vulvo-vaginales.

Dans la blennorrhagie du vagin et de la vulve, les glandes en question peuvent rester indemnes, cela est rare toutefois; en général, les orifices des conduits excréteurs sont, comme les parties avoisinantes de la muqueuse, plus ou moins enflammés; et cette phlegmasie retentit sur l'organe sécréteur et sollicite un surcroît d'activité fonctionnelle. La glande s'hyperémie et sécrète en plus grande abondance son produit limpide, ressemblant à du verre fondu, et filant comme de l'eau gommeuse. Cet état, qui n'est qu'une exagération de la fonction, le premier degré de la phlegmasie, peut en rester là et ne constitue pas, à vrai dire, une maladie particulière.

Mais il n'en est plus de même quand l'inflammation virulente s'est, de l'orifice, étendue à la muqueuse du canal excréteur. On a affaire alors à une véritable variété blennorrhagique, analogue à celle qui occupe les conduits glandulaires placés auprès du méat, affection qui peut persister après la disparition de la blennorrhagie de la vulve ou du vagin et servir à propager la maladie.

La blennorrhagie dès conduits excréteurs peut passer inaperçue, confondue avec la vulvite ou la vaginite, quand ces dernières existent. Elle procure, en effet, peu de douleur; ou plutôt elle n'occasionne qu'un peu de prurit et de chaleur à l'entrée du vagin, en dehors des caroncules myrtiformes.

Si l'on examine la femme, après avoir abstergé soigneusement la vulve, on voit sourdre par l'orifice des conduits, c'est-à-dire à peu près à la jonction du quart inférieur avec les trois quarts supérieurs de l'ouverture du vagin, un liquide opaque, trouble, strié de lignes jaunâtres au début, puis jaune, muco-purulent, et plus tard tout à fait purulent.

On augmente la quantité du flux en comprimant avec le doigt l'espace compris entre l'orifice vaginal et la branche ascendante de l'ischion; quelquefois même, en cet endroit, on reconnaît une petite tumeur qui n'est autre que la glande hypertrophiée.

En découvrant l'orifice du canal excréteur caché par les caroncules myrtiformes, on voit qu'il est le siége de tuméfaction et d'une coloration rouge, violacée. Il est probable que la muqueuse du conduit glandulaire est atteinte de la même altération de couleur; et l'on doit supposer avec raison qu'elle est épaissie, hypertrophiée, puisque parfois la lumière du canal est nulle, c'est-à-dire oblitérée au point de permettre l'accumulation de la sécrétion et de constituer un véritable abcès dans la glande.

Il n'est pas rare de rencontrer au pourtour de l'orifice excréteur, de petites végétations, dont quelques-unes semblent sortir du conduit.

La difficulté diagnostique est négative, si l'on prend les soins que nous avons conseillés. La coloration et le gonflement de l'orifice, le pus qui sort, quand on comprime les grandes lèvres, dans la région de la glande, suffisent à lever tous les doutes.

Le pronostic n'offre pas de gravité, même quand l'affection se propage à la glande. Un point sérieux à noter toutefois, c'est la contagiosité de l'écoulement, qui peut persister un temps très-long, si on n'institue contre lui aucun traitement.

Le plus ordinairement l'usage des grands bains prolongés, les injections et les lotions émollientes, puis astringentes et cathérétiques : en un mot, la médication de la blennorrhagie vulvaire, suffiront amplement à la guérison de la blennorrhagie des glandes de Bartholin.

Dans certains cas rebelles de blennorrhée on usera des injections dans les conduits excréteurs eux-mêmes, comme nous les avons conseillées pour la blennorrhée uréthrale externe ; avec la seringue de Pravaz et une canule fine on poussera quelques gouttes d'une des solutions suivantes :

℞   Nitrate d'argent............................   1 gr.
    Eau distillée.................................   10
      F. S. A.

℞   Chlorure de zinc...........................   2 gr.
    Eau distillée.................................   10
      F. S. A.

Une seule injection suffit ; rarement on est forcé de renouveler l'opération.

Phlegmon des glandes vulvo-vaginales. — Nous avons dit que la blennorrhagie pouvait n'occuper seulement que les conduits excréteurs, mais nous avons ajouté qu'il n'en est pas toujours ainsi. La phlegmasie s'étend souvent au parenchyme glandulaire et au tissu cellulaire qui l'entoure, d'où un phlegmon qui ne tarde pas à s'abcéder.

La cowpérite peut atteindre les deux glandes, ordinairement elle est unilatérale.

Aux symptômes signalés plus haut et qui précèdent

point à noter — l'inflammation parenchymateuse, s'en ajoutent d'autres.

Le prurit se change en douleur; la chaleur supportable devient pénible et brûlante; des élancements, des pulsations se font sentir au niveau de la glande, dont on peut noter, avec le doigt, la tuméfaction.

Le contact le plus minime exacerbe les souffrances dont la glande est le centre et qui s'irradient dans le voisinage. La marche est pénible, impossible même, ainsi que les mouvements étendus et la station assise.

A l'examen génital, on remarque une rougeur de la muqueuse, de la tuméfaction œdémateuse de la partie inféro-postérieure de la grande lèvre; et, au milieu du gonflement, qui peut acquérir la grosseur d'une forte noix, le toucher permet de reconnaître une tumeur arrondie, douloureuse, dont la compression fait sortir par l'orifice canaliculaire, s'il n'est oblitéré, une matière muco-purulente. Cette tumeur, d'abord dure, se ramollit et forme une collection purulente, c'est-à-dire un abcès de la glande vulvo-vaginale. Une fois formée, la suppuration peut se faire jour par le conduit excréteur ou, en suivant son trajet, venir s'ouvrir à côté de son orifice qu'elle érode. Ces deux cas sont les plus ordinaires; quelquefois, cependant, c'est dans le sillon nympho-labial que l'issue du pus a lieu.

A tort des auteurs ont cru que l'abcès pouvait s'ouvrir dans le rectum et donner lieu à la formation d'une fistule vulvo-rectale.

Après l'élimination du pus, la tuméfaction diminue, puis disparaît; l'écoulement purulent subsiste quelques jours; bientôt il change de nature, redevient muco-purulent et muqueux. Si l'ouverture s'est faite par la muqueuse vulvaire, une cicatrisation en cupule en est la conséquence. La glande reprend son volume normal peu à peu, au bout d'un temps variable; et tout rentre dans l'ordre.

Nous avons dit que le canal pouvait, sous l'influence de l'inflammation, s'oblitérer complétement et déterminer ainsi une collection purulente au-dessous de la coarctation; dans ce cas, le siége de l'abcès diffère un peu de celui de la glande vulvo-vaginale. Au lieu de se faire remarquer entre l'orifice du vagin et la branche descendante de l'ischion, la tumeur occupe l'extrémité inférieure de la petite lèvre, en dedans et en dehors à la fois, et par conséquent la dédouble et l'étale.

Le diagnostic est simple : nous avons vu qu'on ne pouvait confondre l'abcès de la glande de Bartholin avec l'abcès des grandes lèvres; il est tout aussi facile de le différencier d'avec les kystes de la même glande. Les kystes, en effet, ne s'accompagnent point de douleur, de changement de coloration de la muqueuse, de chaleur et de cette tuméfaction pâteuse propre aux abcès.

L'abcès stercoral est mal limité, on peut le faire refluer dans le bassin, ce qui n'est point possible pour celui de la glande de Bartholin; l'abcès ossifluent est généralement considérable, a une marche lente et peu de tendance à s'ouvrir; il n'a pas non plus la délimitation exacte de l'abcès des glandes vulvo-vaginales. Et d'ailleurs les commémoratifs sont là.

Le pronostic n'est pas grave. L'ouverture ne peut avoir lieu que dans la vulve, et le pire qui puisse en provenir, c'est un trajet fistuleux dont il est facile de se rendre maître. La durée de la cowpérite est courte; le plus souvent, en deux septénaires l'affection a évolué et s'est terminée.

Il n'est guère possible d'empêcher la suppuration du phlegmon de la glande de Bartholin; le traitement doit donc consister, dès le début, en bains prolongés, en applications émollientes et en cataplasmes de fécule de pomme de terre ou de riz bien cuite. Quand la collection purulente est formée, quelques auteurs conseillent de lui donner issue en faisant une incision à la face interne de la grande lèvre, en mettant une mèche dans la plaie ou en cautérisant avec le nitrate d'argent, sitôt l'incision. On évite de la sorte, disent-ils, soit l'ouverture spontanée du côté du rectum, soit des trajets fistuleux lents à guérir.

L'issue du pus par le rectum est un mythe; quant aux trajets fistuleux, ils tiennent à l'ouverture de l'aponévrose superficielle, qui a peu de tendance à la cicatrisation, reste béante et empêche ainsi le recollement des tissus, d'après A. Guérin. Or, que le défaut de continuité de la membrane fibreuse soit spontané ou artificiel, il n'en agit pas moins sur la formation des fistules; ce qui donc était une indication d'ouverture par le bistouri n'a plus sa raison d'être.

La seule ouverture à désirer est celle qui se fait par les conduits excréteurs ou auprès de leurs orifices. Eh bien! à moins d'une violente acuité, l'abcès s'ouvre presque toujours naturellement à ces endroits.

Il semble donc juste que des auteurs recommandables, en particulier A. Guérin, aient conseillé de laisser agir la nature, d'autant que quand l'ouverture, au lieu de se montrer à son lieu d'élection, apparaît dans le sillon nympho-labial, la cicatrisation se fait aussi rapidement que si le bistouri était intervenu.

Dans les cas de violentes souffrances, une ponction soulagera immédiatement la malade; on devra la faire avec la lancette ou le bistouri droit, près de l'orifice du conduit excréteur.

Si l'on craignait la formation d'une fistule, on injecterait dans le foyer de l'abcès la solution suivante :

℞ Teinture d'iode .... 2 gr.
Iodure de potassium......................... 1
Eau distillée................................ 20
    F. S. A.

Un trajet fistuleux s'établit-il : le crayon de nitrate d'argent en viendra vivement à bout.

Kystes de la glande vulvo-vaginale. — Les kystes de la glande de Bartholin sont assez rares; cependant on comprend qu'ils puissent survenir à la suite de l'inflammation blennorrhagique, comme à la suite des diverses autres phlegmasies de la vulve. En général, ils reconnaissent pour cause secondaire une oblitération du conduit excréteur ou de son orifice et siégent dans le canal, bien qu'on les rencontre aussi parfois, d'après M. Huguier, dans les acini de la glande.

Le kyste se développe lentement, sans douleur; à peine s'il occasionne, quand il acquiert un certain volume, un peu de gêne durant la marche ou pendant le coït; quelquefois, cependant, lorsqu'il est de date ancienne, il peut, par sa distension, obstruer l'entrée du vagin, rendre les rapprochements sexuels pénibles, impossibles, et la marche difficile.

La palpation fait sentir, au début, une petite tumeur arrondie ou ovoïde, plus tard, c'est une tumeur allongée, oblongue, grâce à la déformation qu'exerce sur elle la pression des cuisses. Le toucher n'est pas douloureux et permet de reconnaître une élasticité et une fluctuation communes à toutes les collections liquides.

La marche du kyste est progressive. Quelquefois il se vide spontanément par la désoblitération de l'orifice excréteur de la glande, ou encore s'enflamme et s'ouvre à la façon des abcès.

Le diagnostic n'offre aucune difficulté. On ne peut confondre le kyste qu'avec l'abcès de la glande, alors qu'il s'est enflammé; mais ici les antécédents mettront sur la voie, bien qu'en ce cas l'importance diagnostique soit tout à fait secondaire.

Il existe une autre sorte de kyste dans la grande lèvre,

le kyste séreux, siégeant dans le canal de Nuck; mais sa situation anatomique ne permettra pas de le confondre avec le kyste muqueux de la glande de Bartholin.

Le pronostic est sans gravité.

Si la tumeur est peu ancienne, on tentera l'usage des lotions émollientes, des cataplasmes et des bains prolongés, qui pourraient désobstruer le canal excréteur et donner, partant, issue au liquide kystique. Cette médication est, la plupart du temps, impuissante, et la tumeur réclame un traitement chirurgical.

L'incision simple et la ponction ne sont que des moyens palliatifs; le kyste, en effet, ne tarde pas à récidiver après leur emploi. Il est nécessaire de modifier la vitalité de la muqueuse, habituée à sécréter outre mesure. Pour cela, on peut faire une longue incision et laisser suppurer le kyste en le remplissant de charpie ou en le cautérisant avec le nitrate d'argent; ou encore ponctionner et injecter dans le foyer une solution iodo-iodurée; ou enfin placer un séton.

L'incision, suivie de la cautérisation, est le meilleur procédé à employer pour les petites tumeurs; le séton, ou la ponction accompagnée d'une injection iodique, sont préférables pour les kystes volumineux.

Rétrécissement de la vulve. — Cet accident de la blennorrhagie est fort peu important; jamais le rétrécissement n'est assez considérable pour que le chirurgien ait besoin d'intervenir. Les femmes sont loin de se plaindre du resserrement vulvaire, qui ne disparaît pour elles que trop rapidement par l'usage du coït.

Hypertrophie des nymphes. — Sous l'influence de la phlegmasie vulvaire, les nymphes peuvent s'hypertrophier au point de dépasser le niveau des grandes lèvres, quelquefois d'une façon notable. La partie qui fait saillie perd son aspect normal, devient brunâtre, comme cutanisée.

L'hypertrophie des nymphes, que l'on rencontre aussi chez les multipares et chez les femmes qui se tiraillent érotiquement ces appendices, ne constitue pas une maladie : ce n'est qu'un accident nuisant à la beauté et à l'harmonie génitales. Elle ne nécessite aucun traitement; à peine, en effet, gêne-t-elle la marche et les exercices de l'équitation. Il n'y a pas indication d'en faire l'amputation.

Hypertrophie des caroncules myrtiformes. — Comme les nymphes, les caroncules myrtiformes peuvent s'hypertrophier. Elles prennent alors l'aspect d'excroissances charnues qu'un observateur distrait pourrait confondre avec des végétations, mais qu'un praticien sérieux ne confondra pas avec ces productions épigéniques, en se rappelant le nombre et la situation des débris hyménéaux. Rarement il est nécessaire d'intervenir; cependant, si le coït devenait impossible, on ferait l'excision avec des ciseaux courbés sur le plat.

Hypertrophie de l'urèthre. — A. Guérin est, à notre connaissance, le seul auteur qui en rapporte une observation. Il s'agit d'une couturière de vingt-cinq ans qui, à la suite d'une blennorrhagie, présenta une tumeur entourant complétement le méat urinaire, dilaté au point de permettre l'intromission de la dernière phalange de l'auriculaire.

Cette tumeur, qui n'était ni un polype, ni une végétation, ni un bouquet de végétations, avait une surface lisse, polie et, selon l'observateur précité, la forme du bourrelet formé par le prépuce dans le paraphimosis. Elle était de la grandeur d'une pièce d'or de dix francs, et faisait, en dehors de l'orifice uréthral, une saillie d'un centimètre environ. Uniformément rouge, la muqueuse qui recouvrait la tumeur était lisse et se continuait sans ligne de démarcation, d'un côté avec la muqueuse vulvaire, de l'autre avec la muqueuse de l'intérieur de l'urèthre.

A l'époque des règles et durant la miction, la tumeur

devenait turgide. Cette turgescence, due sans nul doute au tissu érectile propre à l'urèthre, aida le chirurgien de Lourcine à poser le diagnostic d'hypertrophie des parois de l'urèthre.

La tumeur était gênante et semblait s'accroître ; A. Guérin l'enleva avec l'écraseur, de crainte d'hémorrhagie, et l'examen microscopique confirma son habile diagnostic.

Cette relation nous dispense d'en dire davantage. Toutefois, nous pensons qu'il ne faudrait opérer en pareil cas que lorsque l'hypertrophie aurait une grande tendance à s'accroître.

Polypes de l'urèthre. — Pas plus chez la femme que chez l'homme l'étiologie des polypes n'est encore bien établie ; cependant on doit ranger parmi les causes de ces excroissances, assez fréquentes dans l'urèthre féminin, les phlegmasies et les irritations locales, en admettant peut-être une prédisposition générale à ces productions pathologiques. La blennorrhagie et la blennorrhée de l'urèthre peuvent donc être le point de départ de l'apparition polypeuse dans le canal urinaire.

En général, le polype est unique ; tantôt il siége dans la profondeur de l'urèthre, et alors il est difficile de le reconnaître si l'attention n'est pas appelée de ce côté par des troubles fonctionnels, tels que pissement de sang, envies fréquentes d'uriner, miction difficile, douleur au col vésical ; le plus souvent la tumeur a son implantation à peu de millimètres du méat urinaire : aussi lorsque son développement est tant soit peu considérable, l'inspection permet de le voir dans l'orifice du canal, qu'il distend, ou même au dehors du conduit uréthral.

La production polypeuse apparaît sous forme d'une petite tumeur arrondie, pyriforme, oblongue, d'une couleur rouge plus ou moins vive, parfois violacée. A l'aide d'un stylet promené à l'entour d'elle dans le canal, on reconnaît assez facilement son lieu d'implantation, ordinairement pédiculée. Rarement le polype acquiert un développement plus considérable que le volume d'une cerise ou d'une noisette.

A. Guérin considère deux sortes de polypes : les uns indolents, les autres douloureux.

Les premiers sont les plus gros ; ils ne provoquent pas de souffrance, mais la sensation d'un corps étranger ; ils ne gênent que par la difficulté que leur volume amène dans l'excrétion de l'urine. Ces polypes saignent facilement sous l'influence d'un frottement, d'une pression, d'un simple contact.

Les seconds sont plus petits, du volume d'un pois, d'un rouge vif, mais non violacé ; ils n'occasionnent jamais d'hémorrhagies, même lorsqu'on les touche ; mais, en revanche, ils sont doués d'une sensibilité extraordinaire d'une hyperesthésie telle qu'elle résiste aux inhalation chloroformiques. Cette variété est, de beaucoup, plus rare que la précédente.

Le diagnostic des polypes uréthraux n'offre pas de difficulté, quand il est possible de les voir.

Lors, au contraire, qu'ils siégent dans la profondeur du canal, ils peuvent être méconnus longtemps, disposé qu'est le praticien à rapporter les symptômes éprouvés par la malade, à une affection du col ou du corps de la matrice. Cependant, si une semblable production était soupçonnée un stylet introduit dans le canal urinaire, une sonde, un cathéter ou autre instrument explorateur aiderait au diagnostic, que l'on confirmerait par la vue, en se servant d'un spéculum auris ou encore d'une pince à pansement, qu'on ouvre dans l'urèthre assez dilatable de la femme.

On ne confondra pas les végétations du méat urinaire avec le polype. Ce dernier est unique, les végétations sont multiples; d'ailleurs elles diffèrent, par la forme et l'aspect, de la production polypeuse.

On se gardera de prendre pour un polype le renflement qui limite le méat urinaire ou le développement hypertrophique de la saillie naturelle que forme le raphé médian de la muqueuse uréthrale. Cette hypertrophie n'offre .ni douleur, ni gêne, ni prurit et n'est point pédiculée.

Le pronostic des polypes est bénin. Cependant la gêne qu'ils apportent dans la fonction urinaire et les douleurs intolérables que quelques-uns provoquent, en nécessitent l'ablation.

Le traitement donc consiste à les enlever. Pour ce faire, on a proposé la ligature, l'excision simple et l'excision suivie de la cautérisation.

C'est à ce dernier mode qu'il faut recourir, afin de détruire complétement par le caustique la base d'implantation de la production polypeuse. On se sert pour cette petite opération des ciseaux et du crayon de nitrate d'argent.

Hémorrhoïdes. — Ce n'est que pour mémoire que nous citons les hémorrhoïdes comme pouvant être consécutives à la blennorrhagie de la vulve et du vagin. On comprend que la dilatation des veines rectales puisse reconnaître la phlegmasie virulente génitale comme cause de formation ou d'entretien, dès qu'on se souvient des connexions vasculaires des organes du petit bassin, de la constipation et de la stase sanguine que la blennorrhagie détermine dans les parties pelviennes.

Phlegmons des parois vaginales. — La blennorrhagie vaginale peut acquérir une violence telle que le tissu cellulaire sous-muqueux soit atteint et participe à l'inflammation; mais ajoutons que les phlegmons vaginaux sont excessivement rares. Comme toutes les phlegmasies cellulaires, la vaginite phlegmoneuse s'accompagne d'une réaction générale vive et de symptômes locaux, qui sont une chaleur cuisante, de la tuméfaction et une douleur pulsative, lancinante, qui s'irradie dans les aines, le bas-ventre et le rectum. La miction, la défécation, les efforts, la toux, les mouvements, exaspèrent la souffrance; il en est de même du toucher, qui permet de noter une chaleur vive et un gonflement mal circonscrit et rénitent d'abord, plus tard une tumeur sous-muqueuse et fluctuante due à la formation d'un foyer purulent. Ces abcès peuvent acquérir un volume plus ou moins considérable et fuser même vers le bassin.

Le diagnostic n'offre pas de difficulté. On ne pourrait confondre l'abcès des parois vaginales qu'avec un kyste folliculaire profond enflammé, mais nous verrons tout à l'heure que cette tumeur se forme lentement, n'est guère douloureuse au début et ne présente aucun des caractères de la vaginite.

La pelvi-péritonite, comme l'abcès du vagin, peut être consécutive à la blennorrhagie; mais son siége différent et ses symptômes propres, sur lesquels nous nous appesantirons plus loin, feront éviter toute confusion.

L'hématocèle rétro-utérine s'accompagne de gonflement du ventre, qui est douloureux à la pression, et de vomissements bilieux. La palpation fait reconnaître dès le début une tumeur liquide dans le pelvis, s'étendant parfois jusqu'auprès de l'ombilic. L'utérus est dévié en haut et en avant, quelquefois à gauche ou à droite, et se laisse sentir au-dessus du pubis. Le toucher par le vagin et le rectum donne la sensation d'une tumeur plus ou moins volumineuse, non circonscrite, liquide et dépressible. Pas de confusion possible.

La hernie vésicale dans le vagin donne lieu à une tumeur plus ou moins arrondie et fluctuante; mais ici il n'y a pas eu d'inflammation primitive; le toucher peut réduire la tumeur, plus liquide d'ailleurs puisqu'elle contient de l'urine et non du pus. Enfin le cathétérisme fait disparaître momentanément la cystocèle vaginale.

Quant à la rectocèle vaginale, elle n'en imposerait qu'à un praticien inhabile ou fort distrait.

Le pronostic du phlegmon des parois vaginales offre une certaine gravité. Un abcès en est généralement la conséquence, et cet abcès peut fuser dans le bassin en envahissant tout le tissu cellulaire pelvien, ou donner lieu par son ouverture double à des fistules fort importantes.

Le traitement, dès le début, consiste en l'emploi des antiphlogistiques : grands bains prolongés et répétés, lotions et injections émollientes, sangsues à l'anus ou aux aines, au nombre de douze ou quinze. Si la suppuration se forme, il faut rapidement donner issue au pus par une ponction ou mieux par une incision faite à la partie déclive de la collection purulente, puis ordonner les bains et les injections détersives et désinfectantes.

Kystes vaginaux. — Les kystes du vagin sont de deux sortes : superficiels et profonds. Les premiers occupent la partie inféro-antérieure du vagin, les seconds sa partie supérieure; les premiers ne sont que le développement anormal d'une glandule de la muqueuse; les seconds ont leur point de départ dans les follicules clos de la face profonde du derme muqueux et du tissu sous-jacent.

Les kystes superficiels sont peu volumineux, sessiles, arrondis, souvent multiples; leur volume varie d'un grain de chènevis à une noisette. Ces tumeurs peuvent se rompre facilement, grâce à la minceur telle de leur enveloppe que, par transparence, elle laisse apercevoir le liquide kystique.

Les kystes profonds peuvent acquérir le volume d'un œuf de pigeon ou même de poule; ils sont uniques; sphériques au début, ils prennent bientôt une forme ovalaire, s'allongent et se pédiculisent. Leur enveloppe épaisse ne permet pas de voir leur contenu.

Les petits kystes superficiels ne présentent aucun symptôme; les profonds, au contraire, sans occasionner de douleur proprement dite, déterminent parfois de la gêne durant la marche, et surtout de la difficulté dans les rapports intersexuels, qu'ils peuvent même rendre impossibles.

Le diagnostic des kystes est facile.

On ne peut confondre ces tumeurs avec l'abcès pariétal du vagin.

L'accumulation des fèces dans la partie inférieure du rectum n'en imposera à personne; et d'ailleurs un lavement purgatif lèverait tous les doutes.

La cystocèle vaginale a quelque ressemblance avec un kyste siégeant à la partie supérieure de la portion antérieure du conduit; mais la pression réduit la hernie vésicale, et la miction ou le cathétérisme la font disparaître vivement.

Le pronostic des kystes vaginaux est sans gravité.

Pour les kystes profonds, si la tumeur est volumineuse et la femme dans l'âge génital, il y a indication d'opérer. Le kyste est-il peu volumineux et la femme âgée : on abandonne la tumeur sans rien tenter contre elle; le développement, en effet, en est fort lent, surtout quand la ménopause est venue mettre un terme, pour ainsi dire, aux fonctions sexuelles.

Le kyste superficiel sera ouvert et l'on se contentera de cautériser sa face interne avec le crayon de nitrate d'argent.

Deux cas se présentent pour l'opération des kystes profonds. Sont-ils pédiculés : on les enlève en coupant le pédicule. Sont-ils sessiles : on peut recourir au séton, dont les résultats sont toujours incertains, à la ponction suivie d'une injection iodo-iodurée, opération qui jusqu'ici n'a pas été tentée, ou enfin à l'incision large et à la cautérisation avec l'azotate d'argent, procédé assez peu fidèle. Il vaut mieux inciser la muqueuse, exciser une partie de l'enveloppe du kyste et déterminer la suppuration du sac en y introduisant de la charpie. Ce mode de faire a donné à A. Guérin une guérison en quinze jours, guérison qui s'est maintenue, puisque cet auteur a pu revoir la malade six mois après l'opération.

Rétrécissement, chute du vagin. Prolapsus utérin. — Le rétrécissement du vagin, comme celui de la vulve, lorsqu'il est consécutif à la blennorrhagie, n'est pas assez considérable pour que l'art ait besoin d'intervenir. La femme a plutôt lieu de se réjouir que de se plaindre de cette atrésie fort incomplète, qui disparaît, d'ailleurs, après quelques rapports sexuels.

La chute du vagin et le prolapsus utérin ne sont cités ici que pour mémoire. Ce n'est, en effet, que d'une façon éloignée que la blennorrhagie aiguë ou chronique peut être cause de ces affections, en relâchant les tissus d'une manière plus ou moins considérable, et, par suite, en prédisposant la femme à se trouver sans force de résistance contre les causes déterminantes de la chute vaginale et du prolapsus de la matrice.

Blennorrhagie utérine. — Déjà nous avons étudié l'inflammation virulente du col utérin, ou plutôt de la membrane muqueuse externe de cet organe, sous le nom de blennorrhagie du museau de tanche, et nous avons placé cette affection parmi les variétés de la vaginite. Si nous avons scindé l'étude de la blennorrhagie utérine, ce n'est pas par pur caprice : c'est parce que la muqueuse du museau de tanche est presque aussi souvent affectée de blennorrhagie que le vagin lui-même, avec lequel elle a des rapports tout aussi intimes qu'avec la muqueuse intra-cervicale ; c'est aussi parce que la blennorrhagie du museau de tanche est souvent, sinon presque toujours, indépendante de celle de la muqueuse qui tapisse la cavité du col ; c'est enfin parce que l'inflammation externe du col est une forme de blennorrhagie qui peut survenir d'emblée, ce qui n'a pas lieu pour la phlegmasie intra-cervicale, qui toujours est consécutive. Aussi est-ce avec raison, croyons-nous, que nous avons divisé la blennorrhagie utérine en blennorrhagie externe ou du museau de tanche et en blennorrhagie interne ou cervico-utérine, comme deux affections distinctes et entre lesquelles il ne faut laisser subsister aucune confusion.

DÉFINITION. — SYNONYMIE. — L'inflammation virulente de la muqueuse qui revêt le canal cervical et la cavité utérine, c'est-à-dire la blennorrhagie utérine, porte encore les noms de métrite blennorrhagique, de blennorrhagie du col utérin, de métrite blennorrhagique du col, de métrite blennorrhagique du corps ou généralisée, selon que le col seul est envahi ou que la phlegmasie s'est étendue à toute la muqueuse de la cavité utérine.

ÉTIOLOGIE. — Nous le répétons, la phlegmasie blennorrhagique de la muqueuse interne du col ne débute pas d'emblée, comme le peut faire celle de la muqueuse externe ; ce n'est jamais une maladie primitive ; elle est, au contraire, une complication, une affection secondaire, consécutive soit à une vaginite — et dans ce cas la vaginite est intense — soit à une blennorrhagie du museau de tanche qui gagne l'orifice vaginal du col et envahit sa cavité.

SYMPTOMATOLOGIE. — Ce sont les symptômes généraux qui mettent sur la voie de la propagation au col utérin de la phlegmasie virulente du vagin ou du museau de tanche. La femme, en effet, est prise tout à coup de fièvre, ou si elle est encore sous le coup de la réaction générale de la vaginite, elle en voit s'exaspérer les signes. Avec la fièvre existent un malaise de tout le corps, de l'anorexie, un état saburral des premières voies. Aux souffrances préexistantes en viennent s'ajouter d'autres : la malade accuse des tiraillements dans les régions hypogastrique et inguinale, une lourdeur et comme une sensation de corps étranger dans le rectum et de la pesanteur vers les lombes. Ces douleurs spontanées s'exagèrent par les mouvements, la marche, la toux et la défécation. Les phénomènes fébriles diminuent bientôt et disparaissent, ainsi que les manifestations hystériformes qui surviennent assez souvent à cette époque chez les femmes antérieurement hystériques.

Pratique-t-on le toucher, on sent un col utérin chaud, légèrement tuméfié, par l'orifice duquel sort un liquide dont le spéculum permettra d'apprécier les caractères.

Cet instrument, en effet, laisse voir, de l'orifice un peu entr'ouvert et d'un rouge vif ou violacé, s'échapper une matière muqueuse, filante, visqueuse, semblable à du frai de grenouille ou à l'albumen de l'œuf dont elle offre la consistance. Cette hypersécrétion utérine est, au début, limpide et transparente comme de l'eau gommeuse; mais elle ne tarde pas à se modifier : elle devient trouble, louche, striée, blanchâtre, blanc jaunâtre, jaune verdâtre, c'est-à-dire puro-muqueuse, puis tout à fait purulente. En général, l'écoulement est assez abondant.

Telle est la métrite blennorrhagique du col. Mais l'affection ne s'arrête pas toujours à l'orifice cervical interne; souvent même elle le franchit et fait participer la muqueuse du corps utérin à la phlegmasie virulente. Dans ce cas apparaissent un frisson prononcé et des symptômes généraux plus marqués; l'état saburral devient un embarras gastrique, le défaut d'appétit se change en dégoût pour les aliments; des nausées surviennent et quelquefois des vomissements.

Les symptômes locaux sont les mêmes que ceux de la métrite du col, mais avec plus d'intensité; la douleur est plus vive, les mouvements plus pénibles, la lourdeur périnéale et lombaire plus pesante, les tiraillements dans le bas-ventre et les aines plus fréquents, la chaleur plus profonde et plus ardente, la gêne rectale et la sensation de corps étrangers plus accusées.

L'écoulement, qui est muco-purulent ou purulent, se fait abondamment. Enfin un symptôme particulier vient s'ajouter aux précédents, c'est l'augmentation du volume de la matrice dont il est facile de se rendre compte par le toucher vaginal combiné avec la palpation abdominale.

La blennorrhagie utérine chronique n'offre pas des caractères aussi tranchés. Les douleurs sont nulles; à peine si la femme ressent quelques élancements dans les aines, les cuisses ou dans les profondeurs du bassin et des lombes. L'écoulement n'est plus aussi considérable; il a perdu son aspect franchement purulent pour reprendre celui du début, c'est-à-dire tantôt de muco-pus, tantôt de mucus trouble et strié de lignes blanches ou jaunâtres.

DIAGNOSTIC. — Il est facile de reconnaître la blennorrhagie utérine lorsqu'elle coexiste avec une vaginite intense et surtout avec l'uréthrite, qui, nous l'avons dit plus d'une fois, doit être considérée comme le signe pathognostique de la virulence des écoulements génitaux de la femme. Mais la diagnose est loin d'être aussi simple quand l'uréthrite n'existe pas ou a disparu, quand la vaginite est guérie, ou quand, devenue chronique, l'affection vaginale n'offre plus qu'une sécrétion blanchâtre, lactescente. Le praticien s'enquerra, dans ce cas, avec le plus grand soin, des commémoratifs; il s'efforcera de savoir si, après un coït suspect, la femme n'a pas été atteinte d'une hypersécrétion inflammatoire du vagin et de la vulve; comment la maladie a débuté, marché; quel traitement on lui a opposé. Il examinera au spéculum le col utérin et les culs-de-sac pour voir s'il n'existe pas là des traces de phlegmasie. C'est que, en effet, la métrite aiguë simple pourrait en imposer, faute d'attention, pour une blennorrhagie, dans certains cas particuliers; c'est qu'aussi la métrite chronique interne a beaucoup d'analogie avec la métrite virulente chronique. Toutefois il faut noter que dans cette dernière maladie on rencontre beaucoup moins prononcés les troubles généraux fonctionnels qui accompagnent le catarrhe utérin, c'est-à-dire les tiraillements d'estomac, la perte d'appétit et sa dépravation, la teinte chlorotique et la bouffissure de la face, la faiblesse générale, la sensibilité exagérée au froid, la pesanteur et les douleurs de tête, etc., etc. Il est à remarquer, enfin, que le flux contagieux de la matrice, en passant dans le vagin, y occasionne souvent des poussées inflammatoires, des recrudescences blennorrhagiques, qui sont d'une grande valeur diagnostique.

Nous reviendrons sur cette question en traitant des phlegmasies simples de la matrice dans la quatrième partie de ce travail.

Un abcès du bassin, qui s'est fait jour dans le vagin, ne pourra faire naître aucune confusion dans l'esprit d'un observateur attentif. Le début et la marche des phlegmons, la douleur et la tumeur dans la fosse iliaque éloignent toute idée de métrite virulente. L'examen au spéculum laissera voir que ce n'est pas de l'utérus que vient le pus, mais d'un point du vagin et souvent d'un des culs-de-sac. Le toucher permettra parfois de sentir l'ouverture de l'abcès et de reconnaître les traces de la tumeur abcédée.

Durée. Terminaison. — Abandonnée à elle-même, la métrite virulente a une durée longue. Ses périodes aiguë et subaiguë peuvent durer de trente à quarante jours et plus. Rarement cette affection se termine par résolution; la plupart du temps elle passe à l'état chronique et se confond, pour les femmes et beaucoup de praticiens, avec la leucorrhée utérine. Mais comme la chronicité ne lui enlève pas toujours son pouvoir contagieux, elle engendre fréquemment la blennorrhagie chez l'homme. N'est-ce pas à des métrites virulentes chroniques qu'il faut attribuer ces chaudepisses notées par des auteurs sérieux et mises par eux sur le compte des flueurs blanches?

La blennorrhagie utérine est sujette à des réviviscences, courtes d'ordinaire, mais assez fréquentes et durant lesquelles l'affection reparaît sinon avec son intensité primitive, du moins avec un certain degré d'acuïté. Les excès de coït, la masturbation, les excitations génitales prolongées, les écarts de régime, l'abus des boissons spiritueuses et stimulantes, les fatigues corporelles, la menstruation sont les causes habituelles de ces recrudescences.

PRONOSTIC. — Sans offrir une gravité exceptionnelle, le pronostic de la blennorrhagie utérine est très-fâcheux, à cause, d'abord, de la contagion et de la difficulté de se rendre maître de l'affection; à cause, ensuite, de l'affaiblissement progressif de la femme, qui finit par devenir chloro-anémique; surtout parce que l'écoulement utérin révivifie et entretient la vaginite; et enfin parce que de l'utérus l'inflammation peut gagner les trompes et de là s'attaquer au péritoine pelvien, c'est-à-dire engendrer la pelvi-péritonite, maladie sérieuse à plus d'un titre et dont la mort a plus d'une fois été la conséquence.

TRAITEMENT. — Sous peine d'être inutile, le traitement de la blennorrhagie utérine doit être énergique. Après quelques grands bains pour calmer les douleurs pelviennes, on introduit, si la cavité du col seule est atteinte, un crayon de nitrate d'argent de trois centimètres de longueur et on le laisse une demi-minute environ en contact avec la muqueuse, puis on le retire pour recommencer quelques jours après.

Cette opération, renouvelée trois ou quatre fois, suffit à

amener la guérison. On conseille en même temps les cataplasmes sur le bas-ventre, les lavements tièdes, les bains entiers, les injections vaginales émollientes et calmantes avec des décoctés de pavot, de graines de lin ou de mauve.

Cette cautérisation augmente l'écoulement durant les premiers jours, mais bientôt le flux change d'aspect, diminue et disparaît.

Cautériser la cavité du col n'offre guère de danger, cependant il est des cas où cette opération a été suivie du développement de la pelvi-péritonite au dire d'auteurs, comme Bernutz, dont on ne peut suspecter l'habileté d'observateurs.

Pour nous, le seul accident que nous ayons vu survenir à la suite de cette cautérisation, est la syncopé, quelques minutes après le retrait de la pierre infernale, à la première cautérisation seulement chez une femme de 23 ans, à la première et à la seconde, chez une fille de 26 ans.

Si la blennorrhagie occupe la muqueuse de la cavité du corps utérin, il n'est qu'une indication thérapeutique rationnelle à remplir, qui a d'ailleurs l'avantage de réussir admirablement. Nous voulons parler de la modification locale à l'aide du nitrate d'argent ou du chlorure de zinc que l'on porte directement dans l'utérus par des injections.

Convenablement administrées, les injections intra-utérines peuvent être faites sans crainte et sans danger. C'est à A. Guérin que revient l'honneur d'avoir réhabilité ces injections, abandonnées à cause des accidents de péritonite qu'elles avaient provoqués, alors que le manuel opératoire en était défectueux.

Il faut se servir d'une sonde ou d'une canule métallique d'un petit calibre qui entre sans difficulté dans le col utérin et n'en obstrue pas la lumière, c'est-à-dire permette

au liquide injecté de sortir de la cavité de la matrice libre-
ment, et ne le force pas à séjourner dans cet organe, à s'y
accumuler, à gagner les trompes et de là la séreuse péritonéale.

On adapte à cette canule ou à cette sonde une seringue
chargée du liquide modificateur, et l'on pousse lentement
le piston, en réglant l'introduction d'une nouvelle ondée
médicamenteuse sur la sortie de la précédente ondée. De
cette façon on évite tout accident et l'on guérit une maladie
qui ne cède à aucun autre moyen.

La solution à employer n'a pas besoin d'être forte; les
suivantes ont donné des succès :

℞   Nitrate d'argent...................... 0,10 centigr.
     Eau distillée........................ 30 gr.
        F. S. A.
℞   Chlorure de zinc..................... 0,40 centigr.
     Eau distillée........................ 30 gr.
        F. S. A.

Le traitement que nous venons d'indiquer sera le même
pour la blennorrhée utérine; cependant à la médication
locale on ajoutera les toniques à l'intérieur, les préparations de fer et de quinquina. On conseillera le grand air,
l'insolation, les exercices, les promenades, une alimentation réparatrice et aussi l'hydrothérapie, si les malades
sont débilitées par des pertes abondantes et incessantes.

Ovarite. — C'est à tort que bon nombre d'auteurs ont
avancé que l'inflammation de l'ovaire était une complication fréquente de la vagino-métrite blennorrhagique. L'a-
nalogie anatomo-physiologique entre l'ovaire et le testicule
leur a servi de base et les a amenés à penser que l'analogie
pathologique devait exister. La vérité est que l'ovarite, en
dehors de la pelvi-péritonite avec laquelle on l'a confondue
très-souvent, avant les travaux considérables de notre vé-

néré maître le docteur Bernutz, est une des complications les plus rares de la blennorrhagie féminine, bien qu'on l'ait rencontrée plus d'une fois.

Cette complication s'annonce par une fièvre souvent intense, et se caractérise par des souffrances vives, spontanées, fixes dans la fosse iliaque en arrière de l'arcade crurale, souffrances exaspérées par la pression et s'irradiant dans le bassin, dans les lombes, le long de la cuisse du côté affecté, au point d'empêcher tout mouvement, la position debout et la marche. La palpation fait reconnaître sur le côté de l'utérus une tumeur ovoïde, circonscrite, assez résistante et due à la tuméfaction de l'ovaire.

Il faudrait fort peu d'attention pour confondre avec elle une métrite ou toute autre affection à écoulement génital.

Le pronostic n'est pas très-grave : l'ovarite, en général, se termine par résolution; mais elle peut aussi être le point de départ d'une pelvi-péritonite, avec laquelle elle se confond alors, et peut-être d'un kyste ovarique.

Le traitement de l'ovarite doit être antiphlogistique. Si la réaction générale est très-intense, on fera une saignée du bras; mais souvent l'application locale des sangsues est suffisante. On ajoutera à l'émission sanguine les onctions avec l'onguent napolitain pur ou additionné d'extrait de belladone, les cataplasmes émollients, le repos absolu, un régime sévère, les purgatifs légers et les lavements laxatifs. Si la résolution se faisait attendre, si la maladie semblait passer à l'état chronique, on recourrait aux vésicatoires répétés et à l'iodure de potassium à l'intérieur.

PELVI-PÉRITONITE.—DÉFINITION.—Jadis assez mal connue et étudiée sous les noms de phlegmon péri-utérin, d'inflammation des ligaments larges, de phlegmasie du tissu cellulaire qui entoure la matrice, de cellulite pelvienne, d'ovarite, etc., la pelvi-péritonite est une affection mal limitée qui occupe les ligaments larges, les trompes, les replis péritonéaux vésico-utérin et utéro-rectal, et parfois aussi les ovaires. Mais ces glandes peuvent ne point participer à l'inflammation : aussi est-ce avec raison que MM. Bernutz et Goupil ont à la maladie complexe donné un nom complexe et ne localisant pas exactement le siége du mal dans un seul organe.

La pelvi-péritonite n'est pas toujours d'origine blennorrhagique ; mais sur un nombre de quatre-vingt-dix-neuf cas, vingt-huit reconnaissaient la blennorrhagie pour cause.

Synonymie. — Péritonite pelvienne blennorrhagique, blennorrhagie du péritoine pelvien.

Fréquence. — Si l'ovarite blennorrhagique est rare, il n'en est pas de même de la péritonite pelvienne de même nature. C'est là une opinion que, plus d'une fois, nous avons entendu émettre par M. le docteur Bernutz, qui, tant à Lourcine qu'à la Pitié et à la Charité, a eu l'occasion d'acquérir en pareille matière une compétence indiscutable.

Un quart et même plus, presque un tiers des blennorrhagiques admises dans les hôpitaux de Paris, sont atteintes de pelvi-péritonite à un moment donné. C'est une proportion aussi forte, on le voit, que celle des épididymites chez l'homme.

Étiologie. — La pelvi-péritonite se développe par propagation de l'inflammation virulente de l'utérus aux trompes et de là au péritoine pelvien. Quelques auteurs pensent que cette maladie peut se développer non-seulement par propagation inflammatoire, mais aussi par sympathie ; Rollet est de cet avis. Bernutz et Goupil n'admettent ni ne rejettent la sympathie ; ils disent simplement que, dans tous les cas observés par eux, ils ont remarqué que l'inflammation pelvienne avait évolué par continuité de tissus et non autrement. En présence de ce dire, il nous est permis de croire que la sympathie n'a rien à voir dans la production de la pelvi-péritonite, pas plus que dans la production de l'épididymite chez l'homme.

Le défaut de traitement de la blennorrhagie, les fatigues corporelles, les excès de boissons, les écarts de régime, et surtout la masturbation, l'abus du coït ou seulement la continuation des rapports sexuels, malgré l'écoulement génital, sont la cause occasionnelle de la pelvi-péritonite. L'écoulement blennorrhagique ne disparaît point quand l'inflammation pelvienne se déclare, comme on l'a dit à tort : il diminue seulement de quantité, ce qui s'explique par une sorte d'action dérivative.

A quelle époque se développe la blennorrhagie péritonéo-pelvienne? Nous répondrons à cette question que le moment du début est variable, mais qu'il ressort des chiffres suivants que c'est généralement à une époque assez éloignée de l'apparition de l'écoulement génital. Sur quinze cas, l'inflammation a débuté :

> Une fois au 10ᵉ jour de l'écoulement.
> Une fois au 12ᵉ jour   —
> Trois fois au 14ᵉ jour   —
> Une fois trois semaines après le début de la blennorrhagie.
> Sept fois dans les derniers jours du premier mois.
> Une fois à la fin de la sixième semaine.
> Une fois vers la fin du deuxième mois.

ANATOMO-PATHOLOGIE. — La pelvi-péritonite blennorrhagique n'offre pas une gravité telle que les nécropsies soient fréquentes. Cependant il a été donné plus d'une fois aux praticiens de rechercher les lésions anatomo-pathologiques sur des cadavres de femmes mortes incidemment dans le cours de cette maladie pelvienne. M. Mercier et M. Bernutz ont fait, chacun de leur côté, une relation de ce genre.

L'examen du petit bassin permet de suivre la marche

phlegmasique des parties externes aux parties internes. La muqueuse de la cavité du col et du corps utérin, ainsi que celle des trompes, est d'une coloration rouge, violette, lie de vin très-foncée; elle est de plus recouverte de mucus puriforme, mais exempte d'ulcérations.

Les trompes, à l'extérieur, présentent une arborisation très-prononcée; leur cavité peut être le siége d'une collection purulente, et la lumière de leur canal a été trouvée oblitérée.

Dans les culs-de-sac vésico-utérin et utéro-rectal, la séreuse péritonéale est tantôt livide par place, tantôt enflammée, épaissie. Des adhérences filamenteuses ou plus ou moins développées et organisées, selon l'époque, réunissent entre eux, d'une façon tantôt lâche, tantôt serrée, l'utérus et la vessie, l'utérus et le rectum, la vessie et les trompes, les trompes et l'S iliaque. Des fausses membranes, pâles ou rougeâtres, granuleuses, minces ou épaisses, molles ou consistantes, recouvrent les ovaires, les trompes, les ligaments larges, et les cavités des culs-de-sac, plus ou moins agrandies ou diminuées selon les déviations subies par la matrice.

Des collections purulentes siégent dans des loges péritonéales circonscrites par les adhérences. Ce sont ces adhérences qui, en réunissant entre eux les divers organes du petit bassin, donnent lieu à la tumeur dont nous parlerons à propos des symptômes.

Telle est l'opinion défendue par Bernutz et Goupil.

M. Nonat et le professeur Gosselin ne partagent pas cet avis. Pour ces savants cliniciens, la tumeur serait due à l'inflammation du tissu cellulaire des ligaments larges et du tissu situé entre l'utérus et le péritoine, d'où les appellations de phlegmon péri-utérin et de cellulite pelvienne employées par ces praticiens distingués.

D'après M. Aran, ces deux manières de voir sont trop

absolues. Il croit que non-seulement le péritoine pelvien, mais aussi le tissu cellulaire péri-utérin et des ligaments larges participent à l'inflammation, chacun de leur côté, et servent à constituer la tumeur.

Nous n'osons trop nous prononcer sur une question aussi ardue ; toutefois nous ferons remarquer que MM. Bernutz et Goupil n'ont jamais rencontré de traces de phlegmasies dans le tissu cellulaire des ligaments larges et péri-utérin, et que nous sommes portés à croire, jusqu'à positives preuves du contraire, que les minutieux auteurs de la Clinique médicale sur les maladies des femmes sont dans le vrai.

Symptomatologie. — Les symptômes de la pelvi-péritonite blennorrhagique sont locaux et généraux. Ces derniers sont les analogues, mais affaiblis, de ceux que l'on observe dans la péritonite générale ordinaire.

Après un frisson initial, la fièvre s'allume avec plus ou moins d'intensité ; le pouls est petit, accéléré ; des nausées surviennent, rarement des vomissements ; les traits s'altèrent et la face présente cet aspect particulier connu sous le nom de facies grippé.

La fièvre tombe peu après le début, ou du moins diminue beaucoup et ne se remarque guère que vers le soir, annoncée par un petit frisson ou un simple refroidissement.

Les malades présentent plus ou moins vite de la langueur, de l'amaigrissement, un dépérissement général.

Les symptômes locaux se résument dans ces deux phénomènes : douleur et tuméfaction.

La douleur siége dans l'abdomen ; c'est un véritable point de côté hypogastrique, variable en étendue et en intensité. Ou bien tout l'hypogastre est douloureux avec des irradiations dans l'abdomen proprement dit, ou bien une seule fosse iliaque, parfois les deux, sont le siége de la souffrance, en même temps que des élancements se

propagent dans la région antéro-interne des membres inférieurs.

Dans des cas rares, la douleur fait défaut; généralement elle est vive et devient plus intense durant les in-
spirations fortes, la toux, les mouvements des membres
pelviens. La palpation abdominale est impossible ainsi
que le toucher vaginal, au début de l'affection, à cause des
exacerbations qu'ils provoquent. Ils sont, d'ailleurs, inutiles, parce que, à cette époque, ils ne fournissent aucun
résultat.

D'elles-mêmes ou sous l'influence du traitement, la réaction générale et la douleur s'apaisent bientôt, et l'on peut
reconnaître le deuxième symptôme dont nous allons parler,
c'est-à-dire la tuméfaction.

Cette tuméfaction n'est perceptible que quelques jours
après le début de la pelvi-péritonite, et, généralement, il
n'est possible de s'en rendre compte que par le toucher
vaginal et non point par la palpation abdominale, par ce
fait que la tumeur siége profondément dans le petit bassin,
qu'elle est intra-cavitaire, comme le dit Bernutz.

Le doigt, introduit dans le vagin et porté vers les culs-
de-sac, permet de sentir des battements artériels qui n'ont
rien de pathognomoniques, et une tumeur autour du col
utérin, mais une tumeur séparée de l'utérus, qui ne fait
pas corps avec lui, ainsi qu'il est facile de s'en rendre
compte 1° à la perception d'un sillon, plus ou moins profond, de séparation; 2° aux mouvements de latéralité que
l'on peut imprimer à la matrice; 3° enfin à la différence
de consistance.

Cette tumeur n'occupe pas tout le pourtour de l'utérus,
mais seulement une ou plusieurs de ses parties : le cul-de-
sac postérieur, les culs-de-sac antérieur et latéraux, surtout à gauche, ou une partie de ces culs-de-sac. Elle offre
au doigt une résistance vague, une sorte d'élasticité mal

définie, une espèce de rénitence analogue à celle du phlegmon, excepté dans le cas où la péritonite pelvienne est purulente. Bientôt cet empâtement s'indure sensiblement et
devient assez résistant.

Mal limitée souvent, la tumeur peut acquérir le volume
d'un œuf de poule, d'un œuf de dinde et même du poing
d'un adulte. Elle devient alors perceptible au palper abdo-
minal; mais cette grosseur n'apparaît souvent aussi considérable qu'après une ou plusieurs recrudescences phlegmasiques.

Du quinzième au vingtième jour à partir du début, la
résolution commence; mais un caractère pour ainsi dire
typique de la pelvi-péritonite apparaît : c'est une révivis-
cence qui vient entraver la marche vers la guérison. Sous
l'influence d'une fatigue corporelle, du coït, de la masturbation et surtout du molimen menstruel, quelquefois
sans cause appréciable, on voit tous les symptômes du début réapparaître, mais avec une acuïté généralement
moindre. La tumeur augmente alors de volume, prend de
nouveaux rapports avec l'utérus qu'elle déplace tantôt
dans un sens, tantôt dans un autre.

L'affection, après plusieurs recrudescences, peut passer
à l'état chronique. En ce cas, les femmes maigrissent de
plus en plus, deviennent chloro-anémiques et sont souvent,
selon Aran, emportées par la tuberculose pulmonaire.

MARCHE. — TERMINAISON. — La pelvi-péritonite a une
marche lente, bien qu'elle se termine assez généralement
par la résolution ; mais cette résolution ne se fait que peu
à peu, et demande, pour être complète, une et même plusieurs années.

Un autre mode de terminaison est le passage de l'affection à l'état chronique, qui n'est pas sans danger, nous
venons de dire pour quelles raisons.

La péritonite généralisée peut succéder à la péritonite

du petit bassin; en ce cas il est peu de chance de voir
survenir la guérison.

Rarement la suppuration s'établit; c'est une terminaison favorable quand le pus trouve une issue au dehors,
car la cure peut être complète après son évacuation. .

Enfin la suppuration peut se former et s'enkyster. En
ces circonstances, la poche peut s'ouvrir à un moment
donné dans le péritoine — on connaît la conséquence de ces
sortes de choses — ou se faire jour à travers la vessie, le
plus souvent à travers le rectum ou le vagin, ce qui est
encore une terminaison favorable.

DIAGNOSTIC. — Le diagnostic de la pelvi-péritonite blennorrhagique n'offre pas de difficulté si l'on peut se baser,
pour l'établir, sur les commémoratifs fidèlement rapportés.

Le phlegmon pelvien, très-rare d'ailleurs, ne sera pas
confondu avec la pelvi-péritonite. Rarement en effet, dans
le phlegmon, la tumeur est perceptible par le vagin; elle
l'est, au contraire, par l'abdomen à l'aide de la palpation.
Nous savons que c'est l'opposé pour la péritonite pelvienne.
Cette dernière présente bien une tuméfaction, mais même
après plusieurs recrudescences, la tumeur dépasse à peine
de deux à trois travers de doigt le détroit supérieur;
tandis que le phlegmon, envahissant le tissu cellulaire,
arrive facilement dans la fosse iliaque où l'on perçoit sans
peine la saillie qu'il forme.

PRONOSTIC. — Ce que nous avons dit plus haut de la
pelvi-péritonite nous permet d'ajouter, à l'inverse de certains auteurs, que cette maladie n'a pas toute la bénignité qu'on s'est plu à lui accorder. C'est une affection
grave, non pas qu'elle entraîne directement la mort, mais
parce que sa marche est lente; parce qu'elle est sujette à
des réviviscences qui en prolongent la durée; parce qu'elle
peut passer à l'état chronique et, dans ce cas, déterminer
la tuberculose chez les malades; parce que, enfin, après

la guérison par résolution, les récidives sont fréquentes, et qu'une femme déjà atteinte de péritonite pelvienne est fort disposée à l'être de nouveau un certain nombre de fois sous l'influence des causes les plus simples et les plus ordinaires.

TRAITEMENT. — Le traitement antiphlogistique est le meilleur que l'on ait à opposer à la pelvi-péritonite aiguë.

Les émissions sanguines occupent la première place parmi les moyens anti-inflammatoires; et les émissions locales agissent aussi bien sinon mieux que la phlébotomie, qui n'est indiquée que dans des cas spéciaux, quand la malade, par exemple, est fortement constituée, pléthorique, quand son pouls est plein et fréquent d'ordinaire. Il est nécessaire d'appliquer une vingtaine de sangsues — 5 par 5 — sur la fosse iliaque, afin de déterminer un écoulement sanguin constant, durant plusieurs heures.

Huit sangsues, placées 4 par 4 sur le col même de l'utérus, agiraient mieux que les vingt mises sur l'abdomen; malheureusement les femmes se refusent souvent à ce genre de saignée, assez répugnant, avouons-le.

A côté des émissions sanguines, il faut ordonner le repos le plus absolu au lit; c'est là une nécessité qu'il est indispensable de faire accepter par la malade.

Si une première application de sangsues est insuffisante, on devra la renouveler.

Comme adjuvants de traitement, on conseille les grands bains prolongés, ou, si l'on craint de trop affaiblir les patientes, les bains de siége, les cataplasmes sur le bas-ventre, les boissons délayantes, laxatives, les purgatifs légers, un régime sévère ou la diète lactée. Si les douleurs sont vives, l'opium, la belladone sont indiqués; et des doses relativement fortes peuvent être administrées sans crainte.

Les recrudescences nécessiteront la même thérapeutique que l'état aigu primitif.

Contre la pelvi-péritonite chronique on emploiera les révulsifs, les vésicatoires répétés, les onctions avec les pommades à l'iodure de potassium, de zinc, de cadmium, de soufre, avec l'onguent napolitain. On s'efforcera en même temps, par tous les moyens possibles, d'empêcher le dépérissement des malades, à l'aide d'une bonne nourriture, du grand air, du soleil, des toniques, du vin, des martiaux. Aux vomissements si fréquents dans cette période de l'affection et qui deviennent presque incoercibles, on opposera surtout la strychnine que nous avons vu employer avec succès à la Charité par le docteur Bernutz. On adjoindra à ces moyens l'hydrothérapie, l'usage des eaux minérales alcalines et sulfureuses, ainsi que l'emploi de l'huile de foie de morue, si la tuberculose était à craindre.

TROISIÈME SECTION

DES ÉCOULEMENTS BLENNORRHAGIQUES CONTAGIEUX, AIGUS ET CHRONIQUES, COMMUNS AUX DEUX SEXES.

DE LEURS ACCIDENTS ET DE LEURS COMPLICATIONS.

§ I. — Blennorrhagie ano-rectale. — Blennorrhée ano-rectale.

QUELQUES MOTS SUR L'EXISTENCE DE LA BLENNORRHA-
GIE EXTRA-GÉNITALE. — Nous avons dit, dans les généralités, que nous considérions comme fort problématiques
les blennorrhagies ubérale, ombilicale, auriculaire, nasale
et buccale; cependant nous n'en nions pas systématique-
ment l'existence.

Fabre, dans son Dictionnaire de médecine, parle d'une
blennorrhagie de la bouche qu'observèrent MM. Tanchou
et Eguisier chez une femme qui leur avoua la façon dont
elle avait contracté l'affection.

A. Lebel, dans une thèse soutenue à Paris en 1851, dit
que la blennorrhagie de la pituitaire a été remarquée plusieurs fois. Il cite même un cas, observé par lui, d'écoulement virulent par la membrane de Schneider. Toutefois
il ajoute que le patient était en même temps porteur d'une
ophthalmie blennorrhagique, et que sans doute l'inflammation spéciale s'était propagée à la muqueuse pituitaire par
l'intermédiaire du canal nasal.

Desruelles, dans son Traité des maladies vénériennes,

parle aussi de stomatite, de coryza, d'otite dus à la blennorrhagie.

Ces cas rares et isolés sont insuffisants encore, et des
observations nouvelles sont nécessaires pour fixer la science
sur ce point.

Quant à la blennorrhagie ano-rectale, on est, à cette
heure, à peu près sûr de son existence. Nous disons à peu
près sûr, car il est encore des auteurs qui ne croient point
à cette entité morbide.

M. Simonet rejette la blennorrhagie ano-rectale et sur
des chiffres base son infirmation. Sur cent prostituées
que l'on examine à l'hôpital de Lourcine, soixante, au
minimum, dit-il, ont journellement des rapports antiphysiques, et cependant, pas une n'est affectée de la maladie en question.

Cela prouve tout d'abord que la sodomie existe sur une
grande échelle, ensuite que la blennorrhagie ano-rectale
est rare; mais cela n'infirme pas son existence. Le grand
nombre des individus qui se livrent à la sodomie active
avec les prostituées, dont parle M. Simonet, sont, la plupart du temps, des êtres sains, sodomites par occasion et
qui, craignant une affection vénérienne, suite d'un rapport
naturel, n'hésitent pas à solliciter de leur compagne de
rencontre une complaisance coupable, un coït rectal, dont
ils espèrent sortir indemnes; comme d'autres individus ti-
morés, syphilophobes et dégradés, exigent des filles pu-
bliques la manuélisation, la conjonction buccale, ubérale
et même interfessière, interfémorale, axillaire ou poplitée.

M. Langlebert admet l'action du muco-pus blennorrhagique sur la muqueuse ano-rectale.

M. Rollet considère cette maladie comme très-rare. Il
dit n'en avoir rencontré que trois cas chez des sodomites
passifs.

Dans ses expertises médico-légales, Tardieu s'exprime

de la façon suivante : « Je ne mentionnerai qu'en passant un fait que je n'ai observé qu'une fois et qui n'est peut-être pas suffisamment établi : je veux parler de la blennorrhagie anale résultant d'acte de pédérastie et caractérisée par un écoulement verdâtre assez abondant que j'ai rencontré chez un individu qui avait eu des relations notoires avec un autre atteint de blennorrhagie uréthrale. »

M. le professeur Denonvilliers, à l'hôpital de la Charité, a diagnostiqué une blennorrhagie ano-rectale chez une femme sodomisée.

Nous avons nous-même posé un semblable diagnostic chez un jeune marin qui présentait tous les signes de la sodomie passive, et s'était livré, peu de temps avant notre examen, à des sodomites actifs.

Le docteur Basin, dans sa thèse inaugurale — Paris, 1865, n° 172, — cite une observation dont voici un extrait :

« Un militaire du 92e, en garnison à Ivry, m'amena un de ses camarades atteint, disait-il, d'une singulière affection de l'anus. C'était un homme de vingt-six ans environ, blond et portant au cou de nombreuses cicatrices d'abcès strumeux. Passant à l'examen de la partie malade, voici ce qui me frappa tout d'abord. L'anus, dilaté d'une façon peu ordinaire, présentait ce caractère tout spécial, si bien décrit par M. Tardieu : la dilatation et l'évasement en infundibulum. La peau était rouge, excoriée sur la limite de la muqueuse; il n'existait ni rhagades ni végétations. Une humeur mucoso-purulente, horriblement fétide, baignait tout l'infundibulum et la partie interne des fesses. En entr'ouvrant l'anneau formé par les plis gonflés de la muqueuse, je constatai l'injection, la tuméfaction de cette partie et l'écoulement du même liquide jaune verdâtre, dont sa chemise était complétement souillée.

» J'introduisis le doigt : cette tentative causa au patient

une douleur atroce; l'excrétion des fèces avait, dit-il, le même résultat. La miction était aussi douloureuse; mais comme l'urèthre ne portait aucune trace d'inflammation, je pensai que la douleur tenait au gonflement de la prostate ou à une irradiation nerveuse.

» Après un interrogatoire en règle, j'appris, non sans force réticences, que ce misérable avait eu des rapports sodomiques avec un vieux compagnon d'armes, son supérieur direct : « Cet homme, me dit-il, est un infàme, il m'a » trompé. »

En présence des faits précédemment relatés, il nous est impossible d'accepter l'opinion de M. Simonet et de ne pas croire à la blennorrhagie ano-rectale.

BLENNORRHAGIE ANO-RECTALE. — DÉFINITION. — La blennorrhagie ano-rectale, vulgairement nommée « cristalline », est une inflammation spéciale de la muqueuse de l'anus et du rectum produite par l'action du muco-pus blennorrhagique, que le virus ait été déposé sur ces points durant des manœuvres sodomiques, qu'il y ait été transporté par le doigt, des linges ou autres objets contaminés, qu'il se soit, enfin, écoulé de lui-même jusque-là en venant des organes génitaux infectés.

ÉTIOLOGIE. — Chez l'homme et chez la femme, la blennorrhagie ano-rectale peut reconnaître pour causes : 1° les rapports sodomiques impurs ; 2° le transport accidentel du muco-pus virulent. Chez la femme seule il existe une autre genèse de cette maladie; c'est l'auto-contagion, c'est-à-dire la contamination de l'anus par l'écoulement blennorrhagique génital, fait qu'explique surabondamment la disposition anatomique des parties de la génération, permettant à la sécrétion morbide vulvo-vaginale de gagner le périnée, et de là l'anus.

SEXE. — Tous les médecins qui admettent la blennorrhagie ano-rectale sont d'accord pour penser qu'elle est plus fréquente chez la femme que chez l'homme. Cela se comprend, grâce à la configuration des organes génitaux dont nous venons de parler ; mais ce n'est pas là la seule raison de sa plus grande fréquence. Il faut, à notre avis, croire qu'il en est de la blennorrhagie de l'anus comme du chancre anal, moins rare chez la femme que chez l'homme, ce qui tient non-seulement à la disposition anatomique de la région ano-génitale, mais beaucoup aussi au moins de rareté du rapprochement sodomique d'homme à femme, que d'homme à homme.

SYMPTOMATOLOGIE. — La blennorrhagie qui nous occupe a des symptômes bien tranchés ; ce sont d'abord du prurit qui ne tarde pas à se changer en une cuisson violente, ensuite du ténesme rectal, qui fatigue beaucoup les malades, de la gêne dans la marche, une grande difficulté de la défécation et une douleur violente durant cet acte.

A l'examen, en détendant l'anus, fortement contracté, on voit que la muqueuse ano-rectale est le siége d'une rougeur qui est beaucoup plus prononcée à la marge de l'anus. La peau périanale et la muqueuse sont tuméfiées, et dans les sillons des plis rayonnés on aperçoit souvent des ulcérations fissurales. De l'ouverture anale s'échappe un écoulement muco-purulent jaune, ou jaune verdâtre, doué d'une odeur infecte, épais et d'une âcreté assez grande pour enflammer superficiellement et même excorier la peau du périnée et du pli interfessier.

Tels sont les symptômes que l'on remarque chez le blennorrhagique rectal, lorsque l'affection n'est pas un accident des habitudes antiphysiques.

Mais si l'on a affaire à un sodomite passif, on observe en outre les signes suivants :

1° Développement anormal des fesses qui sont proéminentes, larges, de formes féminines ;

2° Infundibulum anal;

3° Relâchement du sphincter;

4° Disparition des plis étoilés de l'anus;

5° Poli de l'orifice rectal;

6° Souvent ulcérations, fissures, hémorrhoïdes.

DIAGNOSTIC. — Il est facile de reconnaître la blennor-rhagie ano-rectale, qu'elle provienne de rapports contre nature et impurs, qu'elle soit consécutive à l'auto-conta-gion ou au transport accidentel du pus sur la muqueuse intestinale. Dans le premier cas, les aveux du malade et les signes de sodomie passive lèvent tous les doutes; dans le second cas, l'existence actuelle ou antérieure d'une blen-norrhagie génitale est un élément précieux de diagnostic. D'ailleurs il n'est pas d'affections rectales capables de faire naître l'erreur dans l'esprit d'un praticien attentif.

L'inflammation simple de l'anus, la fistule, la fissure, les hémorrhoïdes, le rétrécissement et le cancer, peuvent, il est vrai, s'accompagner d'un flux par l'anus; mais com-bien cet écoulement diffère de la sécrétion blennorrhagique, combien les symptômes concomitants offrent des caractères distinctifs et essentiellement propres à ces maladies!

Dans l'inflammation simple, dont les causes ordinaires sont le frottement des téguments, l'avulsion des poils, l'ir-ritation qu'ils provoquent en repoussant après avoir été rasés, le passage de matières fécales endurcies, la dysen-terie ou une diarrhée ancienne, l'écoulement — qui n'est pas constant, — n'est qu'un suintement d'odeur désa-gréable, mais incolore et léger.

Dans la fistule complète, les fèces sont entourées de pus; il y a, en outre, un flux peu abondant, mais il pro-vient d'une ou de plusieurs ouvertures extra-anales, et, loin de présenter les caractères du muco-pus blennorrhagique, il est, au contraire, sanieux, mélangé de liquides stercoraux, et parfois de gaz. Dans la fistule borgne interne, les déjections sont encore recouvertes de pus, mais il n'est pas d'écoulement proprement dit, excepté lorsque, en introduisant le doigt dans le rectum, on comprime le foyer intestinal et qu'on le vide. L'écoulement purulent de la fistule borgne externe s'échappe d'une ouverture située près de l'anus et non pas du rectum.

La fissure anale ne fournit qu'un suintement peu considérable dont il est facile de voir la source, ou du moins de la sentir, quand la lésion ne siége pas entre les plis rayonnés.

Les hémorrhoïdes sèches ou morisques s'enflamment, s'excorient, s'ulcèrent parfois et donnent lieu à un peu de suppuration dont il est impossible de ne pas reconnaître l'origine à la simple inspection. D'autres fois les tumeurs hémorrhoïdales congestionnées se phlogosent ; et, qu'il y ait ou non exhalaison sanguine, l'inflammation passe à l'état chronique. En ces cas, il n'est point très-rare de noter par l'anus un flux de mucosités blanchâtres. L'écoulement de ces hémorrhoïdes blanches, comme on les appelait jadis, cette leucorrhée anale n'a aucune ressemblance avec le muco-pus blennorrhagique et naît d'ailleurs au milieu de circonstances qu'on ne peut méconnaître.

Le rétrécissement rectal s'accompagne presque toujours d'ulcérations au delà de la coarctation, et, en deçà, de congestion, d'inflammation de la muqueuse. A la suite de fréquents besoins de défécation, le patient laisse échapper du mucus opaque, filant, glaireux, strié souvent de lignes rougeâtres. Le muco-pus virulent n'offre pas cet aspect, et le toucher, en permettant de reconnaître la lésion organique, démontre la raison de la sécrétion anormale.

Le cancer à sa deuxième période, c'est-à-dire lorsqu'il est ulcéré, détermine, lui aussi, un écoulement par l'anus, mais ce flux cancéreux présente des signes distincts et caractéristiques. Il possède une odeur *sui generis* repoussante; il est sanieux, roussâtre, sanguinolent, mêlé de grumeaux, de détritus organiques. Cet aperçu tout à fait sommaire démontre péremptoirement que la blennorrhagie ano-rectale ne peut être confondue avec aucune de ces affections, par un observateur un peu attentif.

Quant aux chancres rectaux, ils sont incapables, ce nous semble, d'engendrer une erreur.

Qu'il nous suffise, en effet, de rappeler que généralement l'ulcère syphilitique primitif — ce qui simplifie beaucoup le diagnostic — siége à l'orifice anal ou encore sur la face d'un des plis étoilés qui lui sert alors, pour ainsi dire, de base d'induration, et que l'écoulement qu'il provoque est sanieux, roussâtre et fort peu considérable. Si, comme l'a observé Ricord, le chancre était invisible, intra-rectal, le toucher et l'examen au spéculum ani permettraient de le facilement reconnaître. Le chancre simple ou mou a son siége habituel, lui aussi, à l'ouverture anale ou dans les plis rayonnés; et, comme le fait judicieusement remarquer Rollet, il est plutôt placé en avant vers le périnée qu'en arrière. La chancrelle le plus souvent est allongée dans le sens des sillons, rarement elle affecte une forme arrondie ou une disposition transversale. Le chancre mou n'est que peu fréquemment solitaire, ce qui se comprend quand on songe à sa propriété ulcérative et à l'aptitude qu'offrent à l'inoculation les parties avoisinant l'anus. L'écoulement qu'il fait naître, plus abondant que celui du chancre induré, l'est notablement moins que celui de la blennorrhagie; c'est un pus sanieux, mal lié, sanguinolent ou roussâtre.

PRONOSTIC. — Le pronostic de la blennorrhagie ano-rectale n'offre aucune gravité, surtout si l'on fait intervenir un traitement rationnel. Ce qui est le plus fâcheux, c'est l'appauvrissement physique et l'abrutissement moral dans lesquels tombent les prostitués et les prostituées sodomites, chez lesquels on rencontre ordinairement la blennorrhagie ano-rectale.

TRAITEMENT. — Le traitement n'offre aucune difficulté. Il doit être émollient à l'intérieur, antiphlogistique et astringent à l'extérieur. Il consiste dans le repos, les grands bains, les bains de siége, les lavements huileux et simples, les boissons délayantes et légèrement laxatives.

Si l'affection est limitée, on fera une légère cautérisation avec une solution faiblement nitratée ou chlorurée :

℞ Azotate d'argent.......................... 15 centigr.
 Eau distillée................................ 100 gr.
  F. S. A.
℞ Chlorure de zinc........................... 1 gr.
 Eau distillée................................ 100
  F. S. A.

Si la maladie est étendue, on fera bien de recourir d'abord à des injections avec le borate de soude ou avec le sous-nitrate de bismuth :

℞ Borate de soude........................... 10 gr.
 Eau distillée................................ 500
  F. S. A.
℞ Sous-nitrate de bismuth........... .... 50 gr.
 Eau distillée................................ 500
  F. S. A.

Ces moyens suffiront souvent à déterminer la guérison.

Rollet s'est fort bien trouvé de l'emploi des mèches enduites de pommades siccatives au tannin, à la ratanhia, à l'oxyde de zinc.

Les suppositoires, composés de 5 centigrammes à un gramme d'extrait de belladone et de 5 à 8 grammes de cacao, rendront d'excellents services dans le cas de contractions violentes du sphincter et de constipation opiniâtre.

BLENNORRHÉE ANO-RECTALE. — La blennorrhagie ano-rectale devient rarement chronique ; cependant le manque de soins thérapeutiques, la continuation de manœuvres antinaturelles peuvent faire passer l'écoulement anorectal à l'état de blennorrhée.

Dans ce cas, la muqueuse perd sa coloration rouge intense, sans toutefois reprendre sa teinte normale ; la tuméfaction de l'état aigu diminue beaucoup. La douleur redevient un prurit plus ou moins incommode ; le ténesme rectal n'apparaît plus qu'avant et après la défécation. L'écoulement subsiste, mais moins abondant, moins épais ; sa couleur jaune verdâtre a disparu ; ce n'est plus qu'un liquide muqueux, filant, blanchâtre, mêlé de stries jaunâtres.

Les antécédents du sujet, aussi bien que son état présent, mettront sur la voie du diagnostic. Peut-être pourrait-on confondre la blennorrhée ano-rectale avec la présence d'oxyures vermiculaires, qui produisent parfois un écoulement blennorrhoïde. Mais dans le cas d'oxyures, le prurit est intermittent, il n'apparaît guère que le soir ou quelques heures après les repas. De plus, à l'inspection, il est facile de voir les parasites ; et souvent, en se grattant, le sujet ramène un de ces entozoaires sous l'ongle.

Le pronostic n'est grave qu'autant qu'un rétrécissement concomitant est constaté dans le rectum.

TRAITEMENT. — Il faut utiliser les lavements astringents et cathérétiques :

℞ Extrait de ratanhia .... 2 gr.
   Eau distillée................................ 80
       F. S A.
℞ Nitrate d'argent............................ 1 gr.
   Eau distillée 40
       F. S. A.

recourir à l'injection iodo-tannique :

$$\text{Iode} \dots \dots \dots \dots \dots \dots \quad 1 \text{ gr.}$$
$$\text{Tannin} \dots \dots \dots \dots \dots \quad 10$$
$$\text{Eau} \dots \dots \dots \dots \dots \dots \quad 250$$

F. S. A.

faire des insufflations de sous-nitrate de bismuth, qui agissent fort bien en isolant les parois de la muqueuse et en absorbant la sécrétion morbide.

Comme adjuvant, on recommandera un régime laxatif et des douches ascendantes rectales froides.

§ 2. — Accidents et complications.

Accidents et complications. — Érythème de la peau. — Abcès ano-rectaux. — Spermatorrhée. — Rectosthénie.

ACCIDENTS ET COMPLICATIONS. — Les accidents et complications de la blennorrhagie aiguë et chronique de l'anus sont l'érythème de la peau du périnée, du scrotum et des fesses, les abcès de la marge de l'anus, la spermatorrhée et les rétrécissements du rectum.

ÉRYTHÈME. — Contre cet accident, assez fréquent chez les femmes atteintes d'écoulements génitaux et rectaux, et chez les hommes dont l'anus est le siége de la blennorrhagie, on doit conseiller les soins de propreté, l'application de poudres isolantes : fécule de pommes de terre, fécule de riz, amidon, sous-nitrate de bismuth, lycopode, liége pulvérisé. Si l'inflammation cutanée superficielle est rebelle à ces moyens, on ordonnera des onctions avec une pommade alunée ou tannique, ou mieux des applications avec l'une de ces préparations :

℞ Sulfate d'alumine et de potasse............. 10 gr.
   Blanc d'œuf.................................. n° 2.
   Eau de roses................................. 90 gr.
     F. S. A.

℞ Tanin .... 10 gr.
   Gomme arabique pulvérisée................ 20
   Eau 40
     F. S. A.

ABCÈS ANO-RECTAUX. — La chute du rectum, les fissures anales, ne seront pas considérées par nous comme des conséquences de la blennorrhagie. Ces maladies, entre autres causes, reconnaissent évidemment la sodomie passive, et il est tout aussi peu rare de rencontrer chez les vieux sodomites des chutes de la partie inférieure de l'intestin qu'il est fréquent de trouver la fissure anale chez les êtres jeunes à la suite de rapports anormaux. Mais il ne nous semble guère que la blennorrhagie soit pour quelque chose dans la production directe de ces affections.

Les fistules ne nous arrêteront pas non plus ; elles peuvent être consécutives à la blennorrhagie, c'est incontestable ; mais elles ne le sont que d'une façon éloignée et comme corollaires d'un accident que nous allons succinctement étudier : nous voulons dire des abcès ano-rectaux.

La violence de l'inflammation blennorrhagique ano-rectale, les ulcérations que provoque cette phlegmasie peuvent donner lieu au développement d'un phlegmon du tissu cellulaire qui entoure l'anus et le rectum et remplit la loge ischio-rectale. Cette cellulite s'annonce par une douleur plus ou moins vive, pulsative, lancinante dans la région affectée, et se caractérise par de la tuméfaction, de la difficulté dans la défécation qui, ainsi que la miction, provoque de la souffrance. La constipation est un symptôme habituel du phlegmon péri-anal. Rarement la résolution met fin à cette affection ; en général, c'est la suppuration qui survient et ne se fait jour à l'extérieur qu'après avoir détruit le tissu cellulaire voisin dans une certaine étendue et décollé l'intestin et la peau.

Il est rare que les antiphlogistiques puissent amener la résolution du phlegmon, mais ils sont utiles et doivent être employés pour limiter l'affection et circonscrire l'abcès. Quand la collection purulente permettra de percevoir la fluctuation, on donnera issue au pus par une longue incision faite, selon les cas, en dehors ou en dedans du rectum, quelquefois même divisant le rectum et la peau, si l'on craignait la formation d'une fistule.

SPERMATORRHÉE. — L'inflammation de la muqueuse du rectum et de l'anus, l'âcreté de la sécrétion blennorrhagique déterminent une irritation de voisinage ; le prurit et les frottements, qu'il force d'exercer, agacent les nerfs de la région ; ces causes sont largement suffisantes pour déterminer chez l'homme des contractions spasmodiques des vésicules séminales. Que ces causes persistent un certain temps, les réservoirs spermatiques renouvelleront. leurs évacuations et finiront par prendre l'habitude de se contracter *de motu proprio*, même après la cessation des phénomènes morbifiques.

Avant tout, il faut pour guérir la spermatorrhée, supprimer la blennorrhagie ano-rectale, cela suffira souvent. Si le résultat espéré fait défaut, si la spermatorrhée est ancrée dans l'organisme, on s'adressera à l'hydrothérapie locale et générale et à tous les agents capables de modifier l'état d'éréthisme et d'asthénie entretenant la maladie, et que nous ne pouvons signaler en cet endroit.

RECTOSTHÉNIE. — Plus fréquent, a-t-on dit, chez la femme que chez l'homme, le rétrécissement peut être une conséquence de la blennorrhagie ano-rectale. Dans ce cas, il est l'analogue des uréthrosthénies, c'est-à-dire qu'il semble se développer par épaississement, par hypertrophie, et par ce que Guérin a appelé rétraction de la muqueuse, laquelle devient fibreuse ainsi que le tissu cellulaire sur lequel elle repose.

La rectosthénie est ordinairement circulaire, d'une hauteur d'un centimètre environ, et siége à 4, 5 ou rarement 6 centimètres au-dessus de l'orifice inférieur du rectum, d'après Rollet et autres observateurs.

La coarctation est plus ou moins forte ; le doigt de l'observateur ne peut généralement pas la franchir, cependant elle ne va jamais jusqu'au point d'oblitérer complétement le rectum.

A l'examen nécropsique, au-dessus du rétrécissement, dans une hauteur de 10 et même 15 centimètres, d'après le professeur Gosselin, la muqueuse est desquamée, rouge, exulcérée ; au-dessous de la stricture elle est mamelonnée, tomenteuse, boursouflée, injectée, saignante, parsemée de cicatrices d'anciennes ulcérations ou fissures. Ces lésions expliquent la suppuration abondante qui s'écoule par l'anus d'une façon intermittente ou se trouve entraînée par les excréments qu'elle entoure.

Outre les symptômes que l'on peut reconnaître à l'aide de la vue et du toucher, il en est d'autres. Ce sont ou la constipation, qui rend la défécation excessivement douloureuse, ou, le plus souvent, des selles diarrhéiques, liquides, évacuées seulement tous les deux ou trois jours. Ces évacuations, mélangées de pus sanguinolent, jamais de sang pur, donnent lieu à des épreintes rectales intolérables. C'est enfin l'amaigrissement plus ou moins rapide des malades et tous les symptômes généraux présentés par les individus épuisés, qu'une suppuration incessante jette dans le plus profond marasme. Le diagnostic de la rectosthénie n'offre aucune difficulté ; la coarctation ne saurait être confondue avec aucune affection rectale, pas même avec le cancer.

Le pronostic est grave, car la thérapeutique ne possède guère de moyens curatifs certains à opposer aux rétrécissements rectaux ; d'autre part, la rectosthénie peut amener des abcès de la fosse iliaque, des fistules anales et recto-vaginales, etc.

Le traitement du rétrécissement rectal est palliatif et curatif.

Dans le premier cas, il consiste en lavements, en douches ascendantes froides, en injections astringentes ou faiblement cathérétiques. Ces moyens ont pour but de soulager les malades en affaiblissant la douleur et en diminuant la suppuration qui les épuise. On doit joindre à ces agents l'usage des toniques de toutes sortes. Mais, on le comprend, cette thérapeutique est insuffisante, et si l'on veut tenter une guérison durable, il faut user d'une méthode curative plus énergique.

On a conseillé la dilatation, la cautérisation, la scarification et l'incision du rétrécissement.

La dilatation se peut faire à l'aide de mèches cératées dont on augmente graduellement l'épaisseur et que l'on introduit journellement dans la coarctation.

Si la dilatation réussit, ce n'est guère que dans les cas où le rétrécissement est récent et où le tissu qui le forme n'a pas subi la transformation fibroïde.

Nélaton a proposé la dilatation forcée à l'aide des pouces introduits dans le rectum, comme pour l'opération de la fissure par le procédé de Récamier. Mais on devine que, pour ce faire, il est nécessaire que la coarctation ne soit pas trop élevée dans l'intestin. Cooper avait guéri des rétrécissements par un moyen analogue. Il les divulsait brusquement avec des tenettes à cystotomie.

La cautérisation à l'aide d'un porte-caustique est tout à fait insuffisante.

La scarification se fait à l'aide d'un bistouri boutonné,

que guide le doigt de l'opérateur jusque dans le rétrécissement ; de petites incisions fendent superficiellement les parois rétrécies du rectum.

L'incision profonde ne diffère de la scarification que par l'étendue et la profondeur de la plaie, qui doit occuper toute l'épaisseur et la hauteur du rétrécissement. C'est le meilleur mode chirurgical à employer.

Que l'on emploie la divulsion, la scarification ou l'incision, il est de première nécessité, après l'opération, de maintenir la dilation artificiellement à l'aide de mèches cératées, de sondes ou de tout autre instrument.

§ 3. — Des végétations de la région génito-anale de l'homme
et de la femme.

Des végétations génito-anales. — Définition. — Historique. — Synonymie. — Étiologie. — Siége. — Anatomie pathologique. — Symptomatologie. — Marche. — Durée. — Terminaison. — Diagnostic. — Pronostic. — Traitement.

DES VÉGÉTATIONS DE LA RÉGION GÉNITO-ANALE. — Aussi bien chez l'homme que chez la femme, on voit, dans le cours de la blennorrhagie aiguë et surtout chronique du gland et du prépuce, de l'urèthre, de la vulve, du vagin et de l'anus, et plus souvent encore à la suite de cette affection, apparaître et se développer des productions épigéniques, tant sur les muqueuses génitale et anale que sur la peau qui les avoisine. La fréquence de cette complication commune aux deux sexes nous faisait une loi de n'en point parler trop sommairement et de réserver, au contraire, un paragraphe spécial pour tracer l'histoire des végétations.

DÉFINITION. — Les végétations sont les produits de l'hypertrophie des éléments anatomiques qui constituent les papilles du derme muqueux et cutané. Tantôt l'hypertrophie papillaire est consécutive à une congestion, à une stase sanguine : c'est ce que l'on remarque dans l'état de grossesse ; tantôt elle est due à une sorte de subinflammation, à une irritation causée par des sécrétions douées d'une certaine âcreté : c'est ce qui a lieu dans la blennorrhagie.

Nous aurons surtout en vue, ici, les végétations des blennorrhagiques ; toutefois, nous ferons remarquer de suite que les écoulements dont nous venons de faire l'étude ne sont pas les seuls capables de produire les excroissances. Tous les produits de sécrétion qui séjournent un certain temps sur le derme cutané ou muqueux, macèrent l'épiderme et baignent les papilles, sont susceptibles de les hypertrophier et de les faire végéter, de même que les autres causes irritatives, telles que les plaques muqueuses, les ulcérations simples ou chancreuses, etc.

Historique. — Les végétations étaient connues des anciens. Aétius, Galien, Oribase, Empiricus, les Arabes les ont signalées ou décrites sous les noms de thymiæ, de condylomata, de excrescentiæ, de fici, de verrucæ, de sycoses, etc., etc. Mais l'historique des productions épigéniques a subi les mêmes phases, pour ainsi dire, que celui de la blennorrhagie.

Tout d'abord, en effet, on ne reconnaît aux excroissances aucune nature spécifique ; plus tard, on les envisage comme des manifestations de la vérole ; et cette façon de voir a cours jusqu'à la fin du XVIIIᵉ siècle.

A partir de cette époque, quelques auteurs reviennent à l'opinion ancienne ; citons parmi eux Capuron et Bell. Ces auteurs pensent que, s'il existe des végétations syphilitiques, il en est d'autres qui ne le sont pas.

De nos jours, avec juste raison, on va plus loin encore, et sauf quelques rares syphilographes, tous les écrivains sont persuadés que les excroissances papillaires n'ont rien de spécifique.

Cependant, quelques-uns n'affirment pas que les hypertrophies des papilles sont tout à fait indépendantes de la vérole. Ainsi M. Bazin, entre autres, émet l'opinion que, tout en étant une affection locale, l'excroissance dermique a besoin pour se développer de la présence du liquide spécifique, du muco-pus syphilitique. C'est là, toutefois, une erreur que l'expérience démontre journellement.

M. Diday ne croit point à la nécessité proche ou éloignée de la vérole, mais s'efforce d'établir que les végétations se rencontrent chez ceux qui sont ou ont été porteurs de verrues, c'est-à-dire se développent sous l'influence d'une sorte d'idiosyncrasie, d'une prédisposition verruqueuse. Cette théorie n'a pas été confirmée.

Il faut donc croire que, en général, les hypertrophies papillaires ne reconnaissent aucune origine spécifique, chancre infectant, chancrelle, blennorrhagie, mais naissent sous l'influence des causes irritatives dont nous avons parlé.

Synonymie. — Selon leur nature, leur forme, leur couleur, on désigne encore les végétations sous les noms d'excroissances, d'hypertrophies papillaires ou dermiques, de framboises, de fraises, de groseilles, de cassis, de mûres, de cerises, de merises, de fics, de morisques, de verrues, de condylomes, de poireaux, de crêtes de coq et de choux-fleurs.

Étiologie. — Nous avons signalé déjà la stase sanguine par suite de grossesse, d'hémorrhoïdes, de tumeurs quelconques, comme cause de végétations; nous avons noté aussi l'irritation dermique produite par des ulcérations, des chancres, des plaques muqueuses, des sécrétions morbides, bien que ces causes fussent en dehors de notre sujet. Ajoutons que l'étiologie la plus ordinaire des produc-

tions épigéniques est la présence et le contact habituels
du muco-pus blennorrhagique. Citons encore le passage
d'une sécrétion non virulente sur des organes qui viennent
d'être atteints de blennorrhagie ; le défaut de propreté, qui
force les matières sécrétées à stagner sur les muqueuses
et la peau et à les macérer ; enfin nommons les érosions,
les ulcérations, les excoriations, les fissures, qui permettent
à l'écoulement irritant d'agir directement sur les papilles
privées de l'épithélium protecteur.

La fréquence des végétations est plus grande chez la
femme que chez l'homme ; la disposition anatomique des
parties sexuelles procure à la femme cette prédisposition
aux excroissances. Les sécrétions âcres, en effet, baignent
incessamment chez elle la muqueuse génitale, séjournent
en ses replis, s'écoulent sur le haut des cuisses, le long du
périnée et dans le pli interfessier où elles restent un temps
variable avec le degré de propreté de l'individu. Chez
les hommes, ce sont les porteurs de phimosis ou ceux dont
le gland est habituellement recouvert par le prépuce qui
sont le plus souvent atteints de végétations.

Siége. — Les produits épigéniques siégent sur les muqueuses et sur la peau. Disons, sans nous y arrêter, qu'on
les peut rencontrer en divers lieux, à la base de la langue,
au voile du palais, à la luette, au larynx, dans le conduit
auditif, sur la conjonctive, sur la pituitaire, etc.

Leurs siéges de prédilection sont la muqueuse génitale,
la muqueuse anale et la peau qui avoisine ces membranes ;
ce sont d'ailleurs ces parties qui subissent généralement
le contact irritatif des sécrétions blennorrhagiques.

Chez l'homme, c'est surtout dans le sillon balano-posthique, principalement près du frein, qu'on trouve les
excroissances qui, d'ailleurs, se développent aussi sur le
gland, sur le prépuce, autour du méat, dans la fosse naviculaire et plus profondément encore.

Chez la femme, on les remarque, par ordre de fréquence, sur la face interne des grandes lèvres et les deux faces des nymphes, au pourtour de l'anneau vulvaire, au voisinage du méat urinaire, sur les deux parois du prépuce clitoridien, sur le clitoris, à l'entrée du vagin, sur la muqueuse du conduit vaginal, sur le col utérin.

Chez les deux sexes, les plis rayonnés de l'anus, la peau qui les avoisine, le périnée, le sillon interfessier et la partie supéro-interne des cuisses servent de base d'implantation aux productions hypertrophiques.

ANATOMO-PATHOLOGIE. — Si l'on examine avec soin une végétation quelconque, on aperçoit que c'est bien, comme nous le disions plus haut, une papille du derme cutané ou muqueux, dont les éléments se sont développés outre mesure; le microscope y démontre, en effet, les tissus fibreux et vasculaire et la matière amorphe des papilles. Quelquefois l'hypertrophie atteint l'épithélium qui recouvre la papille, surtout quand la végétation occupe un endroit où la couche épithéliale est épaisse; en ce cas la papille n'est que fort peu développée.

Cette différence histologique explique comment certaines excroissances — celles qui sont formées en grande partie de tissu épidermique — grandissent lentement et n'atteignent qu'un petit développement, tandis que d'autres — celles où prédomine l'élément fibro-vasculaire — acquièrent parfois un volume considérable. On pourrait logiquement sur ce fait baser une division des végétations bien tranchée, mais cette classification n'offrirait aucune importance au point de vue thérapeutique.

Ce fait anatomique rend encore compte de la diversité d'aspect et de siége des excroissances. Ainsi les crêtes de coq, les condylomes, les fics, les verrues contiennent davantage de tissu épithélial, sont plus durs et siégent ordinairement sur la peau ou sur la limite de la peau et de la muqueuse anale, sur la surface balano-posthique cutanisée chez des individus à gland découvert habituellement; alors que les choux-fleurs, les fraises, les mûres, les poireaux, dont la trame est constituée par l'élément vasculo-fibreux, végètent surtout sur les muqueuses, s'éraillent facilement, sont d'une mollesse plus grande, excepté dans le cas où, venant saillir au dehors et se mettre en contact avec l'air, leur revêtement épithélial se durcit, s'épaissit et s'épidermise, s'il est possible d'employer ce néologisme.

Nous venons de voir la composition de la végétation primitive, mais il est juste de dire que c'est rarement à cet état de simplicité qu'on rencontre les productions épigéniques; le plus souvent elles sont formées par la juxtaposition, la soudure et la confusion intime d'un plus ou moins grand nombre de papilles hypertrophiées, ainsi que nous allons l'expliquer.

Une papille simple ou composée est frappée d'hypertrophie; à l'aide de la loupe, sur le point irrité et rouge, on remarque une tache légèrement blanchâtre, non saillante, analogue à un petit tubercule qui grossit et s'élève, devient sensible au doigt au bout de quelques jours, bien qu'encore fort peu visible à l'œil nu. Bientôt cette petite élevure apparaît comme un point rougeâtre, augmente de volume et prend la forme d'une granulation. Telle est la végétation élémentaire. Le travail morbide continue-t-il : cette granulation s'allonge, se pédiculise, se renfle à son extrémité libre et constitue ainsi un filament charnu à une seule tête, si la papille était simple, un filament bifide ou trifide, si la papille était composée.

A côté de cette granulation, de ce filament, d'autres granulations, d'autres filaments se développent de la même façon, et bientôt on observe une tumeur de volume, de forme, de couleur variables, formée par la réunion, la jonction, l'enchevêtrement des excroissances primordiales dont l'on peut souvent voir le type primitif en train de croître à côté de la végétation composée.

SYMPTOMATOLOGIE. — Souvent les malades s'aperçoivent qu'ils ont des végétations alors seulement que ces productions sont déjà assez volumineuses. Elles ne produisent, en effet, au début ni gêne ni douleur. A peine peut-on leur reprocher un peu de prurit quand elles siégent en des endroits doués d'une exquise sensibilité, tels que le frein du gland chez l'homme, le prépuce clitoridien chez la femme, les plis étoilés de l'anus et le méat urinaire dans les deux sexes.

A l'examen, les excroissances se présentent sous forme de filaments isolés, de granulations conglomérées ou de tumeurs de volume et de configuration divers.

Implantées sur des parties découvertes ou sur la peau, elles sont, en général, ternes, sales, grisâtres, brunâtres, assez dures, insensibles au toucher et affectent des formes en rapport avec les parties où elles siégent. Ainsi, dans le sillon interfessier, par exemple, elles subissent des pressions latérales et sont, partant, aplaties et en crêtes de coq.

Siégent-elles, au contraire, sur une muqueuse, en dehors du contact de l'air et du frottement des vêtements : elles sont roses, rouges, carminées, sensibles au toucher et prennent la forme de choux-fleurs, de framboises, etc.

Généralement multiples, les végétations ont un volume qui varie de celui d'une tête d'épingle à celui d'une tête de fœtus à terme. Toutefois, en ce cas, on a affaire à la réunion de plusieurs groupes d'excroissances, à une masse végétante composée d'une série de masses plus petites, soudées les unes aux autres d'une façon souvent incomplète, après n'avoir été longtemps qu'en contact.

Si la cause irritative d'où procèdent les hypertrophies subsiste, les productions épigéniques ont une grande propension à s'accroître en volume et en nombre, à s'unir et à se confondre en une ou plusieurs masses végétantes.

La surface de ces tumeurs, lorsqu'elles sont extérieures, est inégale, fendillée, d'un rouge sombre, parfois raboteuse, dure et comme cartilagineuse ; si elles sont intérieures, leur surface est humide, suintante, couverte d'un liquide sanieux, purulent, à odeur fade ou fétide. Dans les deux cas cette surface peut être excoriée ou cuirassée de croûtes brunes, noirâtres, dues à du pus et à du sang desséchés.

L'inflammation envahit quelquefois la végétation à la suite d'une compression, d'un froissement, d'un traumatisme quelconque. Alors elles deviennent rouges, s'indurent par places, se ramollissent sur d'autres points, sont douloureuses, suppurent et peuvent donner lieu à la production d'hémorrhagies ou de bourgeons fongueux. Si la phlegmasie gagne la surface d'implantation, elle peut déterminer la gangrène des excroissances et leur élimination.

Si la cause irritative cesse, les tumeurs végétantes ou se dessèchent et tombent, en laissant à leur place une ulcération qui se cicatrise assez rapidement ; ou encore elles se flétrissent, se racornissent, s'exfolient et disparaissent sans laisser aucune érosion ; mais il n'en est pas toujours ainsi ; le plus souvent les végétations subsistent quand même, soit dans le statu quo, soit en continuant de s'accroître.

Au début, avons-nous dit, un peu de prurit, une vague démangeaison est le seul symptôme des végétations ; quand elles ont acquis un certain développement, on note des troubles fonctionnels divers suivant le siége des tumeurs ; on observe aussi de la douleur augmentée par la pression, les froissements qu'occasionnent les mouvements, la marche et le contact des vêtements, d'où procèdent parfois des ulcérations, des déchirures et des hémorrhagies assez rarement abondantes.

Situées sous le prépuce, dans le cas de phimosis, les productions épigéniques peuvent, par leur extension incessante, comprimer le gland et l'atrophier; à l'entrée du vagin elles rendent le coït douloureux, parfois impossible; autour du méat urinaire elles gênent la miction, dévient le jet urinaire chez la femme, et le forcent à baigner et à irriter la vulve; autour de l'anus, elles déterminent de la difficulté dans la défécation; au périnée enfin et au haut des cuisses, elles font la marche douloureuse et gênent les mouvements des membres inférieurs.

VARIÉTÉS. — La consistance, la coloration et la forme des végétations permettent de les grouper en divers genres. Ces variétés n'ont guère, il est vrai, d'importance au point de vue du traitement, mais leur connaissance offre une certaine utilité diagnostique. Sans nous y arrêter plus qu'il ne faut, nous nous contenterons de dire un mot des principales variétés.

Les excroissances sont sessiles ou pédiculées, selon que la base d'implantation est large ou étroite et seulement en rapport avec un point de la surface d'où elles émergent.

Selon leur consistance on les dit molles ou dures. Ces dernières sont, en général, situées sur la peau ou sur une muqueuse découverte, et en contact avec l'extérieur et les vêtements; elles sont sèches, ne laissent suinter aucun liquide, présentent parfois un aspect verrucoïde et possèdent une surface inégale, granuleuse, raboteuse et fendillée; l'élément épithélial et la matière amorphe constituent une grande part de leur volume.

Les premières siègent sur les muqueuses, en dehors du contact des vêtements et de l'air; elles sont humides, laissent suinter un liquide plus ou moins abondant, plus ou moins odorant; leur surface est douce, polie, rose ou rouge, luisante, fine et très-apte à s'ulcérer, à se déchirer;

l'élément vasculaire l'emporte, dans leur composition, sur l'élément épithélial et la matière amorphe.

La coloration des productions dermiques est loin d'être uniforme. Des végétations, les unes sont grisâtres, ternes, brunâtres, noirâtres, les autres roses, rouges, carminées, bleuâtres, violacées. Les premières sont en général cutanées, les secondes muqueuses. Quand ces dernières forment des masses volumineuses, sortent des cavités qui les renfermaient et viennent saillir à l'extérieur, elles ne tardent pas à prendre une couleur brune, une teinte acajou sale, identique à celle des nymphes dépassant les grandes lèvres chez certaines multipares.

Composées de papilles ou de groupes de papilles hypertrophiées, les tumeurs végétantes affectent des formes nombreuses qui leur ont valu des dénominations particulières et bizarres.

Les fraises, les framboises, les mûres sont des élevures granuliformes, agglomérées et se rapprochant plus ou moins par leur configuration et leur couleur des fruits auxquels on les a comparées.

La cerise, la merise, la groseille, le cassis, petites tumeurs arrondies, rouges ou violacées, présentent l'aspect d'une drupe ou la forme d'une baie.

Les poireaux sont des excroissances linéaires à extrémité libre renflée.

Le chou-fleur est un assemblage, un groupement de poireaux réunis par leurs pédicules et dont les extrémités libres s'épanouissent à la façon d'une ombelle.

Les verrues sont des poireaux soudés dans toute leur longueur et recouverts d'une couche épidermique souvent épaisse.

Les fics, les condylomes présentent une base large, sessile ; composés de papilles hypertrophiées au milieu de fibres cellulaires et de matière amorphe plus ou moins abondante, on les a comparés à la figue et aux condyles articulaires.

Les crêtes de coq, ainsi nommées à cause de leur ressemblance avec l'appendice céphalique des gallinacés, diffèrent peu des variétés précédentes; elles sont aplaties et s'implantent par une base assez épaisse, tandis que leurs bords libres sont plus minces, découpés et comme festonnés.

Toutes ces variétés, nous le répétons, peuvent siéger sur tous les points de la région génito-anale; cependant les végétations molles se rencontrent plus souvent sur les muqueuses vulvo-vaginale et balano-préputiale, dans le cas où le prépuce coiffe le gland; les végétations dures, au contraire, ont pour lieu d'élection la muqueuse anale, son pourtour, le périnée, le haut des cuisses, le bord libre des grandes et des petites lèvres, la surface cutanée du prépuce.

Marche. durée. terminaison. — La marche des végétations est progressive, surtout quand subsiste la cause productive. Elles pullulent avec plus ou moins de rapidité, peuvent envahir toute la muqueuse génitale, former des masses assez volumineuses pour gêner le fonctionnement de divers organes. Leur durée peut être sans limites; cependant, la cause irritative une fois disparue, on voit parfois les excroissances se flétrir et tomber pour ne plus reparaître; ce qui n'est pas le cas le plus ordinaire, lorsque ces productions ne sont point liées à l'état de grossesse. Une inflammation éliminatrice survient quelquefois, détruit les végétations qui ne reparaissent plus, ou encore la phlegmasie est assez violente pour les gangrener; mais en ce cas, leur destruction n'est que partielle et souvent peu durable.

Enfin les masses végétantes situées, par exemple, sous le prépuce d'un porteur de phimosis, se phlogosent, s'indurent, se ramollissent par places, suppurent, engendrent des fongosités dont le développement gangrène et perfore le prépuce — cela s'est vu plus d'une fois — pour venir s'épanouir à l'extérieur, à travers la perte de substance.

Telles sont les terminaisons des végétations quand l'art n'intervient pas; même, en cette circonstance, les récidives sont fréquentes, si les sujets n'ont aucun soin de propreté et ne s'efforcent pas de tarir les flux, causes premières des productions végétantes.

Diagnostic. — Si ce n'est tout à fait au début — et alors l'erreur ne présente aucun inconvénient — le diagnostic est généralement facile.

Cependant, dans les cas de végétations ulcérées et enflammées, siégeant sur certains organes, il faut parfois quelque attention pour ne pas se tromper.

En effet, une masse charnue, laissant suinter un liquide purulent, sanieux, fétide, offrant des points indurés et des points ramollis, donnant naissance à des bourgeons fongueux et saignants, peut en imposer tout d'abord pour une affection maligne.

Cette tumeur occupe, si l'on veut, la région balanoposthique; elle a amoindri, atrophié le gland, perforé le prépuce : n'est-on pas en droit de soupçonner un cancer de la verge?

Toutefois le cancer a un début lent et commence par la production d'un seul bourgeon qui augmente de volume, tandis que les végétations ont une marche relativement rapide et sont généralement multiples; aussi ne faut-il pas négliger les commémoratifs. D'autre part, le cancer détermine des douleurs lancinantes, des engorgements ganglionnaires, une teinte cachectique, signes qui font défaut dans le cas d'excroissances enflammées et ulcérées. Notons aussi qu'il est ordinaire, si l'on fait un examen sérieux, de trouver auprès de la masse végétante des hypertrophies papillaires en voie d'évolution qui font rejeter toute idée de cancer. Enfin la tumeur n'est jamais parfaitement une, si l'on a affaire à des végétations, et l'on peut lui distinguer plusieurs lobes plus ou moins soudés. Le doute subsiste-t-il encore : en dernier ressort le microscope jugera la question en montrant les éléments histologiques propres à chacune des affections.

PRONOSTIC. CONTAGIOSITÉ. — Le pronostic des végétations est loin d'être grave ; cependant il ne faut pas toujours le considérer comme bénin.

Il est, en effet, des cas où les masses végétantes volumineuses nécessitent une opération dont on ne peut toujours affirmer l'innocuité. Chez les individus assez pusillanimes pour refuser toute intervention chirurgicale, la suppuration incessante et parfois abondante amène des désordres généraux sérieux, sans parler des troubles fonctionnels que la compression de la tumeur détermine. Enfin la récidive est ordinairement fréquente et parfois il est besoin de revenir souvent à la charge pour débarrasser complétement le malade des productions épigéniques qui répullulent, pour ainsi dire, au fur et à mesure qu'on les supprime.

On a longtemps pensé et écrit que les végétations pouvaient engendrer la syphilis, le chancre mou ou les végétations elles-mêmes, en un mot, qu'elles étaient contagieuses. Il n'en est heureusement rien ; une observation attentive des faits a mis à néant ces affirmations erronées.

Il est possible que des végétations ulcérées et saignantes puissent, si elles siégent sur un individu atteint de syphilis, engendrer la vérole, mais ce n'est là qu'un mode de propagation particulier et non pas un pouvoir contagieux. Nous savons, en effet, que le sang des syphilitiques est apte à transmettre la vérole, de quelque source qu'il vienne : vaccination, menstrues, plaies, etc. La végétation n'est ici qu'une surface émettant du sang armé d'une puissance virulente.

Lorsque l'excision d'une végétation donne lieu à un chancre mou, comme dans les cas signalés par M. Puche et M. Lafont-Gouzy, c'est que du pus chancreux a été déposé sur l'excroissance même et que l'incision ouvre une porte au virus; car il résulte des inoculations nombreuses de Ricord et de M. Rollet que le liquide des végétations n'a jamais produit de chancre, quel qu'eût été le siége de l'excroissance ulcérée ou non.

Enfin, les végétations ne peuvent produire des végétations; elles ne contiennent pas un virus spécial capable d'être inoculé. C'est un fait que les expériences sur lui-même de Melchior Robert ont rendu évident. Cependant Vidal de Cassis a cité le cas d'une femme qui, après un premier rapport avec un homme atteint de végétations, a vu sa vulve devenir le siége de productions épigéniques. Il ne faut voir là qu'une coïncidence. Dans cette observation unique, le fait du rapport sexuel a dû éveiller l'attention de la femme qui portait déjà, sans le savoir, des végétations assez petites sans doute pour passer inaperçues. L'irritation inhérente au premier coït a été le coup de fouet qui les a fait développer rapidement.

TRAITEMENT. — Le traitement des végétations, essentiellement local, est prophylactique et curatif.

La prophylaxie des excroissances papillaires consiste en soins de propreté minutieux et souvent répétés, et dans une thérapeutique rationnelle des écoulements génitaux et anaux.

Le traitement curatif a pour but de faire disparaître les productions hypertrophiques. On obtient ce résultat, soit en employant des substances qui les flétrissent et en déterminent la chute, soit en les détruisant par les caustiques ou en les enlevant à l'aide des instruments tranchants. Il est bien entendu que, pour éviter la répullulation, il est de toute nécessité de faire cesser la cause irritative productrice, c'est-à-dire, ici, les sécrétions pathologiques.

Pour flétrir les végétations on a conseillé un assez grand nombre de substances : tels sont l'alun, le protochlorure de mercure, l'opium brut, l'iodure de fer. M. Desruelles préconisait la teinture d'opium ; Vidal de Cassis se servait de la poudre de sabine associée par parties égales à l'alun calciné ; avant lui, Swédiaur employait les mêmes substances auxquelles il ajoutait l'oxyde de fer ; M. Breschet a utilisé la teinture de thuya, — deux parties d'alcool rectifié pour une partie de thuya. — Le perchlorure de fer à 30° Baumé a donné d'assez bons résultats à quelques praticiens.

Tous ces moyens sont infidèles et presque toujours insuffisants, aussi bien le perchlorure ferrique que la poudre de sabine, quoique cette dernière jouisse d'une grande réputation dans le vulgaire.

Aussi est-il préférable de recourir de suite à la cautérisation, à l'excision ou à l'excision suivie de la cautérisation.

La cautérisation à l'aide du nitrate d'argent en lingot est beaucoup trop superficielle pour amener la destruction des excroissances ; il faut rejeter cet agent et se servir de caustiques plus puissants.

Le fer rouge effraye beaucoup les malades et ne cautérise pas assez profondément, on doit donc le laisser de côté.

Ricord a préconisé l'acide sulfurique associé au charbon ou au safran ; il est d'autres acides qui lui sont préférables.

Marchal utilisait l'acide chromique ; c'est un excellent caustique assurément, mais il demande dans son emploi de grandes précautions. Si l'on se sert, pour l'appliquer, de pinceaux de charpie ou d'ouate, il ne tarde pas à les enflammer, et la flamme peut brûler les parties saines. Ce serait un léger inconvénient; mais l'acide chromique, appliqué sur une surface assez étendue, tout d'abord cause des douleurs prolongées et assez vives pour empêcher le sommeil, il occasionne ensuite des nausées, des vomissements difficiles à arrêter, des diarrhées rebelles, des lipothymies, en un mot, des symptômes graves d'empoisonnement. Cela nous engage à en déconseiller complétement l'usage.

MM. Belhomme et Martin citent un cas de mort survenue à l'hôpital de Lourcine, à la suite de la cautérisation de végétations vulvaires par l'acide chromique.

Le nitrate acide de mercure est journellement employé; cependant, lui non plus n'est pas exempt de danger. Il procure des souffrances vives et qui durent longtemps; quelquefois il détermine de la fièvre, de la salivation et autres accidents de l'intoxication mercurielle.

Il faut en réserver l'emploi pour les petites végétations et n'en appliquer que peu à la fois.

L'acide nitrique anhydre est préférable au nitrate de mercure; il est moins douloureux et agit aussi bien que le sel hydrargyrique.

Il faut veiller à son application et isoler les surfaces saines à l'aide de charpie sèche, de crainte qu'en fusant l'acide azotique ne les cautérise.

De tous les caustiques le meilleur est certainement l'acide acétique pur. Il est à peine douloureux, n'occasionne pas d'accidents, et réussit fort bien. Son pouvoir dissolvant de l'épiderme lui permet de pénétrer la végétation et de la détruire entièrement. C'est donc à cet acide végétal qu'on donnera la préférence, et c'est par lui que l'on devra commencer le traitement des végétations, quitte à lui substituer, si besoin est, un autre mode thérapeutique.

L'excision se fait avec des ciseaux courbes sur le plat; c'est un bon moyen quand l'excroissance est pédiculée ou quand sa base est peu large. On saisit entre les lames de l'instrument la surface d'implantation, et l'on tranche d'un seul coup.

Les ciseaux ne peuvent cependant enlever des masses végétantes volumineuses ; le bistouri les remplacerait avantageusement, en ce cas, si l'on n'avait pas à craindre un écoulement sanguin. Aussi doit-on délaisser la lame, si la tumeur est considérable et sa base d'insertion large et sessile, pour se servir de l'écraseur linéaire, qu'on manœuvrera lentement afin d'éviter toute hémorrhagie.

L'excision, suivie de la cautérisation, s'applique à l'ablation des petites excroissances, lorsque l'on craint de n'avoir pas taillé assez profondément pour éviter la récidive. En ces circonstances, après le coup de ciseaux, on applique sur la plaie un pinceau imbibé d'une solution, à parties égales, de nitrate d'argent ou de chlorure de zinc et d'eau distillée. Cela vaut mieux que d'employer la pierre infernale.

Pour résumer le traitement à opposer aux végétations, nous dirons que l'excision à l'aide des ciseaux suffit lorsque les excroissances sont peu volumineuses et pédiculées ; dans ce cas, après l'ablation, pour plus de sûreté, il est bon de toucher la surface mise à nu avec une solution concentrée d'azotate lunaire ou de chlorure de zinc.

Si les productions épigéniques sont volumineuses et sessiles, on préférera les caustiques, et parmi eux l'acide acétique pur et l'acide nitrique anhydre.

Enfin, quand les végétations forment des masses considérables, on se servira avec avantage de l'écraseur linéaire.

Contre les excroissances verruqueuses, cornées et presque cartilagineuses, on utilisera de suite l'excision avec les ciseaux ou le bistouri.

A-t-on affaire à des malades pusillanimes : On peut

tenter la teinture d'opium, de thuya occidentalis, ou le mélange, à parties égales, de poudre de sabine et d'alun calciné, avant de recourir à un moyen plus actif, plus douloureux, mais plus sûr.

Dans le cas de végétations souspréputiales chez un porteur de phimosis, il est nécessaire de faire l'incision posthique ou la circoncision comme traitement préliminaire.

Aux végétations du conduit urinaire on oppose le traitement des polypes de ce canal. Si les excroissances sont visibles, on les excise et l'on cautérise la plaie ; si elles siégent profondément, on utilise la curette de Leroy ; on tente l'arrachement à l'aide de sondes entrant à frottement dans l'urèthre ; ou, faute de mieux, on s'efforce d'user les productions morbides à l'aide de cautérisations successives avec le porte-caustique ou un endoscope quelconque. La galvano-caustique chimique donnerait à notre avis d'excellents résultats et mérite d'être essayée.

QUATRIÈME SECTION

DES
ÉCOULEMENTS BLANCS NON CONTAGIEUX
PAR LES ORGANES GÉNITAUX,
CHEZ LES DEUX SEXES.

INTRODUCTION

Nous venons de terminer l'étude des flux blennorrhagiques contagieux, de leurs accidents et de leurs complications; mais il nous semble que notre travail serait incomplet si nous nous arrêtions là, et si nous ne faisions pas,
aussi succinctement que possible, l'histoire des nombreux
écoulements qui ont pour source les organes de la généra-
ration et dont les produits ne sont point armés d'une puissance virulente.

Nous avons, à la vérité, parlé déjà de quelques-unes
de ces sécrétions morbides, quand nous nous sommes
occupé du diagnostic des diverses affections blennorrhagiques; toutefois nous n'avons signalé que certains caractères distinctifs propres à empêcher le praticien de confondre une maladie contagieuse avec une autre qui ne
l'était point, et cela dans les strictes proportions que com-
portait notre cadre.

Il nous importait, d'ailleurs, beaucoup de ne nous appesantir qu'autant qu'il était nécessaire sur ces points, de
crainte que des digressions un peu longues ne causassent
une confusion regrettable dans la suite de notre ouvrage,
ou ne nous fissent départir de la ligne méthodique que
nous nous étions tracée.

L'appendice qui va suivre sera, pour ainsi dire, le complément indispensable de l'histoire des affections blennorrhagiques, surtout au point de vue diagnostique, puisqu'il y sera traité des maladies qui peuvent simuler plus ou moins ces états pathologiques.

La connaissance de cette partie de notre livre agrandira l'horizon du lecteur et lui permettra, comme en une vue d'ensemble, de saisir d'un seul coup d'œil toutes les affections génitales, bénignes ou graves, dont les signes saillants et qui éveillent l'attention sont une sécrétion exagérée ou un flux anormal.

Cette section comportera deux chapitres.

Dans le premier, nous étudierons les écoulements spéciaux à l'homme.

Dans le second, nous traiterons des flux propres à la femme.

Quant aux maladies du rectum et de l'anus, nous n'aurons point à nous en occuper.

En dehors de la blennorrhagie, il n'est pas, en effet, d'état pathologique de la région ano-rectale qui se caractérise spécialement par un écoulement blanc; et ce que nous avons écrit plus haut suffit amplement à faire éviter toute méprise et nous dispense de revenir sur cette question.

Nous passerons rapidement sur les maladies peu importantes, et nous nous arrêterons plus volontiers sur celles dont l'étude offre plus d'intérêt, tant à cause de leur fréquence qu'à cause de leur ressemblance avec les affections blennorrhagiques. Chaque fois que cela sera nécessaire, nous indiquerons les moyens thérapeutiques propres à combattre les divers écoulements; nous pensons, en effet, que la guérison est le seul but où doivent tendre toutes les recherches médicales, qui ne sont utiles et fécondes qu'à cette condition.

CHAPITRE PREMIER

ÉCOULEMENTS BLANCS NON CONTAGIEUX SPÉCIAUX A L'HOMME

ARTICLE PREMIER
Uréthrite.

Définition. — Symptomatologie. — Variétés. — Uréthrorrhée. — Étiologie. Causes vénériennes. Causes générales. Causes externes ou directes. — Diagnostic. — Pronostic. — Traitement.

DÉFINITION. — Il faut réserver le terme d'uréthrite à l'inflammation simple, non blennorrhagique, non contagieuse de la muqueuse du canal excréteur de l'urine.

SYMPTOMATOLOGIE. — Cette maladie ne comporte pas d'incubation ; on ne peut ni ne doit, en effet, donner ce nom au temps qui s'écoule entre l'application de la cause et l'apparition du flux symptomatique. Ce temps est toujours fort court, quelquefois il est nul. Dans l'expérience que fit Swédiaur sur lui-même, il remarqua une évacuation assez considérable de matière puriforme le lendemain matin du jour où il s'était injecté une solution ammoniacale dans l'urèthre, d'où il faut conclure que l'écoulement apparut pendant la nuit. Souvent le flux se montre huit et six heures seulement après l'application de la cause ; nous l'avons vu plus d'une fois survenir moins de deux heures après le passage d'une bougie dans le canal.

Tantôt les signes de l'uréthrite se rapprochent beaucoup de ceux de la blennorrhagie uréthrale ; tantôt — et c'est là l'ordinaire — ils en diffèrent notablement.

Avant tout, l'on peut dire que jamais l'inflammation simple ne présente l'acuïté de la phlegmasie virulente.

Le malade s'aperçoit de son affection soit au linge maculé, sait à la douleur, au chatouillement qu'engendre la miction. Mais cette douleur — quand elle existe — n'a pas l'intensité dont nous avons parlé à propos de l'uréthrite virulente ; elle est supportable, siége ordinairement dans la fosse naviculaire et s'irradie rarement dans la profondeur du canal et encore moins dans les aines et les cordons spermatiques.

Des érections peuvent survenir et se voient même assez fréquemment ; mais elles ne s'accompagnent pas de souffrances intolérables, elles ne se cordent pas, elles n'ont point la durée ni la ténacité de celles de la blennorrhagie ; ce qui tient à ce que l'inflammation est, dans l'uréthrite, beaucoup plus superficielle et, pour ainsi dire, localisée à la fosse naviculaire.

Si l'on examine la verge d'un porteur d'uréthrite, ou bien l'on ne remarque rien de particulier, ou bien l'on note un pénis un peu moins flasque que normalement, dans une sorte de demi-érection assez évidente, mais rarement aussi prononcée que dans la blennorrhagie.

Lorsque cet état congestif existe, le repli préputial offre parfois des signes d'épanchement œdémateux, surtout vers le frein balanique ; les lèvres du méat sont légèrement tuméfiées, rouges et entr'ouvertes.

La pression digitale le long du canal, douloureuse dans la partie qui correspond au gland, ne l'est généralement pas dans les autres portions. Le palper ne donne aucune sensation de nodosités uréthrales.

L'écoulement, avons-nous dit, apparaît dès le début de

l'affection. Au lieu d'augmenter graduellement, il acquiert très-vite son summum de quantité, et cela en deux et même en un seul jour.

Ce flux offre des caractères physiques divers. Rarement il est jaune verdâtre, c'est-à-dire plus purulent que muqueux, excepté dans le cas où l'uréthrite reconnaît pour cause une irritation très-violente, ainsi que dans l'épreuve de Swédiaur, que l'on est trop porté à envisager comme le type de l'uréthrite simple. Le plus souvent, la sécrétion morbide, tantôt minime, tantôt excessivement abondante, est soit d'une coloration blanchâtre peu ou point teintée de jaune, soit d'une couleur opalescente, ou mieux analogue à de l'eau de gomme, peu épaisse, transparente et striée de lignes blanches. Telles sont les variétés d'écoulements muqueux ; ce ne sont pas les plus fréquentes.

Le flux est souvent aqueux, tout à fait séreux, transparent, d'une couleur difficile à préciser, assez semblable à celle de la sérosité citrine foncée de certains épanchements splanchniques, ou mieux analogue à la teinte de la topaze brûlée pâle. Au début de l'écoulement, cette sécrétion est parfois mélangée de sang, principalement quand l'uréthrite provient d'une violence sur l'urèthre, du passage d'un instrument lithotriteur, d'une sonde ou d'une bougie.

Sur huit cas d'uréthrite simple qu'il nous a été donné d'observer, et dont cinq provenaient du cathétérisme, nous n'avons noté que deux fois des envies fréquentes d'uriner, et une seule fois un léger ténesme vésical.

Si nous faisons une réserve pour l'uréthrite produite par des injections caustiques et pour l'uréthrorrhée, nous pouvons dire que l'inflammation simple du canal de l'urèthre a une marche rapide. Après une durée de 8 à 10 jours, souvent beaucoup moindre, exceptionnellement plus longue, la douleur de la miction décroît et disparaît, la verge reprend son volume normal, si elle s'en était écartée, et l'écoulement diminue, puis se tarit. La maladie se termine alors par résolution, terminaison la plus ordinaire, quand la cause productive ne subsiste point. Toutefois si le sujet est dans de mauvaises conditions de santé ou d'hygiène, si la cause première n'a pas été supprimée, l'écoulement se maintient, l'affection devient chronique.

VARIÉTÉS. — La nature et l'aspect de l'écoulement peuvent servir à établir les divisions de l'uréthrite simple. Nous avons parlé de formes muco-purulente et muqueuse et des formes séreuse et séro-sanguinolente, nous n'y reviendrons plus qu'à propos de l'étiologie. Mais nous devons dire un mot d'un flux signalé par M. Diday sous le nom d'uréthrorrhée.

URÉTHRORRHÉE. — Par cette expression, M. Diday a désigné un écoulement blennorrhoïde qui affecte, dès le début, une marche essentiellement chronique, et que, pour notre part, nous n'avons eu l'occasion de voir que deux fois. Dans cette variété, la muqueuse du canal n'est, pour ainsi dire, le siége d'aucune inflammation; sans érections symptomatiques, ni tuméfaction du prépuce, ni congestion pénienne, sans souffrance pendant la miction, ni ténesme vésical, on voit survenir un flux qui s'accompagne d'un peu de prurit, d'une légère démangeaison qu'augmente la sortie de l'urine. Cet écoulement reste identique à lui-même aussi longtemps qu'il dure. Point épais, mais filant un peu entre les doigts, il est transparent, légèrement teinté de blanc. Cette sécrétion est peu abondante et persiste durant des mois, si on ne la combat point, puis finit par disparaître sans laisser de traces ou seulement un peu de sensibilité dans l'urèthre.

ÉTIOLOGIE. — L'uréthrite simple peut être d'origine vénérienne, c'est-à-dire se montrer à la suite d'un rapport intersexuel; mais, nous le répétons, elle n'est pas le fait de la contagion.

Ses causes, tant vénériennes qu'étrangères au coït, sont excessivement nombreuses. Toutes les irritations physiques et chimiques, tous les dérangements organo-pathologiques qui atteignent le canal uréthral ou retentissent sur lui, sont aptes à l'enflammer; mais il est vrai de dire que, parmi les plus fréquentes causes d'uréthrite, il faut ranger les actions irritatives directes sur le canal, seules ou combinées à une prédisposition individuelle aux catarrhes.

Causes vénériennes. — Les lochies, les flueurs blanches qui précèdent ou suivent les règles, la leucorrhée âcre d'où qu'elle provienne, le smegma vulvaire, l'ichor cancéreux, les sécrétions naturelles mais fortement odorantes des femmes brunes ou rousses, le sang cataménial sont autant de matières qui peuvent, par leur contact avec l'urèthre masculin, produire un écoulement blennorrhoïde. L'uréthrite affecte, en ces circonstances, une forme muqueuse. Les menstrues seules seraient, d'après Diday, la cause de l'uréthrorrhée. Les deux cas d'uréthrorrhée observés par nous reconnaissaient cette origine.

Causes générales. — La suppression des croûtes laiteuses, l'éruption dentaire, chez les enfants, s'accompagnent parfois d'un flux capable d'affecter la surface uréthrale, comme elle affecte les autres muqueuses. La bronchite chronique, la fièvre typhoïde ont été accusées, avec raison, de produire un catarrhe aigu de l'urèthre, mais cela est assez rare.

La présence de calculs dans les reins ou la vessie, d'oxyures vermiculaires dans le rectum, une constipation habituelle et opiniâtre ont parfois déterminé le même phénomène. Les diathèses goutteuse, rhumatismale, scrofuleuse, herpétique se sont manifestées aussi par une uréthrite simple. Baumès a cité un cas curieux de cette espèce. Il s'agit d'un individu atteint héréditairement d'une éruption érythémato-vésiculeuse à la partie supéro-interne de la cuisse gauche. Souvent la dartre pâlissait, disparaissait en grande partie ; alors un picotement et une chaleur survenaient dans l'urèthre, bientôt suivis d'un écoulement muco-purulent et blanchâtre, dont la durée subsistait jusqu'à la réapparition de l'éruption fémorale. Nous avons vu, nous aussi, un jeune homme porteur d'un herpès préputial, dont la disparition donnait lieu à un écoulement muqueux peu abondant par l'urèthre, que supprimait une évolution nouvelle de l'herpès.

L'ingestion de la bière, du vin doux, du cidre nouveau en grande quantité, engendre presque aussi souvent un écoulement uréthral que de la diarrhée.

Causes externes et directes. — Le froid humide déterminerait, a-t-on dit, un flux par la verge comme il produit un flux par le nez ; ce n'est pas impossible, mais il faut tenir cette cause en suspicion, car il est évidemment plus difficile à l'urèthre d'être atteint par le froid qu'à la membrane pituitaire ou à la muqueuse vulvaire.

Les injections irritantes faites dans un but préventif ont causé plus d'une uréthrite chez des sujets qui, voulant éviter la blennorrhagie, usaient pour cela de substances caustiques, de solutions concentrées d'alcool, d'eaux de toilette, de vinaigres de fleurs, etc. Ces causes déterminent des uréthrites assez intenses et d'une durée exceptionnellement longue, témoin celle qu'engendra sur Swédiaur l'injection d'une dilution ammoniacale.

L'introduction de corps étrangers en l'urèthre dans un but érotique, la masturbation ont donné naissance à l'uréthrite. Lebel a observé et reconnu cette dernière cause chez un jeune collégien et chez quelques idiots d'un asile départemental : « Ces êtres abrutis — dit l'auteur cité, en sa thèse inaugurale, Paris, 1865 — ne semblaient vivre que pour cette maudite passion ; il coulait à la fois de leur urèthre du sang, du sperme et du pus, et la douleur la plus atroce ne les arrêtait pas. »

Lebel cite aussi le cas d'un ouvrier boulanger de Lyon qui, s'étant masturbé plus de huit fois en une soirée, se présentait le 15 avril 1864 dans le service de M. Gailleton pour un écoulement uréthral accompagné de douleurs en urinant, d'engorgement ganglionnaire et d'érections fréquentes. Un simple traitement antiphlogistique vint à bout en fort peu de temps de cette uréthrite non blennorrhagique. Ce ne sont pas là les seuls cas qui existent dans la science, et pour notre part, nous avons vu plus d'une phlegmasie uréthrale consécutive à des excès de masturbation.

L'excès de coït est une cause fréquente, la plus fréquente même, de l'uréthrite que l'on rencontre chez les jeunes mariés.

Les contusions péniennes, l'introduction d'un cathéter et beaucoup plus souvent d'une bougie ou d'une sonde, même en gomme, sont parfois suivies d'une inflammation de l'urèthre. Nous soignons en ce moment deux spermatorrhéiques — l'un par suite de masturbation, l'autre par suite d'excès sexuels — chez lesquels nous avons, sans le vouloir, développé un écoulement séreux à la première bougie exploratrice que nous avons introduite dans leur canal.

Ce n'est pas la première fois que nous voyons survenir ce phénomène morbide à la suite du passage des bougies, et nous avons cru remarquer qu'il survenait plus fréquemment au printemps et en été que dans les autres saisons de l'année.

Diagnostic. — Nous avons établi déjà le diagnostic différentiel de l'uréthrite simple d'avec l'uréthrite blennorrhagique; nous venons de nous appesantir sur l'étiologie et sur la symptomatologie de l'écoulement non virulent, en comparant cette dernière avec celle du flux contagieux; ce serait nous répéter que de parler encore de cette question.

Nous verrons plus bas que l'hypersécrétion des glandes de Cowper, que la prostatorrhée, que la spermatorrhée ont des caractères tranchés qui éloignent toute confusion.

PRONOSTIC. — L'uréthrite simple est sans gravité. Elle peut guérir seule; à plus forte raison lorsqu'elle est rationnellement traitée. Elle se complique rarement d'accidents — si fréquents dans la blennorrhagie uréthrale — et passe assez peu souvent à l'état chronique. Abandonnée à la nature, l'uréthrorrhée dure longtemps, plusieurs mois, mais sans danger pour le malade, et se termine toujours par la guérison. Enfin la contagion n'est pas à craindre. Dans l'observation de Baumès, dont nous avons cité un extrait, on peut voir que l'individu atteint d'uréthrite herpétique entretenait deux femmes avec lesquelles il cohabitait, concurremment avec plusieurs autres maîtresses, et que jamais il ne leur avait rien communiqué jusqu'au jour où, affecté d'une vraie blennorrhagie, il les contamina toutes.

TRAITEMENT. — Le traitement de l'uréthrite est fort simple; il consiste dans l'emploi des antiphlogistiques, qui suffisent souvent seuls, et dans l'emploi des astringents ou des modificateurs. Point n'est besoin de tenter la douloureuse méthode perturbatrice ou abortive. On doit conseiller les grands bains, ordonner le repos de l'organe malade, c'est-à-dire l'abstinence sexuelle, supprimer la cause quelle qu'elle soit, et s'il y a lieu combattre la diathèse qui entretient l'affection. Si l'écoulement subsiste lorsque l'inflammation s'est éteinte, on fera faire deux à trois injections par jour avec l'une des préparations suivantes :

℞ Tannin.............................. 150 centigr.
　Eau distillée........................ 100 gr.
　　F. S. A.

℞ Alun...................................... 1 gr.
   Eau distillée............................ 100
     F. S. A.
℞ Chlorure de zinc........................ 1 gr.
   Eau distillée............................ 150
     F. S. A.

Contre l'uréthrite chronique et contre l'uréthrorrhée le traitement est le même.

ARTICLE II

Balano-posthite.

*Définition. — Symptomatologie. — Diagnostic. — Pronostic.
Étiologie. — Traitement.*

DÉFINITION. — SYMPTOMATOLOGIE. — L'inflammation non virulente du gland et du prépuce se caractérise par les mêmes symptômes que la phlegmasie balano-posthique blennorrhagique. Dans l'une comme dans l'autre de ces maladies, on note de la rougeur, de la chaleur et du prurit au début, puis de la douleur qui peut être très-intense, ainsi qu'un gonflement œdémateux du prépuce, assez considérable parfois pour déterminer une sorte de bourrelet au milieu duquel se trouve l'ouverture préputiale.

S'il est possible de décoiffer le gland, on aperçoit une muqueuse maculée de plaques rouges très-vives, souvent excoriée, exulcérée ou érodée, recouverte de matière smegmatique et de pus.

En cas de phimosis, le prépuce est gonflé, luisant, et son orifice laisse sourdre goutte à goutte un liquide muco-purulent.

Lorsque l'inflammation est déjà ancienne, cette membrane peut être distendue, rouge, violacée, surtout vers la couronne du gland, et laisse sentir sous elle une sorte de tumeur faussement rénitente. Cette tumeur, que l'on ne confondra pas avec le gland, qui offre une sensation plus dense, plus dure, plus résistante, est formée par des végétations. En ce cas, à cause de la distension occasionnée par l'accroissement lent, mais incessant, des productions épigéniques, l'on voit parfois survenir l'étranglement, la gangrène partielle et la perforation du prépuce.

Lorsque le phimosis complique la balano-posthite, les ulcérations, en se cicatrisant, peuvent donner lieu à des adhérences préputio-balaniques, à une symphisie plus ou moins complète.

Diagnostic. — Il est souvent impossible de savoir si une balano-posthite, succédant au coït, est simple ou blennorrhagique, à moins d'avoir l'occasion d'examiner la femme soupçonnée. L'inoculation seule trancherait la difficulté, mais c'est là un mode de recherche inusité et d'ailleurs inutile au point de vue thérapeutique. Quand l'affection n'est pas consécutive au congrès sexuel, le diagnostic est des plus faciles. Il est nécessaire avant tout de bien se rendre compte de la cause à laquelle rattacher la maladie.

Pronostic. — Le pronostic n'est pas grave en général. La balano-posthite simple, toujours moins violente que la blennorrhagie externe, a une durée de deux à trois septénaires au plus. Les seules choses à craindre sont le passage à l'état chronique, les adhérences vicieuses, l'étranglement, la gangrène et la perforation du prépuce. Cependant le traitement empêche ordinairement la production de semblables accidents.

Étiologie. — Un grand nombre de causes sont aptes à engendrer la balano-posthite simple. Citons de nouveau, puisque nous les avons signalés à propos de l'uréthrite, le coït avec une femme malpropre, atteinte de leucorrhée, de flux lochial, menstruel, cancéreux, les excès de coït, la masturbation; ajoutons les froissements, les frottements, les contusions occasionnées par la marche, les vêtements, la défloration, une atrésie vaginale, les manœuvres sodomiques; notons enfin, avec les diathèses goutteuse, herpétique, rhumatismale et scrofuleuse, le défaut de soins qui laisse s'accumuler le smegma entre le gland et le prépuce, le phimosis complet ou incomplet, les applications irritantes et caustiques et le taxis nécessaire à la réduction du paraphimosis. Assez rare en hiver, la balano-posthite semble avoir sa plus grande fréquence au printemps et à l'automne.

TRAITEMENT. — Il faut recourir d'abord aux antiphlogistiques, puis aux modificateurs locaux. On conseillera donc les grands bains, les bains locaux répétés 4 à 5 fois par jour et composés de liquides émollients, légèrement narcotiques ou résolutifs, tels que les décoctions de mauve, de pavot, de morelle, de guimauve, l'eau blanche, etc. Les applications de sangsues sont très-rarement indiquées.

La phlegmasie tombée, si l'on peut décoiffer le gland, on fera des lotions avec le vin aromatique, un soluté astringent ou modificateur :

℞ Tannin ou alun........................... 2 à 4 gr.
   Eau distillée............................. 100 gr.
     F. S. A.
℞ Chlorure de zinc....................... 125 centigr.
   Eau distillée............................. 100 gr.
     F. S. A.

On isolera le prépuce du gland à l'aide de linge fin, de charpie sèche ou imbibée des liquides médicamenteux précités.

En cas d'insuccès, on pourra, avec avantage, passer légèrement la pierre infernale sur la surface muqueuse.

On a préconisé dans la balano-posthite, et cela rationnellement, l'emploi des poudres isolantes et surtout du sous-nitrate de bismuth, dont l'on saupoudre 3 à 4 fois par jour les parties malades.

Si un phimosis existe, on ordonne les injections intra-préputiales au tannin, au chlorure de zinc, au nitrate d'argent.

L'étranglement est-il à craindre : il faut débrider, ou mieux, faire l'opération du phimosis et traiter ensuite comme ci-dessus. Dans le cas de végétations on agit de même, et l'on remplit les indications que nécessitent les productions épigéniques.

Contre la balano-posthite chronique, délaissant la méthode antiphlogistique préliminaire, on se servira de suite des modificateurs par excellence : chlorure de zinc et azotate d'argent.

De peur de récidive, on conseillera au malade de fréquents soins de propreté; on lui indiquera la cause de l'affection pour qu'il s'efforce de l'éviter ; et enfin, s'il est besoin, on ordonnera un régime capable de modifier son état diathésique.

ARTICLE III

Hypersécrétion des glandes de Cowper.

Considérations physiologiques. — Définition. — Symptomatologie.
Étiologie. — Diagnostic. — Pronostic et Traitement.

CONSIDÉRATIONS PHYSIOLOGIQUES. DÉFINITION. — Le mucus des glandes bulbo-uréthrales sert à plusieurs fins :

peu avant l'éjaculation, il lubréfie l'urèthre pour faciliter la sortie du sperme; durant l'émission séminale, il se mêle à la semence à laquelle il apporte sa viscosité et dont il augmente la quantité; sitôt après l'excrétion spermatique, il humecte de nouveau, comme pour la nettoyer, la muqueuse du conduit uréthral.

A l'état normal, lors de l'éréthisme génital, surtout si l'excitation a acquis son summum d'intensité et dure depuis quelque temps déjà, on peut remarquer au méat urinaire la sortie d'une ou de deux gouttelettes limpides, filantes et visqueuses, constituant le mucus des glandes de Cowper.

C'est là un phénomène naturel, le résultat du fonctionnement physiologique des organes sécréteurs bulbo-uréthraux.

Mais il existe des cas fréquents où le liquide sécrété sort en plus grande abondance qu'il ne le doit, perd une partie de ses qualités, c'est-à-dire devient moins visqueux, moins filant, et n'attend point pour apparaître que l'orgasme vénérien soit à son comble.

Cela constitue un phénomène pathologique, une hypersécrétion que l'on pourrait avec raison considérer comme le premier degré de l'inflammation des glandes de Cowper ou de Méry.

Cependant, en dehors de la blennorrhagie où la phlegmasie arrive souvent jusqu'à la suppuration, l'hypersécrétion bulbo-uréthrale affecte une marche essentiellement chronique.

Cet état anormal, qui n'est pas, à vrai dire, une maladie, est loin d'être aussi rare que le ferait penser le silence des auteurs; nous le croyons fort fréquent au contraire, bien que jamais on ne s'avise d'aller consulter un médecin pour ce fait, à moins d'être uréthromane.

SYMPTOMATOLOGIE. — Quoi qu'il en soit, l'hypersécrétion des glandes bulbo-uréthrales débute sans qu'on s'en aperçoive et augmente peu à peu. Sous l'influence de l'excitation vénérienne, d'un penser érotique, d'un tableau lascif, en un mot d'une érection complète ou quelquefois d'une demi-érection, le sujet sent sourdre hors de l'urèthre un liquide tiède qui s'en vient humecter le linge auquel il fait légèrement adhérer le gland. Quand l'érection cesse, surtout si l'émission spermatique n'a pas eu lieu, quelques grosses gouttes sortent encore du canal.

Dans l'un de ces cas, examine-t-on la verge : on remarque que le gland, au pourtour du méat, est humidifié par une humeur visqueuse et filante; le doigt, promené d'arrière en avant sur l'urèthre, fait apparaître plusieurs gouttes de cette matière muqueuse qui offre une limpidité et une transparence parfaites. Met-on quelque peu de ce liquide sous le champ du microscope; on se convainc que l'on a seulement affaire à de la mucosité pure, exempte de tout élément anatomique en suspension, excepté toutefois chez les individus antérieurement blennorrhagiques : en ces circonstances, on note quelques leucocytes nageant dans le mucus.

L'hypersécrétion bulbo-uréthrale ne s'accompagne d'aucun symptôme autre que la production du liquide glandulaire en plus grande abondance que normalement.

ÉTIOLOGIE. — Les causes productrices de cet état sont l'excitation vénérienne, vive, prolongée, souvent répétée, l'arrêt volontaire et habituel de l'éjaculation, soit dans le coït, soit dans la masturbation, et peut-être une ou plusieurs blennorrhagies antérieures.

DIAGNOSTIC. — Le diagnostic est facile. On ne peut confondre l'hypersécrétion des glandes de Cowper avec un écoulement blennorrhagique, puisqu'elle n'offre pas d'acuïté, ne s'accompagne point de douleur, et puisque le flux diffère par sa nature, par sa quantité et l'époque précise où il se montre, nous voulons dire le moment de l'éréthisme génital. Ces derniers caractères différencient de même l'hypersécrétion de l'uréthrite simple et de ses variétés.

Dans la blennorrhée, qui n'était jadis, pour certains auteurs, qu'un flux des glandes de Cowper plus ou moins profondément modifié, l'écoulement est rarement tout à fait limpide et transparent, du moins d'une manière constante ; il est plus souvent mucoïde, strié de lignes blanchâtres, ou encore blanc, blanc jaunâtre, puriforme. La goutte militaire apparaît surtout le matin ou lorsque la dernière miction remonte à 6 ou 7 heures et non pas à un moment que l'on peut faire naître à volonté, pour ainsi dire, puisqu'il suffit de déterminer une érection. La blennorrhée enfin s'accompagne généralement de symptômes qui font entièrement défaut dans l'hypersécrétion bulbo-uréthrale.

La spermatorrhée est une maladie grave, traînant après elle tout un cortége de symptômes qui la distinguent totalement de l'état qui nous occupe, nous ne nous y arrêterons pas.

L'écoulement de la prostatorrhée n'est pas limpide, transparent, filant, visqueux ; il est, au contraire, blanchâtre, blanc grisâtre, analogue au sperme, qui doit d'ailleurs — on l'oublie trop souvent — au liquide prostatique son aspect particulier. Avec la prostatorrhée existe souvent une hyperesthésie de la prostate, dont il est facile de se rendre compte à l'aide du cathétérisme ou mieux du toucher rectal. Enfin cette dernière maladie s'accompagne fréquemment de douleurs pendant la miction et surtout pendant la défécation.

Pronostic. — Traitement. — Le pronostic de l'hypersécrétion des glandes de Méry est tout à fait bénin. L'état hypersécrétoire subsiste indéfiniment durant l'âge génital, mais sans danger pour le sujet. Peut-être — mais ce n'est là qu'une hypothèse — prédispose-t-il à la cowpérite en cas de blennorrhagie. Cette idée nous a été suggérée par ce fait que deux fois, chez des individus atteints d'inflammation suppurative des glandes de Cowper dans le cours de la blennorrhagie, il nous a été possible de savoir qu'une hypersécrétion bulbo-uréthrale préexistait à l'écoulement virulent. Nous publions cette remarque pour ce qu'elle vaut.

Il n'est aucun traitement à opposer à l'hypersécrétion des glandes de Méry. Tous les moyens curatifs que l'on essayerait : cathétérisme répété, injections astringentes ou cathérétiques, cautérisation avec le porte-caustique, etc., seraient évidemment plus nuisibles que l'état extra-physiologique lui-même, qui n'offre d'intérêt qu'au point de vue des flux génitaux en particulier et de la science en général. Cependant, si l'on voulait tenter quelque chose, on conseillerait les bains, l'iodure de potassium à l'intérieur et surtout la suppression des causes primordiales de l'hypersécrétion.

ARTICLE

Prostatorrhée.

Définition. — Étiologie. — Symptomatologie. — Diagnostic. Pronostic. — Traitement.

DÉFINITION. — On donne le nom de prostatorrhée à l'écoulement par l'urèthre du liquide prostatique, en dehors des conditions normales, c'est-à-dire de l'éjaculation spermatique. Ce liquide est tantôt pur, tantôt mélangé de sang ou de pus, lors surtout qu'il existe des éraillures dès conduits excréteurs de la prostate.

ÉTIOLOGIE. — En général, la prostatorrhée n'est pas la conséquence d'une simple hypersécrétion; elle est, au contraire, liée à l'existence d'une prostatite chronique, survenue d'emblée ou consécutivement à une prostatite aiguë, à des tubercules ou à des calculs prostatiques. Si nous l'envisageons en dehors de la blennorrhagie, dont nous n'avons plus à nous occuper ici, en dehors aussi de la coexistence de produits tuberculeux ou calculeux, nous pouvons avancer que la prostatorrhée reconnaît surtout pour causes la masturbation, les excès de coït et les excitations vénériennes soutenues, répétées et non suivies de l'éjaculation spermatique. Le tempérament lymphatique, les diathèses scrofuleuses, etc., une faiblesse génitale native, l'équitation, la constipation habituelle, les hémorrhoïdes, ainsi que les rétrécissements uréthraux semblent y prédisposer activement.

SYMPTOMATOLOGIE. — Le prostatorrhéique souffre peu; ses fonctions génitales et urinaires se font ordinairement assez bien. Il éprouve seulement une certaine pesanteur au périnée, une douleur vague dans la profondeur de l'urèthre, douleur que la miction et la défécation transforment parfois en chaleur et en élancements dans le petit bassin. Chez le prostatorrhéique les besoins d'uriner sont souvent plus fréquents que chez l'individu sain; il semble que sa vessie se laisse moins bien distendre, qu'elle est plus impressionnable; quant au jet urinaire, il est plus mince et lancée avec moins de force.

Par l'urèthre sort habituellement un liquide blanchâtre ou blanc grisâtre, épais, crémeux, non tenace ni filant et hyalin, comme on l'a annoncé par erreur, mais analogue au sperme. Il est peu abondant et l'on ne peut guère le recueillir à un moment autre que celui qui suit les efforts de la défécation. A cet instant plusieurs gouttes apparaissent successivement à l'orifice uréthral.

L'écoulement n'offre pas toujours l'aspect que nous venons d'indiquer; parfois il est séro-sanguinolent ou encore mélangé de stries jaunâtres, purulentes, ce qui indique soit des éraillures ou des ulcérations fissurales des conduits excréteurs, soit l'existence de tubercules ou de calculs dans la glande.

Diagnostic. — Le diagnostic de la prostatorrhée n'est pas toujours d'une extrême facilité; la blennorrhée et la spermatorrhée ont pu quelquefois en imposer pour cette maladie.

La prostatorrhée, en effet, comme la blennorrhée, peut avoir été précédée d'une blennorrhagie; les douleurs légères durant la miction et la défécation, la chaleur, les élancements au périnée sont des caractères communs aux deux affections. Toutefois l'écoulement blennorrhagique n'apparaît pas en plus grande abondance après la défécation, mais bien le matin ou en général 6 à 8 heures après la miction. C'est là un bon signe différentiel. Ce n'est pas le seul; dans la prostatorrhée le toucher rectal permet de constater une sensibilité notable de la prostate, souvent augmentée de consistance et de volume, caractère absent dans la blennorrhée. Enfin, l'examen des flux au microscope laisse reconnaître — s'il s'agit du fluide prostatique, — non point du mucus plus ou moins mélangé de globules purulents, mais, au contraire, au milieu du sérum : 1° des granulations élémentaires grisâtres; 2° des granulations d'apparence graisseuse, à centre brillant, à contour foncé; 3° des cellules épithéliales cylindriques à cils vibratiles plus ou moins régulières; 4° assez souvent des petites concrétions à lignes concentriques ou calculs prostatiques.

A côté de ces différences nous noterons encore que la prostatorrhée, rare toujours, l'est encore plus avant l'âge de trente ans.

La spermatorrhée, alors qu'elle est diurne, se caractérise par un écoulement qui suit la miction et surtout la défécation, ce qui la rapproche de la prostatorrhée. A la simple inspection, le flux spermatique diffère peu du liquide prostatique, bien qu'il soit en général plus abondant. Mais il n'y a là qu'une analogie grossière qui n'en pourrait imposer qu'à un ignorant. Les pollutions diurnes, en effet, marquent déjà une certaine ancienneté de la spermatorrhée; elles ont été précédées d'émissions nocturnes, s'accompagnent d'impuissance et de tout un ensemble de phénomènes caractéristiques que nous allons voir plus bas.

Cependant, si, dans un cas particulier et rare, le doute subsistait, le microscope en aurait vite raison. On se le rappelle, le liquide prostatique est constitué par un sérum où baignent des granulations à contour foncé, à centre brillant, des molécules granuleuses grisâtres, des cellules d'épithélium cylindrique à cils vibratiles et souvent des concrétions ou calculs à lignes concentriques. Eh bien, en outre de ces éléments on trouve dans le sperme : 1° des cellules épithéliales pavimenteuses; 2° des leucocytes normaux ou hypertrophiés; 3° des sympexions ou plaques variées; 4° si le sperme est refroidi, des cristaux prismatiques, isolés ou étoilés, de phosphate magnésien; 5° des cellules nucléaires ovoïdes; 6° des vésicules mères fertiles ou stériles; 7° enfin, des filaments, mobiles ou non, composés d'une tête aplatie et d'un appendice, cylindrique et s'amincissant à son extrémité ou queue, filaments qui ne sont autres que les éléments fécondants ou spermatozoïdes.

Pronostic. — Le pronostic de la prostatorrhée offre une certaine gravité. Cette affection est, en effet, longue et rebelle au traitement. Le moindre écart de régime, un excès de coït, un abus de boissons spiritueuses, la peuvent transformer en une prostatite aiguë. La prostatorrhée peut être le point de départ d'une hypertrophie, d'une induration de la prostate et même de tuberculisation de cet organe, chez les sujets prédisposés. Enfin elle peut amener la spermatorrhée. Dans un autre ordre d'idées, la prostatorrhée est encore très-fâcheuse ; certains individus atteints de cette affection se croient spermatorrhéiques, deviennent spleenétiques et tombent dans une sorte de folie particulière : la spermatomanie, que termine trop souvent la mort volontaire.

Traitement. — Lorsque la prostatorrhée est de date récente, il faut user contre elle des antiphlogistiques, tels que grands bains, bains de siége prolongés au moins deux heures et répétés journellement, et même sangsues appliquées au périnée.

On exigera le repos des organes sexuels, c'est-à-dire l'abstention du coït et de toute cause d'excitation vénérienne, en même temps qu'un régime sévère et suivi. Si une diathèse quelconque semble avoir quelque influence sur l'entretien de la maladie, on la combattra par les moyens appropriés.

L'affection est-elle ancienne, résiste-t-elle à ce traitement : il faudra recourir aux pommades révulsives, aux vésicatoires, aux moxas, aux pointes de feu sur le périnée et le haut des cuisses, ainsi qu'à l'acupuncture de la prostate. — On conseillera 50 cent. à 1 gramme d'iodure de potassium, par jour, à l'intérieur, l'usage intùs et extrà des eaux sulfureuses, les suppositoires rectaux iodurés, les douches ascendantes rectales froides et les douches en lames sur le périnée.

On relèvera le moral affecté des patients par les distractions, les promenades, les voyages, et surtout par la parole, moyen curatif puissant dont les aliénistes connaissent toute la valeur.

Nous avons omis de parler du cathétérisme, de la cau-

térisation locale, des injections; ce sont, en effet, des
moyens inutiles, sinon dangereux, et qu'il faut proscrire
de la thérapeutique de la prostatorrhée.

ARTICLE V

Spermatorrhée.

Définition. — *Étiologie.* — *Symptomatologie.* — 1° Locale.
2° Générale.—*Diagnostic.*—*Marche.*—*Durée.*—*Pronostic.*—*Traitement.*

DÉFINITION. — La spermatorrhée est une affection génitale grave, caractérisée par l'émission du liquide séminal
en dehors du coït et de la volonté et aussi par l'épuisement
général qui succède à ces pertes.

Cette maladie, plus fréquente que ne croient les praticiens des hôpitaux, qui ont rarement l'occasion de la traiter
dans leurs services, s'attaque surtout aux jeunes gens; en
effet, sur 620 spermatorrhéiques observés par Philips,
531 n'avaient pas passé l'âge de vingt-cinq ans.

ÉTIOLOGIE. — Les causes de la spermatorrhée sont très-
nombreuses; les unes sont générales, les autres locales;
tantôt elles sont solitaires, le plus souvent elles sont multiples et simultanées.

Les causes locales sont celles qui primitivement déterminent une irritation du côté des organes génitaux ou des
organes voisins, irritation qui provoque soit une hyper-
sthénie, soit, au contraire, une hyposthénie génitale capables d'engendrer les pertes de semence, qui se perpétuent
ensuite par une sorte d'habitude morbide.

Parmi ces causes citons en première ligne : la masturbation sous toutes ses formes, — quatre-vingt-quinze sper-

matorrhéiques sur cent ont été ou sont encore manuélisateurs, et les excès vénériens ; puis la blennorrhagie et la blennorrhée, quelquefois l'uréthrite, la cystite du col, la prostatite et la prostatorrhée, les uréthrosthénies, les brides, les polypes, les végétations de l'urèthre, le phimosis, l'accumulation sous-préputiale du smegma, l'herpès, l'eczéma, les éruptions cutanées des organes génitaux.

La constipation habituelle, la fissure anale, les inflammations du rectum, les affections herpétiques du périnée et de l'anus, les oxyures et autres parasites intestinaux, certains aliments et boissons excitants, spermatopés, les médicaments dits aphrodisiaques, les drastiques, le roulis des navires, la trépidation des wagons, l'équitation, tout ce qui peut, en un mot, congestionner le petit bassin, sont dans le cas de produire la spermatorrhée, surtout chez les individus pâles, malingres, chétifs, constitutionnellement faibles, névropathiques, qui ont tout d'abord détérioré leur organisme par des manœuvres solitaires, puis se sont vautrés plus ou moins dans la volupté et la luxure.

Parmi les causes générales, il faut noter une faiblesse congénitale de l'axe cérébro-spinal, le nervosisme chronique avec ses deux éléments distincts : l'éréthisme et l'asthénie, qui peuvent exister séparément ou simultanément, malgré leur antagonisme apparent, l'excès de continence, les travaux excessifs de l'esprit, la vie sédentaire, enfin l'hérédité.

SYMPTOMATOLOGIE. — La symptomatologie de la spermatorrhée est considérable ; nous ne pouvons en donner ici qu'un aperçu sommaire. Les symptômes sont locaux et généraux.

Symptomatologie locale. — Les signes locaux sont les troubles de l'appareil génital, c'est-à-dire les émissions spermatiques en dehors de la volonté et du coït, et les modifications de la semence.

La maladie débute le plus souvent par des pollutions nocturnes que précèdent des érections, qu'accompaguent des images lascives, voluptueuses, agréables, et que termine le spasme vénérien. D'abord éloignées les unes des autres, ces émissions se rapprochent de plus en plus. Bientôt, aux tableaux attrayants succèdent des scènes de lubricité bestiale, des cauchemars terribles ou grotesques, au milieu desquels la perte se produit. Alors, sans la moindre érection, sans le moindre plaisir, le sperme s'échappe. Une susceptibilité des vésicules, une sorte d'atonie locale président aux émissions.

Le sperme a perdu ses qualités physiologiques; il est devenu fluide, aqueux, plus abondant; il sort de l'urèthre presque sans projection; ce n'est plus une éjaculation, ce n'est pas encore tout à fait un bavement.

Telles sont les pollutions nocturnes.

Plus tard, les pollutions nocturnes sont moins fréquentes; elles disparaissent même, et cependant les phénomènes généraux, dont nous parlerons plus bas, loin de s'amender, augmentent d'intensité. C'est que les émissions spermatiques, au lieu de survenir la nuit, se produisent le jour, soit durant les efforts de la défécation, soit à la suite de la miction. Par l'urèthre sort alors la semence, qui peut accompagner chaque garde-robe, sans que le malade s'en rende compte, s'il n'est pas sur ses gardes.

Parfois la plus légère excitation — tout à fait insuffisante chez un homme sain — provoque l'écoulement du sperme. Un simple regard d'une femme aimée, le contact de sa main ou de ses vêtements, sa vue ou le souvenir de sa personne ont engendré l'éjaculation chez des tabescents.

Des draps de lit frais, la vue du mollet d'une femme, même inconnue, l'action de se raser, l'aspect d'un enfant que l'on fouette, etc., etc., ont amené chez d'autres spermatorrhéiques le même résultat.

Enfin, sans causes appréciables, si minimes qu'elles soient, des sujets, rares toutefois, sentent leur sperme s'écouler soit durant la marche, soit durant la station, assise ou debout.

Voilà succinctement les phénomènes locaux de la spermatorrhée.

Symptomatologie générale. — Quant aux phénomènes généraux, qui sont en même temps les conséquences de la maladie, nous ne pourrons ici citer que les principaux, sans nous y arrêter.

Ce sont : une physionomie *sui generis* où l'aspect sombre domine ; du côté des organes générateurs, une diminution de la puissance érectile, la stérilité, l'impuissance ; du côté des appareils digestif et circulatoire, une voracité qui contraste avec l'amaigrissement du sujet, puis de l'anorexie, de la gastralgie, de la dyspepsie, de la diarrhée d'abord, de la constipation plus tard, des palpitations nerveuses du cœur et de la gêne précordiale.

L'appareil phonateur est troublé : la voix est faible, enrouée, aphone quelquefois ; le larynx est le siége d'une inflammation particulière : le clergyman's throat.

L'appareil respiratoire et le système musculaire subissent des modifications plus ou moins profondes dans leurs fonctions. On note, en effet, de l'essoufflement, de la respiration suspirieuse, de la toux nerveuse d'une part ; d'autre part, de la flaccidité des muscles, de la myodynie, de l'incertitude dans les mouvements, des chutes, des tremblements.

Le système nerveux ne reste pas indemne. Le spermatorrhéique devient nervosique, s'il ne l'était pas auparavant ; il acquiert une sensibilité extrême aux agents extérieurs ; il se plaint de névralgies spermatiques, de rachialgies, de fourmillements dans les membres, de douleurs céphaliques, de vertiges, d'éblouissements ; il est

sujet à une agrypnie opiniâtre, ou à un sommeil plus fati-
gant que la veille, troublé qu'il est par des rêves bizar-
rement érotiques ou des cauchemars terrifiants.

Les sens perdent leur netteté : la vue s'affaiblit; du lar-
moiement, de la photophobie, de la myodésopsie tourmentent le tabescent, qui peut même devenir amaurotique.

Le sens de l'ouïe est hyperesthésié ou amoindri, souvent
aussi le siége d'hallucinations, tels que des tintements,
des bourdonnements, des musiques étranges, assez intenses
pour empêcher le sommeil. Le goût, l'odorat, le tact sont
privés de leur finesse physiologique.

Les facultés intellectuelles s'affaiblissent. Le spermatorrhéique est inapte au travail mental; sa mémoire
s'éteint ainsi que son imagination; ses idées deviennent
incohérentes; il ne peut longtemps maintenir son attention sur un sujet; en un mot, son entendement déchoit.

En même temps, ses facultés morales et affectives se
troublent : il est pusillanime, honteux, sans volonté, incapable de se résoudre à quoi que ce soit. Irritable, impa-
tient, égoïste, amant de la solitude, dégoûté profondément
de la société, et surtout des femmes, le tabescent s'abandonne au désespoir, au spleen, au suicide, ou encore devient fou et même assassin.

Telle est la symptomatologie de la spermatorrhée; mais
il est bien entendu que les symptômes cités ci-dessus ne
subsistent pas tous à la fois : ils sont en rapport avec le
degré de la maladie, son ancienneté, et aussi avec l'idiosyncrasie du malade.

Diagnostic. — Le diagnostic de la spermatorrhée est
souvent très-facile; parfois, cependant, il offre de sérieuses difficultés; et, plus qu'on ne le croit, cette maladie
a été confondue avec la blennorrhée et la prostatorrhée,
surtout chez des individus mélancoliques, délirants ou
nervosiques.

Toutefois les commémoratifs, un interrogatoire serré, sérieux et plusieurs fois renouvelé, s'il le faut, serviront à établir de fortes présomptions sur la nature de l'affection; puis l'examen microscopique, fait dans de bonnes conditions, lèvera tous les doutes. La spermatorrhée une fois reconnue, les recherches diagnostiques seront poursuivies dans le but, essentiellement pratique, de retrouver les causes qui ont engendré et celles qui entretiennent les pertes séminales.

MARCHE. DURÉE. — La marche de la spermatorrhée est particulièrement irrégulière; souvent elle est intermittente ou rémittente; en un mot, rien n'est moins précis que l'évolution de cette affection qui peut offrir les exacerbations et les rémissions les plus bizarres; chose facile à expliquer, d'ailleurs, par la multiplicité des causes qui la font naître et subsister.

Sa durée est longue, indéfinie, progressive, et sa terminaison spontanée fort problématique, par ce fait capital que les symptômes, d'abord conséquences des pertes séminales, en deviennent bientôt eux-mêmes des causes efficientes. On a là affaire à un véritable cercle pathologique.

PRONOSTIC. — Le pronostic de la tabescence est grave. Cette maladie complexe nécessite un traitement complexe et difficile et dont la durée met rudement à l'épreuve la patience des praticiens et celle du malade. Parfois la spermatorrhée est tout à fait rebelle à l'action thérapeutique, mais cela est rare. Ses récidives sont fréquentes, lorsque le malade délaisse intempestivement le régime qu'une saine hygiène lui conseille. Abandonnée, enfin, à la nature, elle conduit insensiblement, mais presque fatalement à la folie ou à la mort.

Rationnellement traitée, la tabescence guérit ordinairement; et la guérison est d'autant plus rapide et durable que le début de l'affection est moins éloigné, que le sujet

a conservé plus de résistance nerveuse et qu'il possède plus
intactes ses facultés intellectuelles et morales. Les pertes
séminales de causes locales sont toujours plus accessibles
aux moyens curatifs que celles qui dépendent de causes
générales, et surtout de l'hérédité ou d'une faiblesse génitale native.

TRAITEMENT. — Le traitement de la spermatorrhée
comporte trois indications primordiales : 1° prévenir la
maladie, en évitant ses causes productives ; 2° faire cesser
l'affection, en annihilant les causes qui l'entretiennent ;
3° empêcher la récidive et rendre au tabescent sa vitalité physique, morale et intellectuelle.

Nous ne pouvons, ici, passer en revue les moyens thérapeutiques nombreux que nécessitent les causes diverses
de la tabescence ; cela nous mènerait beaucoup trop loin.
Disons seulement que, souvent, lorsqu'un traitement bien
entendu a fait cesser la cause probable ou reconnue des
pertes séminales, ces dernières ne disparaissent pas, en-
tretenues qu'elles sont alors par une sorte d'habitude
morbide, tenace à l'extrême, par le nervosisme chronique
avec ses deux éléments : éréthisme et asthénie, qui tantôt.
existent isolément, tantôt, au contraire, sont simultanés,
malgré leur antagonisme apparent.

Il est donc nécessaire de combattre cette accoutumance organique avec les agents propres soit à faire cesser l'éréthisme, soit à faire cesser l'asthénie, selon que
l'un ou l'autre domine, soit enfin à détruire ces deux états
morbifiques à la fois.

Les substances qui agissent contre l'éréthisme sont : le
camphre, le lupulin, le seigle ergoté et l'ergotine, la digitale et son alcaloïde, la haschischine, la valériane et son
dérivé le valérianate de zinc, le sulfate de quinine, la belladone, les bromures de potassium, de sodium, de camphre, enfin les bains tièdes ou froids.

Celles qui sont utiles contre l'asthénie sont le fer, l'arsenic, le quinquina, la coca, le chlorure de sodium, la strychnine, la brucine, les frictions sèches, les bains de mer, et l'oxygène en inhalation.

Les agents mixtes, modificateurs puissants mais complexes, capables de dissiper les phénomènes morbifiques inhérents à un excès en même temps qu'à un défaut d'excitabilité nerveuse, sont principalement le bromure de fer, l'ampélothérapie, la médication hydrosulfureuse, l'électrothérapie, le cathétérisme et l'acupuncture.

La guérison obtenue, on doit tracer au sujet une règle de conduite, ordonnée par l'hygiène, pour relever ses forces physiques, intellectuelles et morales et pour éviter une récidive qui ne tarderait pas à apparaître, si le nouveau guéri était abandonné à ses propres instincts (1).

(1) Cet aperçu très-succinct de la tabescence n'est qu'une analyse fort incomplète de notre monographie sur ce sujet, *la Spermatorrhée, traité des pollutions nocturnes et diurnes,* in-8 de 250 pages.

CHAPITRE II

ÉCOULEMENTS BLANCS NON CONTAGIEUX SPÉCIAUX A LA FEMME

ARTICLE PREMIER

Vulvite.

*Définition. — Symptomatologie. — Variétés : — Vulvite érythéma-
teuse. — Vulvite sébacée. — Vulvite des glandes sébacées et des
follicules pileux. — Vulvite des glandes mucipares. — Acné granuleuse des petites lèvres. — Vulvite diphthéritique. — Vulvite
gangréneuse. — Marche. — Durée. — Terminaison. — Diagnostic.
— Pronostic. — Étiologie. — Traitement.*

DÉFINITION. — L'inflammation partielle ou totale de la
vulve, qu'elle soit spontanée ou consécutive au traumatisme ou à un état morbide quelconque, alors que le
virus blennorrhagique n'est pour rien dans sa production,
constitue la vulvite.

SYMPTOMATOLOGIE. — La phlegmasie vulvaire simple
apparaît sitôt après l'action de la cause efficiente, nous
voulons dire sans être précédée d'une période d'incubation. Son début s'annonce par de la démangeaison, ordinairement assez marquée, par une sensation de chaleur
locale vive, quelquefois par de la cuisson et même de la
brûlure, qu'augmentent les attouchements, les mouvements, la marche; en même temps on note sur la muqueuse de la sécheresse et un peu d'éréthisme, qui ne tardent pas à disparaître.

Le revêtement vulvaire est rouge, tuméfié, parsemé çà et là de points plus colorés, qui ne sont autres que les orifices des glandes.

Bientôt à la sécheresse succède une humidité plus que normale, une hypersécrétion qui se change en un écoulement parfois aussi abondant que dans la blennorrhagie et pouvant présenter tous les caractères du flux virulent, sauf la contagiosité.

Les replis muqueux se recouvrent d'une matière blanchâtre, caséeuse, adhérente, surtout quand l'écoulement n'est pas assez considérable pour l'entraîner avec lui au dehors. C'est à la présence de cette production sébacée qu'il faut attribuer la fétidité spéciale de la vulve enflammée.

Lorsque la phlegmasie est arrivée à son apogée, ce qui a lieu rapidement, la miction est pénible, à cause du contact irritant de l'urine sur la muqueuse; les mouvements étendus et la marche occasionnent de la souffrance et déterminent des élancements fort douloureux.

L'inflammation est-elle très-aiguë : on peut rencontrer des érosions, des ulcérations superficielles, rarement un œdème des grandes lèvres ou une adénite inguinale.

Quant aux symptômes généraux, ils sont, la plupart du temps, nuls même chez les enfants, excepté dans les cas de diphthérie ou de gangrène.

VARIÉTÉS. — La phlegmasie occupe, nous l'avons dit, toute la muqueuse vulvaire ou seulement quelques-unes de ses parties; c'est surtout au pourtour de l'anneau vulvaire, sur les grandes lèvres, sur les nymphes et encore à l'entour du méat urinaire qu'elle siége de préférence. L'inflammation, outre la diversité de siége, présente aussi une diversité de nature et d'intensité.

Vulvite érythémateuse. — Tantôt l'affection est toute superficielle et caractérisée, alors, par de la rougeur, du prurit et de la chaleur; l'écoulement fait défaut, ou n'est que fort minime. C'est le degré le plus simple de la vulvite, qui peut ne pas dépasser ces limites. On a donné, avec raison, à cette forme le nom de vulvite érythémateuse.

Vulvite sébacée. —D'autres fois la phlogose atteint principalement les glandules sébacées qu'elle fait sécréter outre mesure. Le sébum forme, en ce cas, surtout au début, des plaques adhérentes autour du clitoris, dans les replis préputio-clitoridiens et nympho-labiaux. Ces plaques simulent assez bien des productions pseudo-membraneuses; cependant, le frottement les détache et permet de voir sous elles non pas des ulcérations, mais une surface non dénudée, rouge, semée de saillies glandulaires, dont on peut, par la pression, faire sortir un produit caséeux identique aux plaques. A. Guérin a nommé vulvite sébacée cette variété qu'il ne faut pas confondre avec la maladie suivante.

Vulvite des glandes sébacées et des follicules pileux. — Nous ne nous attarderons pas sur cette forme, de laquelle nous avons eu l'occasion de parler à propos de la blennorrhagie vulvaire. Virulente ou simplement inflammatoire, elle présente absolument les mêmes caractères symptomatologiques. La différence étiologique seule fait que tantôt cette vulvite est contagieuse, tantôt elle ne l'est pas.

Vulvite des glandes mucipares. — Étudiée sous le nom de vulvite des follicules muqueux par A. Robert, qui l'a vue survenir à la suite d'accouchements laborieux et d'affections utérines, cette maladie est assez fréquemment d'origine blennorrhagique. Elle se caractérise par l'inflammation des glandules muqueuses, surtout de celles du pourtour du méat urinaire et de l'entrée du vagin. Les symptômes sont du prurit et des picotements, une hypersécrétion mucoïde ou muco-purulente peu considérable et la béance des orifices des canaux excréteurs, par lesquels la pression fait sourdre le produit modifié des glandes.

19.

La variété précédente et celle-ci se rencontrent chez les femmes adultes, à cheveux rouges ou noirs, plus souvent dans l'état de grossesse et durant l'été ; elles se terminent rarement par résolution et possèdent, au contraire, une grande tendance à s'éterniser.

Acné granuleuse des petites lèvres. —Peu fréquemment les glandes des nymphes deviennent, elles aussi, le siége de la phlegmasie. Mais lorsqu'elles s'enflamment, elles s'hypertrophient et donnent à la muqueuse un aspect chagriné tout spécial. A la vue comme au toucher, on reconnaît fort bien la saillie des glandes, augmentées de volume, desquelles, toutefois, la pression ne fait sortir aucune substance liquide ou demi-solide. A. Guérin, qui nomme cette vulvite *acné granuleuse des petites lèvres*, fait observer que les élevures glandulaires sont colorées en jaune et émettent des reflets brillants, assez analogues à ceux produits par un réseau de lymphatiques injecté au mercure. Cette forme a peu de tendance à guérir spontanément.

Vulvite diphthéritique. — La diphthérie peut atteindre la vulve, sinon primitivement, du moins d'une façon secondaire ; il est, en effet, fréquent de voir la vulvite pseudo-membraneuse accompagner ou suivre la stomatite couenneuse chez les petites filles. Cette inflammation spéciale de la vulve occasionne de la douleur, du gonflement des parties et souvent l'engorgement des ganglions inguinaux.

L'aspect de la muqueuse est pour ainsi dire caractéristique : on y trouve çà et là des plaques grisâtres, fibrineuses, qui tendent vers les bords libres des lèvres et ont une marche envahissante et rapide. Sous ces productions pseudo-membraneuses, la muqueuse, dépourvue d'épithélium, est rouge, pointillée, ou creusée d'une ulcération superficielle à fond gris. Les exsudations, après leur enlèvement, se reproduisent promptement. Dans la diphthérie vulvaire, l'écoulement est peu abondant, mais il est plutôt sanieux, de mauvaise nature, que franchement muco-purulent.

Quant aux phénomènes généraux, ils offrent plus ou moins d'intensité selon la force de résistance vitale du sujet et le degré d'acuité de la maladie diphthéritique concomitante.

Vulvite gangréneuse. — Une dernière variété de vulvite, spéciale aussi aux enfants débilités, est la vulvite gangréneuse. Affection des plus graves, la gangrène de la vulve s'accompagne de symptômes généraux souvent très-intenses, tels que fièvre avec pouls fréquent et déprimé, dégoût alimentaire, nausées, vomissements, céphalalgie, diarrhée abondante, etc. Localement on remarque, au milieu d'un œdème vulvaire plus ou moins considérable, des plaques rougeâtres qui ne tardent guère à devenir d'une teinte gris sale, puis noirâtre, et à s'entourer d'une aréole inflammatoire, éliminatrice des eschares. La douleur est vive, augmente par les mouvements, les efforts, et s'accompagne de difficulté grande et même d'impossibilité d'uriner. A un moment donné les parties nécrosées se détachent, laissant à nu des ulcérations suppurantes plus ou moins étendues. Alors l'abondance de la suppuration peut déterminer le marasme et la mort; ou bien la cicatrisation s'établit et, selon les pertes de substance et leur siége, engendre des atrésies plus ou moins complètes de la vulve et du vagin.

MARCHE. DURÉE. TERMINAISON. — La marche de la vulvite non blennorrhagique est ordinairement rapide ; cette phlegmasie, dont le début est prompt, arrive vivement à sa période d'état, puis décroît sans tarder ; les symptômes s'amendent et la résolution a lieu.

On peut lui assigner, en général, une durée moitié moindre que celle de la blennorrhagie vulvaire.

Sa terminaison assez fréquente est la guérison, surtout

lorsque l'affection est rationnellement combattue. Assez rarement la vulvite passe à l'état chronique; cependant, il nous faut faire une exception pour certaines variétés, telles que l'acné granuleuse des petites lèvres, la vulvite des glandes mucipares, celle des glandules sébacées et des follicules pileux, qui affectent souvent une allure chronique, ont une durée longue et se montrent rebelles à bon nombre de médications. Quant à la diphthérie et à la gangrène de la vulve, maladies à proprement parler spéciales aux enfants affaiblis et placés dans de mauvaises conditions hygiéniques, on les a vues plus d'une fois avoir pour terme la mort, ou donner lieu à des déformations des parties sexuelles.

DIAGNOSTIC. — Nous ne nous étendrons pas ici sur les caractères qui différencient la vulvite des diverses affections avec lesquelles on a pu la confondre, c'est-à-dire du chancre mou, du chancre induré, des plaques muqueuses, des éruptions d'herpès, d'acné, d'eczéma, de lichen; nous avons eu l'occasion d'élucider ce point au sujet de la blennorrhagie vulvaire. Avec un peu d'attention, d'ailleurs, il est facile de reconnaître la vulvite; ce qui l'est moins, c'est de savoir quelle est sa nature.

La phlegmasie vulvaire est diagnostiquée : a-t-on affaire à une vulvite simple ou à une vulvite blennorrhagique?

Toute idée de blennorrhagie est écartée : est-on en présence d'une vulvite spontanée ou d'une vulvite consécutive au traumatisme, et, dans ce dernier cas, à une violence personnelle ou étrangère?

Pour résoudre la première question, les commémoratifs sont d'une grande utilité. Il est probable, en effet, que l'inflammation est spéciale si aucune des causes dont nous nous occuperons plus bas ne peut être invoquée, si, après une période d'incubation, l'affection survient à la suite d'un coït suspect, si elle suit la marche, par nous indiquée pour la blennorrhagie vulvaire, si elle acquiert un certain degré d'acuité et s'accompagne d'un flux puriforme abondant. Mais il n'est qu'un seul cas, avouons-le, où l'on puisse affirmer, sans crainte, que la maladie est virulente; c'est lorsque l'on reconnaît l'existence d'une uréthrite concomitante.

Le second problème, très-important au point de vue légal, est parfois difficile à résoudre; aussi ne saurait-on recommander trop de réserve au praticien qui doit se prononcer sur cette question.

Après un interrogatoire sérieux et habilement dirigé — en se gardant d'avoir une confiance illimitée dans les réponses des petites filles qui, comme l'a justement avancé A. Guérin, sont loin d'avoir toujours l'ingénuité de leur âge, surtout lorsqu'elles veulent cacher une faute, — le médecin recherchera si l'écoulement vulvaire, par ses caractères présents, coïncide avec l'époque désignée de la tentative de viol. Il recherchera, disons-nous, si le relâchement des parties sexuelles, leur atonie, leur flétrissure, n'indiquent pas des manœuvres habituelles de masturbation ou d'introduction de corps étrangers; si enfin le flux vulvaire n'est pas inhérent aux vices lymphatique et scrofuleux, dont on sait la fréquence. Il visitera avec soin aussi les organes génitaux du prévenu, afin de savoir s'ils ne sont pas dans un état particulier, anormal ou morbide, qui les rend incapables de déterminer les désordres remarqués chez la prétendue victime.

Ceci fait, il aura, non pas une certitude absolue, mais seulement de fortes présomptions, quand l'inflammation vulvaire sera franchement apparente, grâce à la brusquerie des efforts tentés et de la résistance opposée, quand il remarquera des déchirures, des contusions, des ecchymoses aux nymphes, à la fourchette, à l'hymen, aux grandes lèvres, ainsi que des meurtrissures sur d'autres parties du corps : les cuisses, les bras, la poitrine, le visage, etc.

Ce que nous venons de dire se rapporte seulement, on le comprend, au diagnostic de la vulvite ordinaire, et non point à ses variétés dont il est, en général, facile de reconnaître l'identité.

La vulvite des glandes sébacées et des follicules pileux a des signes tranchés qui l'empêchent d'être méconnue. Cependant, il existe des cas où l'on pourrait hésiter entre cette vulvite et une manifestation syphilitique à forme tuberculeuse; mais lorsque l'on a devant les yeux cette dernière affection, il est rare de ne pas rencontrer sur d'autres organes des lésions concomitantes attribuables à la vérole.

La vulvite des glandes mucipares, l'acné granuleuse des nymphes ne peuvent donner lieu à aucune difficulté.

La vulvite sébacée, nous l'avons noté, simule quelquefois assez bien la diphthérie vulvaire; mais cette dernière a une marche envahissante et rapide ; d'autre part, tandis que la plaque de matière sébacée, que l'on peut détacher par le frottement sans rencontrer sous elle de dénudation, occupe les replis muqueux ; les fausses membranes, elles, siégent indifféremment partout et tendent à gagner les bords libres des lèvres. D'ailleurs, la vulvite couenneuse s'accompagne, en général, d'une stomatite de même nature et de symptômes généraux, qui font défaut dans la vulvite sébacée.

La vulvite gangréneuse, spéciale à l'enfance comme la diphthérie vulvaire se différencie de celle-ci par la production d'eschares, entourées d'une aréole inflammatoire, et par son odeur *sui generis*. Si toutefois on doutait de la nature du produit — plaque pseudo-membraneuse ou plaque gangréneuse — on recourrait à l'examen microscopique. L'instrument grossissant permettrait de reconnaître, en cas de gangrène, des éléments histologiques normaux privés de vie ; en cas de diphthérie, au contraire, l'observateur n'aurait sous les yeux que des concrétions fibrineuses.

En résumé, l'on voit que le diagnostic de la vulvite non blennorrhagique n'est pas toujours d'une simplicité exemplaire. Ajoutons pour finir qu'il existe encore une autre cause d'erreur. La vulvite, en effet, n'est pas fatalement une affection solitaire; parfois elle est accompagnée de diverses manifestations morbides, tels que l'œdème, l'érysipèle, les abcès labiaux, les végétations, les éruptions herpétiques, la leucorrhée vaginale ou utérine, etc. Cette simultanéité pathologique doit toujours être présente à l'esprit du praticien sérieux.

Pronostic. — Si l'on excepte la diphthérie et la gangrène vulvaires, on ne s'avance guère en disant que la vulvite est d'ordinaire peu grave. Toutefois, sa bénignité n'est que relative. L'irritation de la vulve et le prurit qui s'ensuit engendrent fréquemment la masturbation chez les petites filles et même chez les femmes; or ce vice, difficile à déraciner, détermine souvent des conséquences que nous avons essayé de montrer dans un livre sur la matière.

D'un autre côté, la vulvite, bien que rarement, peut donner naissance à l'adénite inguinale, aux abcès labiaux; et, si l'on n'y prend garde, le flux peut s'éterniser et engendrer des productions épigéniques; enfin, en se propageant de proche en proche, la vulvite peut provoquer l'apparition d'écoulements vaginaux et utérins, souvent longs à guérir.

Dans la plupart des cas, cependant, la vulvite disparaît avec la cause productrice, ou, si elle persiste après l'ablation de cette cause, elle cède assez rapidement à un traitement approprié. Elle n'a que fort peu de tendance à la chronicité, lorsqu'elle n'est pas sous la dépendance de la scrofule ou du lymphatisme, et quand elle n'affecte pas les formes d'acné granuleuse des nymphes, de vulvite mucipare ou de vulvite des glandes sébacées et des follicules pileux. Quant aux variétés réservées : les vulvites pseudo-membraneuse et gangréneuse, elles sont d'une incontestable gravité.

ÉTIOLOGIE. — Cette partie de l'étude de notre maladie est des plus importantes. L'étiologie, en effet, est un des éléments du diagnostic de la vulvite.

Les causes capables d'engendrer la phlegmasie vulvaire sont nombreuses et fort diverses : les unes dépendent d'un état morbide habituel de l'économie ou d'un état accidentel et passager ; les autres tiennent au traumatisme ou à un défaut d'hygiène.

Parmi les premières, nous rencontrons d'abord les vices scrofuleux et lymphatique, si aptes à engendrer les inflammations muqueuses ; puis nous trouvons les fièvres éruptives — rougeole et scarlatine surtout — et le travail de la dentition, états qui semblent avoir un retentissement tout spécial sur les organes sexuels des petites filles ; viennent ensuite la débilitation générale, très-propre à faire naître la gangrène vulvaire, et la diphthérie buccale suivie trop souvent de diphthérie génitale chez les enfants chétifs et affaiblis. Notons encore la constipation habituelle, les hémorrhoïdes et l'état de grossesse qui, en apportant un obstacle à la circulation pelvienne, déterminent une fluxion, une congestion, premier degré d'une phlegmasie future ; enfin, n'oublions pas la propagation par continuité de tissus d'une inflammation vaginale.

En première ligne des causes de nature traumatique et par défaut d'hygiène nous devons placer la masturbation, quelles qu'en soient les formes. Les manœuvres érotiques solitaires ou en commun, fréquemment répétées, occasionnent un afflux sanguin considérable dans les organes sexuels, y déterminent un surcroît de vie, en même temps qu'elles irritent mécaniquement la vulve et affaiblissent l'organisme entier. Après la manuélisation vient la malpropreté, poussée chez certaines femmes aux dernières limites du possible. Cette incurie incompréhensible laisse s'accumuler sur la muqueuse le smegma et les matières poussiéreuses venues du dehors ; ce mélange, des plus irritants par lui-même, provoque en outre du prurit et conséquemment des attouchements et des frottements. A côté de ces causes se rangent les froissements, les contusions de la vulve occasionnés par une marche forcée, par la danse prolongée, par l'exercice du cheval, par la mise en jeu de la machine à coudre, par les démangeaisons d'une éruption quelconque ou la présence d'oxyures vermiculaires venus du rectum.

Citons aussi l'introduction de corps étrangers dans la vulve, l'intromission d'un pénis en disproportion avec les organes féminins, les tentatives de viol, les efforts de la défloration consentie, les excès de coït. Que de fois ne rencontre-t-on pas chez une nouvelle épousée une vulvite aiguë en même temps qu'une uréthrite chez l'époux, affections des moins virulentes qui n'ont d'autre origine que l'incontinence sexuelle de la lune de miel !

Ce n'est pas tout encore ; il faut accuser, avec raison, les accouchements longs et laborieux, les manœuvres obstétricales, les opérations pratiquées sur la vulve, l'application d'un caustique sur la muqueuse vulvaire ; l'action sur cette membrane d'une matière âcre provenant du vagin, de la matrice, de la vessie, du rectum, tels que les écoulements leucorrhéiques, l'ichor cancéreux, l'humeur des plaques muqueuses, l'urine qui vient baigner incessamment la vulve dans les cas d'incontinence ou de fistule, les évacuations stercorales quand l'intestin communique avec les organes génitaux. Citons enfin les soins de propreté exagérés, l'usage des lavements drastiques, l'abus des bains de pieds, l'emploi habituel de la chaufferette, la position assise constante et la station couchée prolongée.

TRAITEMENT. — Le traitement de la vulvite est, sauf dans quelques cas particuliers, généralement facile. Il consiste en la suppression de la cause, en l'emploi des antiphlogistiques et des isolants, quelquefois en l'usage des astringents et des modificateurs de la vitalité locale.

Les lotions émollientes, les bains de siége et surtout les bains généraux, ainsi que le repos, donnent un résultat rapide et presque inattendu, dès que la cause a cessé d'agir.

Quand la vulvite s'accompagne d'une production abondante de matière sébacée, les bains, les cataplasmes, les lavages ne suffisent pas toujours à enlever le sébum, dont nous avons signalé l'adhérence à la muqueuse ; en ce cas, on se sert avec avantage de lotions avec l'eau savonneuse ou mieux avec une solution alcaline d'ammoniaque ou de potasse, la suivante, par exemple, dont l'action dissolvante est des plus efficaces :

℞ Carbonate de potasse...................... 4 à 10 gr.
   Eau distillée............................. 500
     F. S. A.

Si l'écoulement vulvaire est notable, on conseille l'application locale de linges fins, de charpie sèche, de poudres de lycopode, de liége, de sous-nitrate de bismuth, ou de fécules de pommes de terre et de riz, en ayant soin d'en recommander un renouvellement fréquent.

Dans le cas où le flux génital, durant depuis quelque temps, a ramolli, macéré la muqueuse, il est bon de redonner du ton aux organes par l'emploi d'une solution astringente telle que l'eau blanche, l'eau tannique, l'eau alunée, la décoction de tan, de ratanhia, de quinquina, etc.

Les moyens précités viendront facilement à bout de la vulvite ordinaire et de la variété sébacée ; ils agiront de même sur l'acné granuleuse des nymphes, si l'on continue le traitement assez longtemps, et si l'on insiste surtout, comme le recommande A. Guérin, sur le repos et sur l'emploi des cataplasmes de fécule de riz ou de pommes de terre. La vulvite des glandes sébacées et des follicules pileux se guérit très-bien sous l'influence des bains alcalins, lorsque les antiphlogistiques n'ont eu que peu d'action sur elle. Mais la vulvite des glandes mucipares cède rarement aux médications précédentes.

Il vaut donc mieux tenter de suite les applications modificatrices au nitrate d'argent ou au chlorure de zinc, et, en cas d'insuccès, faire, dans chaque canal excréteur glandulaire, une injection cathérétique avec la seringue de Pravaz, ainsi que nous l'avons établi au sujet de la blennorrhée vulvaire.

Il est bien entendu que si l'affection, quelle qu'en soit d'ailleurs la cause, semblait entretenue par les vices scrofuleux ou lymphatique, il serait nécessaire d'administrer les modificateurs généraux propres à combattre ces états morbides constitutionnels, sous peine de voir inactifs tous les moyens locaux mis en usage.

La gangrène de la vulve nécessite, en même temps que l'usage topique du quinquina, du charbon, des liquides antiseptiques, un traitement interne essentiellement tonique, où les préparations de quinquina et les martiaux, surtout le perchlorure de fer, jouent le principal rôle.

La diphthérie vulvaire réclame localement les applications de chlorure ferrique, les lotions alcalines, la cautérisation avec l'acide chlorhydrique ou avec l'acide acétique, les pansements à la glycérine pure ou phéniquée, et à l'intérieur l'usage des toniques et de l'acide phénique.

ARTICLE II

Vaginite

Définition. — Fréquence. — Étiologie. — Symptomatologie. — Variétés : — Vaginite érythémateuse. — Vaginite ulcéreuse. — Vaginite granuleuse. — Vaginite diphthéritique. — Marche. — Durée. — Terminaison. — Diagnostic. — Pronostic. — Traitement.

DÉFINITION. — La vaginite est l'inflammation d'une partie ou de la totalité de la muqueuse qui tapisse le canal vulvo-utérin ; son caractère saillant consiste en une sécrétion anormale de matière muqueuse, puis muco-purulente, dénuée de pouvoir contagieux.

FRÉQUENCE. ÉTIOLOGIE. — La vaginite, loin d'être rare, est une affection fréquente et de tous les âges. A divers degrés d'acuité et sous des formes différentes, on la rencontre chez les enfants, chez les jeunes filles, chez les femmes pendant l'époque génitale et même après cette période ; toutefois, elle se voit plus communément à certains moments de la vie : lors de la seconde dentition, à l'apparition des menstrues, aux premières approches sexuelles, pendant la grossesse, à la ménopause.

Les causes aptes à engendrer d'une façon plus ou moins directe la phlegmasie de la muqueuse du vagin sont excessivement nombreuses. Afin de jeter un peu de clarté sur cette partie importante de l'étude de la vaginite, nous réunirons ces causes en trois groupes, mais seulement dans un but didactique ; car plusieurs d'entre elles agissent souvent de concert chez le même sujet pour développer la maladie.

1° Les unes dépendent d'un état particulier de l'économie, physiologique ou pathologique, congénital ou acquis, permanent ou passager.

Notons, en premier lieu, le lymphatisme et la scrofule dont tous connaissent la grande aptitude à faire naître les phlegmasies muqueuses. C'est à ces vices organiques qu'il faut souvent rapporter les vaginites des petites filles, vaginites à marche insidieuse, sans grande acuité, ayant beaucoup de tendance à devenir chroniques et à s'éterniser, si l'on n'institue contre elles un traitement approprié.

L'évolution dentaire et surtout la seconde dentition — de 7 à 9 ans — s'accompagnent parfois de divers troubles plus ou moins graves; il est fréquent de noter parmi ces troubles des accidents nerveux, des entérites, des bronchites et plus souvent encore un écoulement vaginal aigu, qui peut être le seul phénomène concomitant de la genèse dentaire.

Comme nous l'avons signalé dans l'étiologie de la vulvite, certaines fièvres éruptives sont accompagnées ou suivies d'inflammation de la muqueuse génitale. La scarlatine est, de toutes, celle durant ou après laquelle on voit apparaître cet accident. Cormach a observé la vaginite comme une complication fréquente dans le cours d'une épidémie de scarlatine.

La première menstruation détermine un orgasme vasculaire des parties génitales très-apte à produire la phlegmasie du vagin.

La grossesse, par l'afflux sanguin qu'elle occasionne dans le pelvis et par l'obstacle qu'elle provoque au retour du sang veineux, est une cause active de vaginite, qui affecte alors une forme spéciale : nous disons la forme granuleuse.

Les hémorrhoïdes, la constipation habituelle, agissent dans le même sens. Il en est de même du prolapsus utérin, qui, en outre de cet effet, détermine une irritation mécanique comme le ferait un corps étranger.

Les matières âcres de la leucorrhée utérine, de l'ichor

cancéreux, en baignant constamment la muqueuse, produisent aussi la phlegmasie vaginale.

Il faut reprocher le même résultat au passage de l'urine et des liquides intestinaux, dans les cas de fistules vésico et recto-vaginales.

A cette place, nous devons citer encore l'irritation causée par la présence du muco-pus provenant d'une métrite ou d'une vulvite, ainsi que la propagation, par continuité de tissus, de l'inflammation de la vulve ou de la matrice.

2° Le deuxième groupe étiologique comprend les causes qui proviennent d'une inobservance des règles de l'hygiène.

Nous y rencontrons l'alimentation insuffisante qui, par la débilitation qu'elle engendre, prédispose aux catarrhes.

L'exposition au froid et à l'humidité agit activement en forçant la muqueuse vaginale à s'enrhumer, s'il est permis d'employer ce mot, comme le fait la muqueuse pituitaire. C'était là l'opinion de Nauche ; et Weikard a rapporté que toutes les élèves d'un couvent de Saint-Pétersbourg, élevées à la rigueur du froid, étaient atteintes d'écoulement par le vagin.

L'usage suranné des chaufferettes, les pédiluves irritants et les lavements drastiques, fréquemment renouvelés, congestionnent le petit bassin et peuvent, avec raison, être accusés de causer la vaginite.

Il en est de même, et pour des raisons semblables, de certains états nécessitant la station assise continue, de la danse pratiquée outre mesure, de l'équitation journalière prolongée.

L'usage de la machine à coudre irrite directement les organes génitaux, y détermine une fluxion constante, engendre les idées érotiques et pousse à la masturbation ; c'est là une cause complexe et fort commune de vaginite.

La masturbation, si répandue et si propre à développer les écoulements génitaux, que Deslandes a écrit que sur cent jeunes filles leucorrhéiques, quatre-vingt-quinze l'étaient par suite de manœuvres onaniques, détermine aussi très-fréquemment la vaginite aiguë, tant par l'irritation mécanique que par l'éréthisme, la congestion et l'affaiblissement organique qu'elle produit.

L'excès de coït possède à peu près la même action que la manuélisation et le même pouvoir morbifique, surtout lorsque les rapprochements ont lieu à une époque peu éloignée des règles, alors que les organes génitaux se trouvent sous l'influence congestive du molimen menstruel.

3° Le troisième groupe de causes comprend toutes celles qui se rapportent au traumatisme et dont, par conséquent, il n'est pas besoin d'expliquer le mécanisme.

Ce sont les tentatives de viol, la défloration consentie, surtout chez des femmes précocement mariées ou chez des jeunes filles qui se livrent au coït avant le complet développement des organes sexuels.

Ce sont encore l'intromission d'un pénis volumineux et en disproportion avec le vagin, l'introduction de corps étrangers dans un but érotique ou autre, le séjour de pessaires, d'éponges, de canules, d'instruments quelconques. Ce sont enfin les accouchements laborieux et longs, les opérations et les manœuvres obstétricales, et les injections chaudes, irritantes ou caustiques.

SYMPTOMATOLOGIE. — Les symptômes de la vaginite simple sont assez semblables à ceux de la blennorrhagie vaginale, et, pour beaucoup de praticiens, tout à fait identiques, au point que les auteurs, qui admettent l'inflammation catarrhale du vagin, n'ont pas cru devoir en établir une description spéciale et distincte.

Cependant, disons de suite qu'il existe des nuances que

l'on saisira facilement si l'on envisage la symptomatologie dans son ensemble pour les deux affections.

Nous avons noté, dans la vaginite blennorrhagique, une période d'incubation constante, d'une durée de 48 à 60 heures, au maximum d'un septénaire; cette période préliminaire fait défaut dans la phlegmasie simple. Cette vaginite, en effet, débute d'emblée, c'est-à-dire sitôt après l'application de la cause occasionnelle. A ce moment, la muqueuse vaginale perd sa souplesse et son humidité; elle devient sèche, tendue, dure, chaude; et l'observateur, ainsi que la femme, peuvent se rendre compte de ce changement d'état.

La vue fait remarquer un autre signe, nous voulons dire l'aspect différent du revêtement muqueux. Normalement, la partie inféro-antérieure du vagin est rose et la partie supéro-postérieure rose-pâle; dans le cas de vaginite, cette coloration tendre est remplacée par une teinte crue, rouge vif, qui peut aller jusqu'au rouge foncé, lie de vin. Sur ce fond uniforme, on trouve des plaques ou des points plus accentués, luisants, surtout à l'entrée du conduit ou dans les culs-de-sac.

La patiente éprouve, mais à un moindre degré que dans la blennorrhagie, une sensation de plénitude, de turgescence, d'éréthisme qui lui fait désirer et même solliciter les rapprochements sexuels; elle accuse aussi des picottements, du prurit qui se peut changer en cuisson et s'accompagner d'élancements douloureux plus ou moins fréquents vers le bassin et les aines.

Deux jours après ces symptômes, rarement plus, souvent moins, la muqueuse devient le siége d'une hypersécrétion. C'est d'abord du mucus opalescent, blanchâtre, laiteux, liquide, en un mot normal. Cet écoulement peut être plus ou moins abondant et conserver les caractères que nous venons d'indiquer, mais il n'en est pas toujours ainsi. Sou-

vent, au contraire, il change de nature, devient blanc, crémeux, jaunâtre, c'est-à-dire muco-purulent, et même parfois, mais rarement, jaune verdâtre, tout à fait purulent.

Il s'accumule dans la fosse naviculaire, s'écoule au dehors, et vient former sur la partie postérieure de la chemise des taches écailleuses, jaunes, plus épaisses au centre
qu'à la circonférence. Examine-t-on de nouveau le vagin à
cette époque : on s'aperçoit que la coloration s'est accen-
tuée, et l'on remarque en même temps des saillies plus
colorées, formées par la tuméfaction inflammatoire des
glandules mucipares — qui existent aussi bien sur la muqueuse vaginale que sur les autres revêtements muqueux,
bien que Robin et Littré refusent au vagin toute glande
muqueuse.

Durant cette période d'état, arrivée plus rapidement
que dans la blennorrhagie, des douleurs se font sentir plus
violentes dans la région et s'irradient dans le bas-ventre
et vers le périnée, en même temps qu'une chaleur âcre
envahit les profondeurs du vagin, affecté d'une sensation
de corps étranger. Les mouvements étendus, la marche,
les efforts de la défécation et de la miction sont pénibles ;
en un mot, tous les symptômes de la vaginite virulente se
montrent, mais atténués, la plupart du temps, et fort
amoindris.

Bientôt et, pour ainsi dire, dès que la phlegmasie a
atteint son summum d'intensité, tous ces phénomènes
s'amendent ; beaucoup plus vite que dans la blennorrhagie,
la douleur décroît, la phlogose s'éteint, l'écoulement redevient muqueux et disparaît, si la cause première de la
maladie n'est plus là pour l'entretenir. L'affection est
terminée. Parfois l'écoulement subsiste en plus ou moins
grande abondance avec ses caractères muqueux, l'affection
est devenue chronique.

Telle est la vaginite simple, c'est-à-dire la plus ordinaire ; mais la maladie vaginale n'est pas toujours semblable à ce tableau ; elle offre quelquefois à l'observateur des variétés qui méritent que l'on s'y arrête un instant.

VARIÉTÉS. — La vaginite non-blennorrhagique peut occuper, nous venons de le voir, tout le conduit vulvo-utérin ; assez souvent, cependant, elle ne s'attaque qu'à une partie de la muqueuse et s'y localise. En ce cas, l'entrée du vagin et le fond du cul-de-sac, surtout du cul-de-sac postérieur, sont les lieux d'élection de la phlegmasie. Nous n'avons rien à noter d'important ou de particulier à propos de ces formes, qu'il nous suffit de signaler ; elles ne diffèrent, en effet, de la vaginite type que par une abondance moins grande de l'écoulement et une atténuation, ainsi qu'une localisation de tous les autres symptômes.

Vaginite érythémateuse. — Parfois la phlegmasie est peu intense ; de la chaleur, de la rougeur, un peu de tension et de turgescence de la muqueuse, qu'accompagne bientôt un flux peu considérable de mucus laiteux sans trace de purulence, caractérisent seuls la maladie. C'est là le degré le plus simple de la vaginite à laquelle convient le nom d'érythémateuse, qui montre bien sa localisation toute superficielle.

Vaginite ulcéreuse. — Lorsque l'inflammation est violente, le séjour du pus sur la surface muqueuse peut excorier, éroder cette dernière, et donner lieu à la formation d'ulcérations fissurales, irrégulières, siégeant tantôt à l'entrée du vagin, tantôt dans les plis transversaux, ou plus souvent dans les culs-de-sac. Ces exulcérations sont légèrement grenues quelquefois ; en général, elles sont lisses, saignantes ou recouvertes de pus concret. Cette variété est fort rare en dehors de la blennorrhagie.

Vaginite granuleuse. — Nous avons déjà parlé de cette affection qui doit son nom à M. Deville et que Ricord appelle *psorélytrie.* Quand elle n'est pas blennorrhagique,

elle est presque spéciale à l'état de grossesse, sans doute
à cause de l'obstacle qu'oppose l'utérus gravide au retour
du sang veineux. Caractérisée par la présence de granulations de la grosseur d'un grain de millet, rouges, confluentes, demi-sphériques, présentant dans leur ensemble
la configuration de la fraise, occupant tantôt l'entrée du
vagin, le plus souvent toute la surface de ce conduit, et
surnageant sur une nappe de pus jaunâtre et crémeux,
la vaginite granuleuse prend, en général, assez vivement
une marche chronique, pendant laquelle l'écoulement
perd son caractère purulent pour redevenir muqueux, et
dure ordinairement autant que la grossesse, à laquelle
elle se trouve liée. Après la délivrance, les granulations
s'affaissent et disparaissent ainsi que le flux morbide.

Cette variété, sinon à son plus haut point d'acuité, est
peu douloureuse et ne s'accompagne que d'un léger prurit,
plus imputable à l'état gravide qu'à la maladie elle-même.

Vaginite diphthéritique. — Cette variété, qui survient,
chez les enfants affaiblis et placés dans de mauvaises conditions hygiéniques, à la suite d'une vulvite couenneuse
et souvent consécutivement à une infection diphthéritique,
offre, par ce fait même, une haute gravité. Localement,
elle se caractérise par une vive rougeur de la muqueuse
vaginale, par de la chaleur, par de la douleur, qu'augmentent encore les contractions spasmodiques de l'anneau
vulvaire et des muscles ano-périnéaux, ainsi que par un
flux de matière muco-purulente, sanieuse, parfois teintée
de sang.

L'examen des parties laisse apercevoir des plaques
pseudo-membraneuses, rougeâtres, grisâtres ou jaunâtres,
reposant, avec plus ou moins d'adhérence, sur un fond
ulcéré, et saignant, lorsque l'on tente l'ablation de l'ex-
sudation fibrineuse, qui, à peine enlevée, se renouvelle
rapidement. Douées d'une marche envahissante et prompte,

ces productions pseudo-membraneuses ont une grande tendance à s'étendre, à gagner la vulve, l'urèthre et la vessie.

La fièvre et les phénomènes généraux de la vaginite couenneuse sont en rapport avec la violence de la maladie vaginale et des affections de même nature dont elle n'est le plus souvent qu'une conséquence.

MARCHE. DURÉE. TERMINAISON. — La marche de la vaginite simple est ordinairement beaucoup plus rapide que celle de la vaginite virulente, ainsi que nous avons eu l'occasion de le dire déjà. La période d'incubation manque d'abord, ensuite la phlegmasie arrive plus vite au stade d'état, et là commence presque aussitôt à décroître, pour disparaître bientôt; alors que dans la blennorrhagie, au contraire, l'inflammation, parvenue au summum d'acuité, reste stationnaire et ne s'amende que lentement. Cependant il arrive quelquefois que la marche de la vaginite simple ressemble, à s'y méprendre, à celle de la vaginite virulente.

La durée de notre maladie est relativement courte, dans la majorité des cas; elle évolue, en effet, en un tiers et même en moitié moins de temps que la blennorrhagie vaginale, quand toutefois aucune cause ne l'entretient et ne la prolonge.

En général, elle se termine par résolution; mais cette règle subit, elle aussi, des exceptions. Toutes choses égales d'ailleurs, une vaginite traumatique ou par défaut d'hygiène a une terminaison plus prompte et plus heureuse qu'une vaginite de causes générales, d'origine lymphatique ou scrofuleuse, par exemple.

La variété granuleuse est assez souvent chronique, et, abandonnée à elle-même, ne disparaît guère qu'avec la grossesse.

La diphthérie vaginale peut avoir une terminaison fatale

lorsqu'elle se généralise, lorsqu'elle affecte un sujet jeune, incapable de résistance vitale et détérioré déjà par une autre manifestation de la maladie pseudo-membraneuse.

DIAGNOSTIC. — Reconnaître une vaginite est chose des plus simples ; la difficulté est de savoir si elle est blennor-rhagique ou non.

La marche, la durée, l'aptitude plus grande à guérir en cas de non-virulence n'offre guère que des nuances peu tranchées pour aider sûrement au diagnostic ; et, d'ail-leurs, il arrive parfois que ces différences sont nulles ; on peut en dire autant du degré d'intensité phlegmasique. C'est donc d'un autre côté qu'il faut chercher les éléments du diagnostic différentiel, c'est-à-dire dans l'étiologie et la concomitance de l'uréthrite.

L'abstention de coït ou des rapports avec un homme reconnu sain, le défaut d'inoculation virulente par les doigts, un linge, un instrument contaminés, éloigneront toute idée de blennorrhagie, s'il est possible de se fier au dire de la malade. Mais en cas de doute sur la véracité des assertions, souvent intéressées, l'absence seule d'une uréthrite concomitante confirmera le diagnostic, puisque nous avons admis en principe que dans la blennorrhagie le muco-pus, en gagnant l'urèthre, lui inocule une inflam-mation spécifique.

D'autre part, il n'y aura plus à douter lorsqu'une des causes de vaginite simple sera patente.

Les variétés de la vaginite se distinguent facilement les unes des autres.

La vaginite des culs-de-sac, peu douloureuse et s'accom-pagnant d'un flux minime, passerait inaperçue souvent, si l'on négligeait d'appliquer méthodiquement le spéculum, ainsi que nous l'avons enseigné à propos de la blennor-rhagie.

La vaginite ulcéreuse est rare ; lorsqu'on la rencontre,

on est en droit de soupçonner la syphilis, qu'il est, d'ailleurs, facile de reconnaître par ses manifestations sur d'autres points du corps : plaques muqueuses, adénopathies indolores, etc., etc.

La vaginite granuleuse ne peut être confondue avec aucune autre maladie. Les végétations n'offrent jamais son aspect uniforme et sa confluence ; même lorsqu'elles sont conglomérées, les productions épigéniques laissent entre elles des espaces occupés par une muqueuse saine, présentent des ramifications, et n'ont pas la coloration rouge vif des granulations demi-sphériques.

La vaginite diphthéritique, par ses fausses membranes, évite toute confusion, toute erreur. Les phénomènes généraux, la concomitance d'une autre manifestation couenneuse, suffisent amplement à la distinguer. Si l'on doutait, cependant, on peut employer une solution alcaline qui dissoudrait les produits fibrineux et, comme contre-épreuve, une solution acide qui racornirait les pseudo-membranes, ou encore faire au microscope l'examen histologique des néoformations.

Pronostic. — La vaginite non-blennorrhagique est peu grave ; nous avons vu qu'elle se termine généralement par la résolution, quand la cause qui l'entretient cesse d'agir ; d'un autre côté, le traitement a beaucoup de prise sur cette affection, qui guérit par les moyens les plus simples, excepté dans des cas heureusement rares.

Cependant, il ne faut pas exagérer sa bénignité. La vaginite est une cause active et efficiente des végétations ; elle peut propager la phlegmasie au col, au corps de la matrice et même consécutivement au péritoine pelvien, c'est-à-dire engendrer des affections sérieuses.

Aussi, au point de vue général, doit-on dire que le pronostic de la vaginite, sans être grave, n'est pas tout à fait bénin.

L'étiologie de la phlegmasie simple du vagin et la forme qu'elle affecte sont des éléments utiles et qui aident singulièrement au pronostic.

La vaginite provient-elle d'un état constitutionnel, congénital ou acquis, mais constant : elle est plus difficile à guérir, plus apte à devenir chronique.

Dépend-elle, au contraire, d'un écart de l'hygiène, d'un traumatisme : sa durée est moindre, sa guérison plus certaine.

La forme érythémateuse est bénigne, ainsi que l'inflammation de l'entrée du vagin ; la phlegmasie des culs-de-sac l'est moins, à cause de son siége plus difficile à médicamenter.

La forme ulcéreuse a de la tendance à s'éterniser et se montre plus rebelle au traitement.

La variété granuleuse affecte une allure chronique, mais disparaît d'elle-même après la grossesse, durant laquelle, d'ailleurs, elle cède assez bien à une médication appropriée.

Quant à la diphthérie vaginale, c'est une maladie fâcheuse, dont la gravité est proportionnelle à l'état général de la patiente, à la concomitance d'une autre affection couenneuse, au degré d'infection diphthéritique du sujet. Lorsqu'elle est purement locale, sa gravité est beaucoup moins considérable.

Nous ne dirons rien ici de la contagiosité, sur laquelle nous nous sommes étendu dans une autre section de cet ouvrage. La vaginite, en dehors de la blennorrhagie, n'est pas virulente, n'est pas contagieuse. Un rapport avec une femme atteinte de vaginite simple laissera l'homme indemne de toute blennorrhagie uréthrale ou balano-postique. La sécrétion vaginale, douée d'une âcreté plus ou moins grande, mise en contact avec la muqueuse génitale de l'homme, pourra quelquefois y développer une inflammation du gland, du prépuce ou de l'urèthre, nous ne le nions point, mais une inflammation simple, comme le ferait une application de tout autre liquide irritant. Ce n'est pas là un écoulement contagieux, une véritable blennorrhagie.

TRAITEMENT. — Le traitement de la vaginite non blennorrhagique comporte deux indications : la première consiste à supprimer la cause qui a occasionné ou entretient la phlegmasie, ce qui suffit parfois pour guérir l'affection ; la seconde consiste à mettre en usage les moyens thérapeutiques les plus propres à hâter la terminaison heureuse de la maladie.

Dans certains cas, la première indication doit précéder la seconde ; dans d'autres, elle peut se contenter de l'accompagner ou de la suivre afin d'éviter les récidives.

La vaginite — on le reconnaît — provient de la présence d'un corps étranger : pessaire, éponge, etc. ? avant tout on supprime ce corps.

L'affection dépend des vices lymphatique, scrofuleux, d'hémorrhoïdes, etc. ? on s'efforce, par les moyens appropriés, de détruire ces causes, c'est-à-dire de combattre l'état morbide, en même temps que l'on oppose à la manifestation locale une médication rationnelle.

Elle est consécutive à une inobservance de l'hygiène? on trace à la malade la conduite qu'elle doit suivre et dont elle ne s'écartera qu'à ses risques.

Le traitement proprement dit est général et local.

La thérapeutique générale consiste à conseiller une alimentation légère et peu abondante, excepté dans des circonstances spéciales, le repos, si c'est possible, ou du moins peu de mouvements étendus, pas de marches longues ni de travaux pénibles, l'abstention d'excitations sexuelles et, à plus forte raison, de rapports coïtaux et de manœuvres onaniques.

En première ligne des moyens locaux à employer contre la vaginite se doivent placer les antiphlogistiques.

Les bains de siége et surtout les grands bains, aidés d'injections émollientes avec les décoctés de mauve, de guimauve, de sureau, de graines de lin, dans lesquels on incorpore de la teinture de belladone, de jusquiame ou d'opium, si les douleurs sont vives, éteindront rapidement la phlogose et calmeront la souffrance. Dans bien des cas, ces moyens tariront même l'écoulement.

Lorsque ce dernier résiste à la méthode antiphlogistique, il lui faut opposer les injections astringentes à l'eau blanche, aux décoctions de tan, de cachou, de ratanhia, aux solutions de tannin ou d'alun.

Cependant il serait imprudent de croire que les injections astringentes donnent toujours le résultat désiré ; tantôt elles sont mal faites, tantôt la matière médicamenteuse ne séjourne pas assez longtemps sur les surfaces malades ou ne les atteint pas, et alors la patiente voit la guérison tarder.

Il est donc préférable de remplacer, le plus souvent, les injections infidèles par le pansement vaginal, c'est-à-dire par le tampon imbibé d'un soluté ou d'un glycérolé astringent, ou encore par le sachet renfermant une substance de même nature.

Dans quelques cas rebelles, mais rares d'ailleurs, il est nécessaire de modifier plus activement la surface sécrétante ; on utilise, dans ce but, une solution de nitrate d'argent ou de chlorure de zinc, que l'on applique ainsi que nous l'avons longuement indiqué à l'article *Blennorrhagie vaginale*, en formulant les doses à employer.

Les diverses variétés de vaginite nécessitent quelques modifications thérapeutiques que nous allons signaler succinctement.

Contre la vaginite érythémateuse, les injections émol-

lientes et les bains de siége, un peu prolongés, suffisent
la plupart du temps.

Pour la phlegmasie de l'entrée du vagin, il existe une
médication rapide et héroïque. Elle consiste à administrer
un ou deux grands bains, après quoi on promène légèrement sur la surface malade le crayon d'azotate d'argent.

La vaginite des culs-de-sac n'a pas de meilleur remède
que le sachet d'alun ou le tampon imbibé d'un glycérolé
tannique; il en est de même de la variété ulcéreuse qui,
en cas d'insuccès par cette méthode, cède vite à la cautérisation avec le pinceau trempé dans un soluté de chlorure
de zinc ou de nitrate d'argent, ou encore dans la teinture
d'iode ou le perchlorure de fer à 30° Baumé.

La vaginite granuleuse disparaît sous l'influence du
pansement vaginal; mais il serait imprudent d'employer
le tampon chez une femme dont l'utérus est gravide. Quand
il y a grossesse, il faut préférer la cautérisation avec le
pinceau imbibé de la solution nitratée, dont l'action est
aussi sûre, plus prompte et moins dangereuse au point de
vue de l'avortement.

La vaginite diphthéritique nécessite : 1° à l'intérieur
l'emploi des préparations toniques reconstituantes : quinquina, martiaux, amers, et des antiseptiques tels que
l'acide phénique; 2° localement, l'application des solutions
alcalines, du perchlorure de fer, les injections et les lavages à l'eau phéniquée ou chargée de permanganate de
potasse, l'insufflation de charbon phéniqué et de poudre de
quinquina.

Après la guérison de la vaginite, afin d'éviter toute récidive, on conseillera une continence sexuelle d'environ un
mois et l'abstention de la danse, de l'équitation, de la machine à coudre, de tout ce qui pourrait, en un mot, exercer une influence fâcheuse, congestive ou irritative, sur les
organes génitaux.

ARTICLE III

Hypersécrétion des glandes vulvo-vaginales.

L'hypersécrétion des glandes vulvo-vaginales est un état intermédiaire entre la maladie et la santé. Ce n'est plus un état physiologique; ce n'est pas, à proprement dire, un état pathologique. Jamais, ou très-rarement, le médecin est interrogé sur le flux exagéré des glandes de Bartholin, flux que les femmes, sauf en quelques cas spéciaux, confondent généralement avec un écoulement leucorrhéique dont elles ne s'occupent que trop peu, à leur grand détriment. Cependant, nous ne pouvons nous dispenser de dire quelques mots de cet état hypersécrétoire, dont la connaissance peut avoir une certaine utilité diagnostique.

Comme son nom l'indique, l'hypersécrétion des glandes vulvo-vaginales consiste en une production exagérée, plus que normale, du mucus des glandes de Bartholin, sans qu'il y ait prurit, cuisson, rougeur, tuméfaction, c'est-à-dire, en un mot, inflammation soit des conduits excréteurs, soit des glandes elles-mêmes.

En l'état physiologique, lors de l'érection, les canaux vulvo-vaginaux laissent sourdre par leurs orifices un peu de mucus clair, limpide, filant, légèrement poisseux, assez semblable à l'eau de gomme, sans opalescence ni stries blanchâtres; mucus doué d'une odeur non pas forte, comme on l'a dit par confusion, mais, au contraire, peu prononcée et analogue à celle qui s'exhale d'une infusion faible et refroidie d'angélique.

Cette humeur sert à lubrifier la vulve et l'entrée du vagin, pour permettre facilement l'intromission du pénis, peut-être aussi pour donner une plus exquise sensibilité à la muqueuse génitale.

Au moment du spasme, probablement à cause de la contraction des muscles périnéaux, il est encore émis une certaine quantité de ce mucus qui, chez quelques femmes ardentes, est projeté dans la vulve et, pour ainsi dire, éjaculé faiblement, grâce sans nul doute au resserrement tonique des fibres des canaux excréteurs, eux aussi participant — cette raison semble en être la preuve — à l'orgasme de toutes les autres parties de l'appareil génital.

L'éréthisme sexuel, le coït sont à la sécrétion vulvo-vaginale ce qu'est un corps étranger sapide à la sécrétion salivaire.

En dehors de l'érection, les glandes de Bartholin ne sécrètent pas, ou du moins pas assez pour que leur produit parvienne dans la vulve.

Tel est l'état ordinaire; cependant, il existe des femmes chez lesquelles cela se passe tout autrement.

Sans orgasme préalable, en dehors du rapprochement sexuel, ces sujets se sentent tout à coup mouillés, plus ou moins abondamment, sous une influence futile en apparence : par exemple au souvenir fugace d'un homme aimé, à l'entente d'un mot grivois, à la lecture d'une phrase lubrique, à la vue d'un geste obscène, d'une statue érotique, d'un tableau de nudité, en un mot sous l'influence d'une excitation légère et incapable chez tout autre de déterminer le moindre effet génital; quelquefois le même phénomène se présente sans que l'on puisse lui attribuer une cause appréciable.

Cela constitue l'hypersécrétion.

Il est une autre forme qui diffère sensiblement de celle qui précède, et se rapproche des pollutions nocturnes chez l'homme.

Dans le sommeil, même après un ou plusieurs rapports intersexuels — nous insistons particulièrement sur ce point, — au milieu d'un songe voluptueux ou d'un cauchemar terrible ou grotesque, tout à coup a lieu une déperdition vulvo-vaginale, qu'accompagne ou non le spasme vénérien.

Nous avons vu deux cas de ce genre, et nous avons succinctement, dans notre traité de la spermatorrhée, rapporté l'observation d'une femme de 29 ans, mariée depuis 10 ans, et chez laquelle ce qu'elle nommait « une perte séminale » se renouvelait fréquemment depuis son mariage, et souvent plusieurs fois en la même nuit, qu'elle eût subi ou non une approche sexuelle.

L'hypersécrétion vulvo-vaginale n'a pas de début précis, affecte une marche essentiellement chronique,.comme la supersécrétion des glandes bulbo-uréthrales et possède une durée indéfinie.

Elle ne trouble nullement les fonctions organiques, ne produit même aucun désordre local ; l'hypertrophie glandulaire, en effet, en dehors d'une inflammation légère, nous semble être une exception.

Les causes de cet état particulier, rare chez les enfants et chez les femmes âgées, et, pour ainsi dire, spécial aux jeunes filles et aux femmes adultes, sont principalement l'abus du coït, les rapports sexuels interrompus et repris plusieurs fois dans le but de prolonger la volupté, la masturbation, presque toujours exercée dans les mêmes circonstances, les lectures érotiques, les pensées lubriques habituelles, toutes causes qui, en produisant une sécrétion longtemps continuée, forcent les glandes vulvo-vaginales à contracter l'habitude anormale de sécréter abondamment.

Il ne faudrait pas confondre cet état avec la supersécrétion du premier degré de l'inflammation des glandes de Bartholin ; ce sont là, pensons-nous, deux entités distinctes.

Le premier degré inflammatoire, en effet, s'accompagne

d'un flux anormal; mais c'est là une sécrétion pour ainsi dire aiguë, temporaire, qui peut s'arrêter et disparaître avec la phlegmasie productrice, ou bien se modifier, devenir muco-purulente, si l'inflammation augmente d'intensité, tandis que l'hypersécrétion, telle que nous l'avons décrite, est un état habituel, chronique et toujours identique à lui-même.

Notre hypersécrétion se doit distinguer aussi de l'excrétion vulvo-vaginale nocturne ou diurne, qui survient chez les femmes continentes, à la suite d'un baiser amoureux, d'un embrassement, d'un contact libidineux, ou chez des femmes passionnées, naturellement portées aux plaisirs et qui s'y livrent journellement.

En ces circonstances l'émission brusque s'accompagne du spasme érotique au milieu d'une véritable érection génitale, de même que les pollutions nocturnes des continents, ou les éjaculations diurnes des hommes ardents auprès d'une femme aimée et depuis longtemps désirée, auprès d'une coquette qui, par des agaceries et des caresses, les amène au paroxysme de l'amour.

Les circonstances dans lesquelles se montre l'hypersécrétion des glandes vulvo-vaginales seraient suffisantes à la faire distinguer des flueurs blanches, si l'on n'avait, pour éviter toute erreur, les caractères physiques du mucus des glandes de Bartholin, qu'il est impossible de confondre avec aucun autre flux génital. Le mucus du col utérin présente seul avec lui quelque analogie; comme lui, il est, en effet, clair, limpide, filant, mais il est plus épais, plus visqueux, semblable à l'albumen de l'œuf et non pas à de l'eau légèrement gommeuse. Le spéculum, d'ailleurs, permet de le voir sortir de l'orifice du col utérin, tandis que le mucus vulvo-vaginal baigne la vulve, et, lorsque par prudence on a essuyé la muqueuse vulvaire, laisse apercevoir sa source au-dessous et en dehors des caroncules myrtiformes, source dont il est possible d'augmenter la production, en comprimant avec le doigt la place occupée par les glandes de Bartholin.

L'hypersécrétion des glandes vulvo-vaginales est un état sans aucune gravité et, bien que sa durée soit longue, inapte à engendrer quelque trouble que ce soit. Nous croyons même que l'hypertrophie des glandes — qui accompagne quelquefois l'hypersécrétion, — lorsqu'elle coexiste, lui est, comme nous le disions plus haut, antérieure, non pas consécutive, et provient plutôt d'une inflammation légère, mais certaine, du tissu glandulaire.

Pas plus que pour l'hypersécrétion des glandes de Cowper, il n'est de traitement pour l'hypersécrétion des glandes de Bartholin. Plutôt que de tenter une médication inutile, il est préférable d'abandonner à la nature cet état supersécrétoire. Tout ce que l'on doit faire, c'est de conseiller à la femme d'éviter les causes qui peuvent entretenir cette habitude anormale, cette suractivité fonctionnelle; et si l'on tient à essayer quelque médicaments, on donnera la préférence à l'iodure de potassium à l'intérieur, en même temps qu'on prescrira des grands bains alcalins et des lavages astringents.

ARTICLE IV

Inflammation phlegmoneuse et abcès des glandes vulvo-vaginales.

Sous les titres de *Blennorrhagie* et de *Phlegmon* et *Abcès des glandes de Bartholin,* nous avons, dans une autre partie de ce travail, étudié la question qui se représente ici. Nous n'y reviendrons pas, pour ne point nous répéter : Que le phlegmon et l'abcès des glandes en question soient d'origine blennorrhagique ou d'origine inflammatoire simple, ils offrent identiquement les mêmes symptômes, la même marche, la même terminaison ; ils nécessitent aussi le même traitement.

L'étiologie seule est différente.

D'un côté, ce sont la propagation d'une vulvite ou d'une vaginite virulentes, ainsi que le contact direct du pus blennorrhagique qui engendrent la bartholinite ; de l'autre côté, ce sont la propagation d'une vulvite ou d'une vaginite simples, les excès de coït, les rapports prolongés outre mesure, interrompus et repris plusieurs fois, les manœuvres masturbatrices fréquentes et faites dans les mêmes conditions ; c'est encore un état d'excitation, d'éréthisme, constamment entretenu par des lectures ou des pensées lubriques, qui déterminent la phlegmasie phlegmoneuse et l'abcès des mêmes organes sécréteurs.

Le diagnostic différentiel, en dehors de l'uréthrite qui affirme sans conteste la nature blennorrhagique de la maladie, est difficile ; il se doit baser complétement sur l'étiologie et les commémoratifs et non pas sur la symptomatologie de l'affection.

Quant au pronostic, il est tout à fait sans gravité, d'autant que dans la bartholinite simple la contagion n'est pas à craindre, en cas de rapprochements sexuels.

ARTICLE V

Fistules des grandes lèvres.

Abandonnés à la nature, les abcès des grandes lèvres et des glandes vulvo-vaginales, ainsi que les kystes suppurés

— qui se conduisent à la manière des abcès, — s'ouvrent largement, se vident promptement, et leur ouverture se ferme sans laisser d'autre trace qu'une cicatrice régulière ou cupuliforme, selon le siége qu'elle occupe. Mais parfois ces mêmes collections purulentes, surtout lorsqu'elles sont profondes, se créent une issue étroite par laquelle le contenu s'échappe lentement. Dans ce cas l'ouverture subsiste, au lieu de se clore, et laisse, d'une façon constante, suinter la matière puriforme au fur et à mesure qu'elle se produit et dans le foyer primitif et le long des trajets, plus ou moins sinueux, qui font communiquer ce foyer avec les cavités génitales.

Cela constitue la fistule labiale, dont la durée peut être illimitée.

L'orifice fistuleux se rencontre en des points variables ; le plus souvent on le note au niveau de l'ouverture des conduits excréteurs des glandes de Bartholin — quand l'abcès provenait de ces organes, — dans le sillon nympholabial, à diverses hauteurs, auprès du méat urinaire, quelquefois même à l'entrée du vagin.

Cet orifice est tantôt linéaire, fissural, tantôt irrégulier, déchiqueté, rarement arrondi et béant ; ses bords sont légèrement épais et saillants, et d'une couleur rouge assez vive pour trancher sur le fond uniforme des parties avoisinantes.

Du prurit et de la cuisson, des élancements douloureux assez fréquents et un flux de pus ou de matière sanieuse, rarement considérable, mais baignant continuellement la muqueuse vulvaire, constituent en entier la symptomatologie des fistules dont nous parlons.

Quant au diagnostic, il n'offre guère de difficulté ; il nous paraît même impossible de méconnaître cette affection ou de la confondre avec une autre maladie génitale. En effet, l'absence d'une inflammation capable d'engendrer la suppuration que l'on observe, les commémoratifs, qui rappellent l'existence passée d'une tumeur des grandes lèvres, forcent les praticiens à rechercher la source de l'écoulement, c'est-à-dire l'ouverture de la fistule, à travers laquelle ouverture ils peuvent — après avoir soigneusement essuyé la muqueuse — voir suinter un flux dont il leur est loisible d'augmenter la quantité, en comprimant la grande lèvre, au point où jadis siégeait la tumeur.

La fistule est une lésion peu agréable, à cause surtout de l'écoulement, mais sans aucune gravité.

On peut tenter contre cette affection l'emploi des injections intra-fistulaires iodo-iodurées, mais elles sont loin de donner toujours un résultat satisfaisant et de procurer une guérison durable. Le seul traitement curatif vraiment sûr est l'incision suivie de la cautérisation : on ouvre le trajet fistuleux dans toute sa longueur et l'on découvre le foyer primitif, puis l'on cautérise à l'aide du crayon d'azotate d'argent. On surveille ensuite avec soin la cicatrisation qui se fait rapidement.

ARTICLE VI

Métrite aiguë.

Définition. — Siége. — Étiologie. — Symptomatologie
Diagnostic. — Pronostic. — Traitement.

Notre livre n'est point un traité de gynécologie, et nous n'allons pas, on le comprend aisément, tracer *in extenso* l'histoire des inflammations de la matrice.

Nous devons, il est vrai, parler de la métrite, puisque dans cette section complémentaire nous nous sommes proposé de passer en revue les affections qui, dans l'un et l'autre sexe, par l'ensemble ou par quelques-uns de leurs symptômes, peuvent donner lieu à des méprises de diagnostic, c'est-à-dire être confondues avec les maladies qui ont été le principal sujet de notre étude. Mais les phlegmasies utérines comportent des développements considérables et la plupart en dehors de la question qui nous doit seule occuper. Aussi est-ce à dessein que nous laisserons tout à fait de côté certaines formes de métrite — celles qui dépendent de l'état puerpéral, par exemple — et que nous écourterons la description des autres, afin de pouvoir faire mieux ressortir les points qui différencient ces maladies de la blennorrhagie de la femme.

DÉFINITION. — SIÉGE. — L'inflammation aiguë de la matrice ou métrite occupe, en général, la muqueuse utérine entière, mais quelquefois elle se localise dans le col ou dans le corps de cet organe gestateur; cette distinction est forcément à négliger, et d'ailleurs elle n'offrirait aucune importance au point de vue thérapeutique.

Tandis que la métrite blennorrhagique ne débute jamais d'emblée, mais provient toujours de la propagation de la phlegmasie virulente du conduit vaginal la métrite simple, elle, tout en pouvant être consécutive à une vaginite simple, se développe fréquemment d'une façon primitive, sans qu'aucun organe voisin soit le siége d'une inflammation.

ÉTIOLOGIE. — Une seule cause, le virus blennorrhagique, provoque la métrite virulente ; des causes multiples et diverses sont aptes à engendrer la métrite simple.

De ces causes, les unes sont mécaniques et agissent plus ou moins directement sur l'utérus : ce sont les opérations pratiquées sur cet organe, tels que les mouchetures, les débridements, les incisions, les applications de caustiques le cathétérisme, l'introduction et le séjour de tiges, de redresseurs dans le but d'obvier à des déviations ; ce sont encore les piqûres de sangsues, les chutes, les coups, les violences portant sur le bas-ventre.

Les autres causes agissent en déterminant une irritation locale ; citons l'intromission et le séjour dans le vagin de corps étrangers, comme les pessaires, les éponges, les tampons, les sachets ; nommons aussi la présence de polypes, les rapports sexuels avec un homme doué d'un pénis long et volumineux.

D'autres congestionnent l'utérus de diverses manières ; ce sont — bien qu'Aran ait nié ces influences — les manœuvres masturbatrices, l'excès de coït, surtout à l'approche des règles, durant leur écoulement ou peu après leur disparition, l'usage intempestif des emménagogues, des pédiluves, des bains de siége, l'emploi constant des chaufferettes, et peut-être aussi la continence absolue. Enfin il est une classe de causes tantôt prédisposantes, tantôt déterminantes, qui sont inhérentes à la constitution de certaines femmes ou dépendent de leur genre de vie, de leur état de santé, de leur métier : tels sont la constipation habituelle, les hémorrhoïdes, l'emploi abusif du corset, certaines tumeurs intrapelviennes qui fluxionnent la matrice par la gêne apportée à sa circulation ; tels sont encore le lymphatisme et la scrofulose, la vie oisive, la position assise constante, l'anémie, l'usage ordinaire du café au lait, les troubles gastriques, si aptes à produire des inflammations chroniques qui s'exacerbent tout à coup.

Notons en dernier lieu la métrite chronique, la vaginite et surtout les troubles de la menstruation : irrégularités, dysménorrhée, ménorrhagie, aménorrhée.

L'âge joue, lui aussi, un grand rôle dans la production de la métrite ; assez rare dans l'enfance et la vieillesse, cette affection se rencontre, en général, durant la vie génitale de la femme, c'est-à-dire de quinze à quarante ans. Comme d'ailleurs toutes les maladies des organes sexuels, la métrite a son maximum de fréquence de vingt à trente ans. Plus de la moitié des cas observés le sont durant cette période de dix années.

SYMPTOMATOLOGIE. — La symptomatologie de la métrite simple a de la ressemblance avec celle de la blennorrhagie utérine.

La fièvre avec son cortége : perte d'appétit, soif vive, fréquence du pouls, chaleur périphérique, apparaît à la suite d'un frisson initial, léger, quand le col est seul atteint, assez intense et d'une durée plus longue, quand le corps utérin participe à la phlegmasie. L'hypogastre se tend, devient le siége d'une douleur qui, de l'utérus, s'irradie bientôt dans ses annexes et dans l'abdomen; une chaleur âcre se fait sentir dans les profondeurs du vagin.

A ce moment se montre un écoulement d'autant plus abondant qu'une plus vaste surface de la muqueuse utérine est phlogosée. D'abord épais, filant, mais limpide et transparent et semblable à l'albumen de l'œuf, c'est-à-dire muqueux, le flux ne tarde pas à se strier de lignes blanchâtres, à devenir jaunâtre, muco-purulent, tout à fait purulent, quelquefois même verdâtre, roussâtre, sanguinolent.

La respiration et la circulation s'accélèrent; le facies est anxieux; des nausées, voire même des vomissements apparaissent.

La phlegmasie est à son apogée : les souffrances utérines sont aiguës et s'exaspèrent par crises, semblables aux douleurs expulsives de l'accouchement.

Si le tissu propre de l'organe participe à l'inflammation — chose ordinaire, — il est fréquent de noter de la lourdeur pelvienne, de la difficulté dans la miction et dans la défécation, ainsi qu'une constipation opiniâtre.

En touchant la femme, le praticien se rend compte de la chaleur réelle signalée par elle dans le vagin; cette chaleur est d'autant plus sentie que le doigt explorateur s'approche davantage de la matrice, qu'il trouve plus lourde et plus volumineuse que normalement. Le col est tuméfié, brûlant, légèrement entr'ouvert; et dans les culs-de-sac on perçoit des battements artériels.

Le spéculum — si on a pu l'introduire, ce qui n'est pas toujours possible à cause des douleurs que provoque son application — permet de voir un col épaissi, rouge, dont l'orifice laisse échapper le flux dont nous avons parlé.

Parvenue à son summum d'acuité, la métrite ne tarde pas à diminuer; tous ses symptômes s'amoindrissent graduellement et disparaissent. C'est là la terminaison par résolution, c'est-à-dire la plus ordinaire. Quelquefois, l'écoulement se maintient et les autres signes morbides s'atténuent considérablement, mais persistent : alors la maladie s'achemine vers la chronicité.

La durée de la métrite aiguë est beaucoup plus courte que celle de la blennorrhagie utérine. Souvent l'affection qui nous occupe parcourt son cercle en un septénaire; rarement dépasse-t-elle le quinzième jour pour arriver à la terminaison.

Diagnostic. — Il est impossible de confondre la métrite aiguë avec les variétés de métrite chronique ou la pelvi-péritonite, nous ne nous y arrêterons pas. Quant à la phlegmasie péritonéale généralisée, elle sera rarement, ce nous semble, prise pour la métrite. Dans la péritonite, en effet, dont on connaît la gravité exceptionnelle, tous les symptômes ont une intensité remarquable; la douleur est notablement plus vive, plus générale; le pouls est plus petit, plus fréquent, plus déprimé, la fièvre plus élevée et continue; l'abdomen entier est tendu, ballonné; les vomissements sont constants et fréquents ; d'autre part, les crises expulsives font défaut, ainsi que l'écoulement génital.

La difficulté diagnostique réside dans la reconnaissance de la nature, blennorrhagique ou non, de la métrite aiguë.

Pour éviter une erreur, facile à commettre, il est, avant tout, nécessaire de se rappeler l'étiologie et de s'appesantir sur les commémoratifs, dans les cas embarrassants.

Nous savons, en effet, que la blennorrhagie utérine est toujours consécutive à une vaginite spécifique ou à une de ses variétés; si donc une femme est tout d'un coup atteinte de métrite aiguë, sans qu'une phlegmasie vaginale l'ait précédée, il faut péremptoirement écarter l'idée de virulence.

Mais il peut se faire que la malade, par ignorance ou par calcul, cherche à tromper le praticien, réduit alors à ses seules ressources; il peut se faire aussi qu'une vaginite simple ait été le point de départ de la métrite aiguë.

Dans le premier cas, l'examen rigoureux et plusieurs fois renouvelé avec le spéculum permettra, dans le cas de blennorrhagie, de voir les signes d'une vaginite ou d'une de ses variétés révivifiée, réinoculée et entretenue par la virulence de l'écoulement utérin; souvent aussi on notera une uréthrite, dont nous connaissons la valeur pathognostique.

Dans le second cas, si l'inflammation vaginale subsiste encore, le diagnostic de la métrite est subordonné à celui de la vaginite, auquel nous renvoyons; mais quand l'affection vaginale productrice a disparu, si la métrite est solitaire, sans nulle trace de phlegmasie partielle des organes génitaux, et si, enfin, une des causes notées plus haut peut être invoquée, il n'est plus aucun doute sur sa nature non virulente.

Il existe un dernier signe différentiel basé sur la marche et la durée de l'affection en litige. Est-elle blennorrhagique : sa marche est lente et sa durée varie de trente à quarante jours. Ne l'est-elle pas : sa marche est rapide et sa durée varie entre sept et quinze jours.

PRONOSTIC. — Maladie de courte durée dont la terminaison ordinaire est la résolution, la métrite aiguë simple n'offre guère de gravité, et jamais par elle-même elle n'a occasionné la mort. Cependant, il serait imprudent d'exagérer sa bénignité. Abandonnée à la nature ou mal traitée, elle peut passer à l'état chronique, surtout chez les femmes lymphatiques, scrofuleuses, et chez celles qui, pour une raison quelconque, sont prédisposées aux catarrhes chroniques. D'autre part, deux affections — dont l'une rarement curable — viennent parfois la compliquer : nous voulons parler de la péritonite pelvienne et de la péritonite généralisée. Enfin, une première métrite semble prédisposer puissamment à une seconde, ainsi qu'aux différentes autres phlegmasies utérines.

TRAITEMENT. — Lorsqu'il est possible de supprimer la cause de la métrite aiguë, c'est par là qu'il faut commencer le traitement. Si cette cause est inhérente à la constitution, il faut la combattre, l'amoindrir, et après la guérison de l'inflammation de la matrice, s'efforcer de la détruire pour éviter des récidives.

La méthode antiphlogistique est, de toutes, la plus rationnelle dans le traitement de la métrite aiguë ; et, des moyens qu'elle comporte, l'émission sanguine est le plus actif.

Si la femme n'a pas l'organisme détérioré, il est préférable de lui tirer de la veine 200 grammes de sang par deux à trois fois ; sinon, on fait sur la partie inférieure du ventre une application de douze à quinze sangsues ou de cinq à six sur le col utérin lui-même, si ce moyen ne répugne pas à la patiente.

Dans le cas d'extrême faiblesse, les émissions sanguines sont contre-indiquées formellement. Qu'il y ait lieu ou non de retirer du sang, on doit conseiller les bains de siége et surtout les bains généraux tièdes, pour la durée desquels on tâte la susceptibilité individuelle. Afin de calmer la douleur, on donne à l'intérieur la morphine, ou mieux la codéine, le chloral hydraté et le bromure de potassium ; en même temps on prescrit à l'extérieur les cataplasmes émollients, les fomentations narcotiques.

Lorsque la résolution tardé à s'annoncer, on recourt aux onctions hypogastriques avec l'onguent napolitain pur ou belladoné ; tout en veillant à la stomatite hydrargyrique, pour la combattre vivement, s'il y a lieu, avec le chlorate de potasse.

Il est à peine utile d'ajouter que dans la métrite, comme dans la généralité des phlegmasies aiguës, le repos et la diète alimentaire sont des indications expresses du traitement.

ARTICLE VII

Métrite chronique muqueuse interne.

Généralités sur les phlegmasies chroniques de la matrice. — Métrite chronique muqueuse interne. — Étiologie. — Symptomatologie. — Marche. — Durée. — Terminaison. — Diagnostic. — Pronostic. — Traitement.

Phlegmasies chroniques de la matrice. — Sous le nom générique de métrite chronique, on entend un certain nombre d'affections phlegmasiques de la matrice, succédant parfois à l'inflammation aiguë ou, le plus souvent, survenant d'emblée.

Voici les divisions que comporte cette maladie complexe :

Métrite chronique.
- Parenchymateuse, ou Engorgement inflammatoire : du col, du corps, du col et du corps.
- Muqueuse, ou Catarrhe :
  - Interne : du col, du corps, du col et du corps.
  - Externe, ou du revêtement extérieur du museau de tanche.

Nous n'avons pas à nous occuper de la métrite parenchymateuse. Cet état pathologique, en effet, ne présente aucun caractère qui puisse le faire entrer dans notre cadre ; nous voulons dire par là qu'il n'offre aucune hypersécrétion, alors qu'il existe seul et sans complication. Quand, au contraire, l'engorgement inflammatoire du col, du corps ou de l'utérus entier — point de départ ou plus souvent conséquence d'une phlegmasie chronique de la muqueuse interne cervico-utérine — n'est pas solitaire, s'il présente des symptômes qui nous doivent intéresser, ces symptômes ne lui appartiennent pas directement et en propre, mais bien aux diverses métrites qui l'accompagnent et que nous allons étudier.

Dans la description qui va suivre, nous envisagerons seulement la métrite chronique muqueuse interne et laisserons de côté les divisions signalées plus haut, afin d'éviter des redites fastidieuses. Ces scissions offrent peu d'importance, sinon au point de vue thérapeutique. Aussi, en parlant du traitement, rétablirons-nous la division en métrite du col et en métrite du corps.

ÉTIOLOGIE. — La métrite chronique muqueuse interne, qu'elle occupe le col, le corps ou la totalité du revêtement utérin interne, peut être la suite d'une métrite aiguë, mais le plus généralement elle débute d'emblée sous l'influence de l'une ou de plusieurs des causes que nous avons longuement étudiées dans l'article *Étiologie* de la métrite aiguë. Toutes les circonstances, capables d'engendrer cette dernière affection sont susceptibles de donner naissance à la maladie qui nous occupe. Savoir l'étiologie de l'une, c'est connaître les causes de l'autre.

SYMPTOMATOLOGIE. — Lorsque la métrite chronique n'a point été précédée par la métrite aiguë, son apparition est rarement brusque; cette affection débute, au contraire, d'une manière lente, insidieuse, et s'annonce d'une façon différente selon les personnes et selon les causes.

Tantôt ce sont des troubles nerveux, tantôt des troubles gastriques ressentis par les patientes, qui amènent ces dernières à consulter le praticien sur une maladie mal définie et tout à fait sympathique d'une lésion utérine, dont elles ne se rendent aucun compte. Parfois des irrégularités menstruelles, des douleurs hypogastriques qui, d'abord vagues et espacées, se rapprochent, s'accentuent et se localisent, ou enfin la présence d'un flux leucorrhéique plus ou moins abondant, attirent l'attention du côté des organes génitaux.

L'affection, on le voit par cet aperçu sommaire, n'offre rien de précis et de franc dans son allure et peut facilement dérouter un praticien non prévenu.

Quoi qu'il en soit du début et de son obscurité, lorsque la phlegmasie chronique s'est implantée dans l'utérus, on note deux sortes de signes symptomatiques : les uns locaux et inhérents à la matrice, les autres généraux, sympathiques, extra-utérins.

Les premiers sont la douleur, l'écoulement, les phénomènes aperçus par l'exploration, et les irrégularités fonctionnelles, c'est-à-dire les troubles menstruels.

Rarement nulle, la douleur n'apparaît parfois que sous

l'influence d'une pression, du toucher, d'un mouvement étendu ; le plus souvent elle est spontanée.

Certaines malades se plaignent de souffrances vagues, obscures, sourdes, dans le ventre, dans les aines, du côté du rectum ; d'autres accusent des élancements, des piqûres, des torsions, des déchirements dans l'hypogastre, vers les ovaires, avec des irradiations dans les lombes et dans les cuisses.

Plutôt intermittentes ou rémittentes que continues, ces douleurs s'exaspèrent sous l'influence des causes primitives de la maladie ou des émotions morales vives, ainsi qu'à l'époque des règles. Elles reviennent fréquemment par crises et affectent le caractère expulsif dont nous avons parlé à propos de la métrite aiguë. Il n'est pas rare, en ce cas, de voir la femme, atteinte de mouvements désordonnés, se tordre en criant, comme en un accès d'hystérie.

L'écoulement utérin, dans la métrite chronique, est plus ou moins abondant et son aspect n'est pas toujours identique. Sa quantité est relative au siége de la phlegmasie, c'est-à-dire à l'étendue de la surface malade. Il est évident que si le col seul est atteint, le flux morbide est moins considérable que si la matrice entière participe à l'inflammation.

Le produit sécrété est tantôt muqueux, épais, filant, transparent, analogue à l'albumen de l'œuf ; tantôt il est louche, semblable à l'empois d'amidon, ou striés de lignes blanchâtres ; tantôt, enfin, il est muco-purulent, crémeux, jaunâtre ou purulent, jaune-vert, parfois roussâtre, rougeâtre, sanguinolent, lorsque la métrite est compliquée de fongosités utérines.

On a dit que sa réaction était alcaline, cela n'est pas fatalement constant. Quant à son odeur, elle est ordinairement fade, mais elle acquiert souvent la puanteur des lochies. Le flux morbide est fréquemment doué d'une âcreté telle qu'il excorie et ulcère, en passant, les lèvres du museau de tanche et détermine ainsi une métrite externe.

Le toucher vaginal permet de noter, dans la métrite chronique, une température normale du col, son degré d'ouverture généralement agrandi, sa consistance plus molle ou comme indurée, et son volume toujours plus considérable quand la métrite muqueuse s'accompagne — chose fréquente — d'inflammation parenchymateuse.

Combiné avec la palpation, le toucher vaginal et surtout le toucher rectal donnent une idée exacte de la sensibilité du corps utérin, réveillent les souffrances sympathiques — signe précieux, — laissent apprécier le développement pathologique de l'organe, en cas d'engorgement, et signalent l'existence des complications, des déviations, par exemple.

Le spéculum détermine *de visu* la source de l'écoulement, sa quantité, son aspect, avant qu'il se mélange à des flux étrangers ; il montre en même temps s'il existe ou non une métrite externe concomitante.

On pourrait presque poser en principe qu'il n'est pas de métrite chronique muqueuse interne sans troubles cataméniaux. Ces troubles varient avec les personnes. Les unes voient le flux menstruel éprouver un retard dans son apparition ; les autres, au contraire, le voient revenir toutes les trois semaines et même tous les quinze jours. Tantôt les règles diminuent de quantité ; tantôt leur abondance est si considérable qu'elle constitue une véritable ménorrhagie. Quelquefois l'écoulement sanguin ne discontinue point ; il dure d'une époque à l'autre en ne faisant que s'amoindrir pendant l'intervalle menstruel.

Nous avons dit déjà que la douleur est toujours plus vive avant, pendant ou après le flux cataménial, selon les individus ; ajoutons que, chez certaines femmes, elle n'apparaît qu'à ce moment et que, à cette époque aussi, les accès hystériformes acquièrent leur summum de fréquence et d'intensité.

Les symptômes sympathiques de la métrite chronique sont importants à connaître, si l'on veut éviter l'erreur ; souvent, en effet, une femme vient au médecin pour des phénomènes morbides qu'elle croit idiopathiques et qui dépendent, au contraire, d'un état maladif de la matrice.

Nous ne ferons que citer, sans nous y appesantir, les phénomènes que l'on rencontre le plus ordinairement chez les femmes atteintes de métrite chronique muqueuse interne.

Du côté du système nerveux, sans parler des douleurs lombo-abdominales et fémorales, notons les crises hystériformes, les migraines, les névralgies faciales et intercostales, l'aphonie, l'hyperesthésie ou l'anesthésie cutanées, ainsi que les troubles sensoriels.

Du côté des fonctions digestives, appelons l'attention sur la dyspepsie et la gastralgie : défaut, excès, perversion d'appétit, vomituritions, nausées, vomissements, crampes, barres, chaleurs stomacales, digestions longues, pénibles, douloureuses, assimilation incomplète ou nulle, diarrhée, entérite glaireuse, constipation opiniâtre.

Du côté de la respiration, signalons les essoufflements, les étouffements, la toux sèche, qu'un savant gynécologue nommait toux utérine.

Enfin, du côté de la circulation, n'oublions pas les lypothymies, les syncopes, les palpitations et la déglobulisation du sang, qu'elle provienne des pertes blanches, d'un flux cataménial outré, ou du défaut d'assimilation alimentaire.

Auprès de ces symptômes sympathiques nous devons placer les troubles fonctionnels des organes pelviens, si ordinaires lorsque la métrite se complique d'engorgement.

Ce sont la difficulté de la défécation, les fissures anales, la douleur et la fréquence de la miction, quelquefois la rétention d'urine, les hémorrhoïdes, phénomènes dus au développement et aux déviations de l'utérus, qui vient, en ces circonstances, comprimer tantôt la vessie, tantôt le rectum, et gêner la circulation locale.

MARCHE. — DURÉE. — TERMINAISON. —-La métrite chronique muqueuse interne est une affection longue et pour ainsi dire indéfinie, puisqu'il n'est pas rare de la voir dépasser l'âge génital et subsister après la ménopause, surtout chez les femmes atteintes en même temps d'engorgement, de déviation ou de fongosités de la matrice.

La marche de cette maladie n'est pas uniforme, et, sous l'influence des règles ou d'une des causes capables de congestionner ou d'ébranler l'utérus, la métrite acquiert un certain degré d'acuité qui dure quelques jours, passe même tout à fait à l'état aigu, pour retomber bientôt dans le *statu quo.*

Sa terminaison est fort rarement spontanée, tant que la femme est dans la période génitale ; mais quand la ménopause arrive, elle met fréquemment fin à la métrite, excepté dans les cas signalés plus haut. La grossesse arrête la maladie, lorsque celle-ci ne provoque pas l'avortement, mais cet arrêt n'est que temporaire, et l'affection reparaît après la délivrance.

DIAGNOSTIC. — L'ensemble des phénomènes que nous venons de passer en revue ne permettrait aucune erreur de diagnostic ; mais, nous le savons, souvent le médecin n'est consulté que pour une manifestation morbide qui semble d'abord complétement étrangère à l'utérus ; et cela fait que la métrite chronique reste méconnue durant un temps plus ou moins long. Aussi ne saurait-on trop engager les praticiens, lorsqu'ils se trouvent en présence d'un des troubles notés ci-dessus, à ne pas s'en rapporter exclusivement au dire de la patiente, mais à l'interroger de façon à savoir si une exacerbation ne se montre pas à l'époque menstruelle, ce qui leur ouvrirait la voie vers le vrai diagnostic.

Lorsque le toucher fait reconnaître un engorgement utérin, vu le peu de fréquence de cette affection, en tant que maladie isolée, il y a forte présomption que l'on a affaire à une métrite muqueuse interne compliquée, et si l'examen au spéculum démontre un écoulement par le col, le diagnostic est confirmé.

Le spéculum permet aussi de différencier la métrite externe simple de celle qui s'accompagne de métrite interne. Dans le premier cas, le flux morbide vient du revêtement extérieur du museau de tanche; dans le second, on le voit sourdre, en outre, par l'orifice cervical.

Quant à préciser le siége de la phlegmasie chronique, quant à savoir si le col seul est atteint, cela offre parfois une grande difficulté, sinon une complète impossibilité. L'aspect, la consistance du flux, son abondance peuvent fournir des présomptions plus ou moins fortes, mais non pas une certitude. Un précieux caractère différentiel est la douleur expulsive, presque exclusive à la métrite du corps. A vrai dire, le traitement seul peut trancher la difficulté et faire cesser le doute.

Les moyens thérapeutiques dirigés contre la métrite du col font-ils cesser toute la symptomatologie: le corps n'était pas atteint. Les phénomènes subsistent-ils malgré ces moyens rationnellement employés: la phlegmasie occupe la muqueuse utérine proprement dite. .

Est-il possible de prendre une métrite chronique muqueuse interne pour une blennorrhagie utérine? Nous ne le croyons point.

Cette dernière maladie, en effet, naît de la propagation à la muqueuse utérine d'une vaginite virulente, tandis que la métrite chronique succède à une métrite aiguë ou à une des nombreuses causes signalées à propos de son étiologie.

La blennorrhagie utérine s'annonce brusquement par de la fièvre, souvent par un frisson, un état saburral, la perte d'appétit ; la métrite chronique n'offre pas un semblable début.

Les douleurs dans les deux affections peuvent être analogues et s'accompagner de crises hystériformes ; mais dans la blennorrhagie, les souffrances sont mieux caractérisées, spontanées, et la crise nerveuse n'apparaît que chez une femme antérieurement hystérique, alors que dans la métrite chronique la douleur éclate plutôt vers l'époque cataméniale, et que la crise — hystériforme et non point hystérique — se montre chez des femmes qui n'avaient auparavant été sujettes à aucun accès névrosique.

Le col utérin, dans la métrite chronique, garde sa température physiologique ; dans la blennorrhagie, au contraire, il est plus chaud que normalement.

Dans cette dernière, l'écoulement, plus abondant, de muqueux au début, devient muco-purulent et tout à fait purulent en un espace de temps assez court ; métamorphose régulière qui n'a pas lieu dans la métrite chronique.

Enfin, dans la blennorrhagie utérine, il est ordinaire de noter une vaginite ou des traces de cette maladie, souvent entretenue ou révivifiée par le passage du pus virulent ; on peut rencontrer aussi une variété de la vulvite ou une uréthrite ; or, toutes ces complications font défaut dans la métrite chronique, qui, d'autre part, s'accompagne de troubles sympathiques absents dans la blennorrhagie.

Cependant, quand la blennorrhagie utérine est passée à l'état de blennorrhée, la confusion est plus facile. Mais, presque toujours, on trouve encore, en ce cas, des traces de vaginite dans les culs-de-sac ; et, d'un autre côté, les commémoratifs, l'étiologie, la marche de l'affection sont de puissants adjuvants pour le diagnostic.

PRONOSTIC. — La métrite chronique muqueuse interne est une maladie sinon grave, pour le moins très-sérieuse par les complications qu'elle peut entraîner, soit du côté de l'abdomen et du bassin : péritonite, pelvi-péritonite, engorgements, déviations, ménorrhagies, métrite externe, entérite, etc., etc.; soit du côté du système nerveux : paralysies partielles de la sensibilité et du mouvement, troubles sensoriels, aphonie, etc. ; soit du côté de la circulation et de la nutrition : syncope, chloro-anémie, dyspepsie, gastralgie, défaut d'assimilation; soit enfin du côté des facultés intellectuelles et des fonctions de reproduction : délire, changement de caractère, aversion pour le coït, fausses-couches, stérilité. La métrite chronique est encore plus sérieuse, parce que, en affaiblissant l'organisme de diverses façons, elle peut hâter l'éclosion des tubercules pulmonaires.

Avouons, enfin, que le traitement énergique nécessité par elle n'est pas toujours exempt de danger, et qu'il est long, à cause des exacerbations consécutives à certaines causes inévitables — le flux menstruel, par exemple — qui viennent détruire les avantages difficilement obtenus par des soins répétés.

TRAITEMENT. — Supprimer les éléments inflammation et douleur, puis modifier la muqueuse morbidement affectée : voilà en quoi consiste le traitement de la métrite chronique interne. La première indication doit toujours précéder la seconde, sous peine de voir celle-ci rester inutile ou même devenir nuisible.

Si nous exceptons les cas où la métrite siége seulement sur la muqueuse interne du col, et dans lesquels on peut se dispenser de tirer du sang, nous croyons, avec bon nombre de gynécologues distingués, que les émissions sanguines sont d'un puissant secours pour calmer l'inflammation et la douleur. Cependant, il est bon de ne pas exagérer l'emploi de ce moyen, comme on l'a reproché à certains praticiens, et de savoir l'appliquer rationnellement, ce qui est loin d'être toujours facile.

La saignée peut être générale ou locale, et cette dernière se fait à l'aide des sangsues ou des ventouses scarifiées ; or, selon les cas, la phlébotomie est préférable à la sangsue et celle-ci à la ventouse, et *vice versâ;* souvent c'est par essai, par tâtonnement qu'on tronve la bonne voie, vite reconnue à la diminution de l'élément douleur.

La femme est-elle pléthorique ou seulement de forte constitution : on commence la cure par une saignée du bras de 150 à 200 grammes.

Les souffrances sont-elles vives et inhérentes à l'élément sanguin, c'est-à-dire congestif, inflammatoire; le col utérin offre-t-il au toucher une chaleur anormale, signe précurseur d'une exacerbation imminente : on emploie encore la saignée du bras, et le prompt soulagement obtenu autorise à la renouveler, si besoin est, une ou deux fois en un mois.

Les règles viennent-elles en trop grande abondance; leur flux, au contraire, se fait-il difficilement à cause a pour excès de congestion utérine : la piqûre de la veine d'un résultat, dans ces deux occasions, de régulariser les menstrues, en diminuant la fluxion trop vive de la matrice.

Mais la patiente est-elle faible, débilitée; les nerfs prédominent-ils chez elle : au lieu de la saignée, on utilise les sangsues aux aines, sur l'hypogastre, de l'un ou de l'autre côté, selon le siége de la douleur, voire même aux lombes ou sur le sacrum.

Enfin, les ventouses scarifiées sont utiles quand l'anémie et l'état de détérioration de la femme contre-indiquent les modes précédents, quand aussi la douleur tient plus à l'élément nerveux qu'à l'élément inflammatoire.

Le bien-être procuré par ces diverses émissions sanguines doit être, nous le répétons, la pierre de touche de leur renouvellement; mais si ces moyens restent sans résultat ou même exagèrent la souffrance; si, en dernier lieu, la femme est dans une situation telle qu'elle ne puisse supporter aucune perte de sang, telle minime qu'elle soit, il faut délaisser complétement les émissions sanguines, pour recourir à une autre médication.

C'est alors qu'on utilise la puissance dérivative des ventouses sèches sur la partie supérieure du corps, des sinapismes aux membres thoraciques, des manuluves, des vésicatoires volants, morphinés ou non, mais répétés sur la région hypogastrique. En même temps, on ordonne les calmants *intus* et *extrà*, les grands bains tièdes, les cataplasmes larges et légers, arrosés de laudanum, les injections émollientes et les lavements anodins. Pour obvier à la constipation que provoquent ces derniers et qu'entretient, d'ailleurs, la maladie, on leur associe les lavements huileux et les potions laxatives.

Vers le déclin de l'affection, quand toute douleur a disparu, on conseille avec raison les injections froides, aromatiques, légèrement astringentes, ainsi que les douches ascendantes vaginales et rectales; surtout dans le cas de complication d'engorgement parenchymateux.

Telle est la première indication à remplir, qui suffit rarement seule à guérir la métrite, à moins que cette dernière ne soit tout à fait récente.

La seconde — dont on peut se contenter uniquement pour la métrite chronique muqueuse interne du col — a pour but de modifier la muqueuse utérine et de parfaire la guérison. Elle consiste en des cautérisations successives de la surface intérieure de la matrice à l'aide de substances liquides ou solides.

Avant de faire cette opération, il est bon, ainsi que le recommande judicieusement Nonat, de pratiquer le cathétérisme utérin, afin d'habituer peu à peu les cavités du col et du corps à supporter, sans trop de souffrance, la présence d'un instrument.

Après cette manœuvre préliminaire, si le col est seul malade, on se sert, pour cautériser la muqueuse, d'une solution concentrée de nitrate d'argent — un tiers ou même un demi de caustique pour deux tiers ou un demi d'eau distillée — dont on imbibe quelques brins de charpie enroulés à l'extrémité d'une fine baguette d'osier. Cet instrument, porté dans la cavité cervicale deux ou trois fois de suite, y est tourné en tous sens, afin de toucher la totalité de la surface malade. Ceci fait, on conseille un bain général et des injections émollientes à la patiente, que l'on ne cautérisera de nouveau qu'au bout de sept à huit jours, et cela jusqu'à complète guérison.

Au nitrate d'argent en solution on peut substituer d'autres corps, tels que le chlorure de zinc, à qui nous donnons la préférence, ou le nitrate acide de mercure du Codex, substance beaucoup plus active, mais très-utile quand la métrite est compliquée de fongosités. La manière de se servir de ces agents chimiques est celle signalée plus haut à propos de l'azotate lunaire.

Ces caustiques sont généralement suffisants; cependant, si la maladie ne leur cédait pas, on utiliserait la pierre infernale ou le crayon potassique de Filhos. On introduit ces caustiques solides dans la cavité du col et on les y laisse d'un quart à une demi-minute environ; quelques praticiens les laissent beaucoup plus de temps.

Notons en passant que ce mode de traitement est plus dangereux que le premier. Il n'est pas rare, en effet, de le voir provoquer l'atrésie du col par accolement de ses parois, surtout lorsque le caustique reste longtemps en présence de la muqueuse.

On a conseillé, pour obvier à ce grave inconvénient, de pratiquer le cathétérisme sitôt après la chute de l'eschare. C'est là, pensons-nous, un avis à suivre.

Signalons, enfin, que la cautérisation a pour résultat immédiat d'augmenter l'écoulement; mais cette abondance n'est qu'un phénomène passager et sans importance.

Lorsque la métrite occupe le corps de l'utérus, il est nécessaire de recourir à un instrument capable de porter la substance modificatrice sur la surface affectée.

Veut-on se servir d'un agent solide: on emploie le porte-caustique uréthral de Lallemand, tel quel ou légèrement modifié par Nonat, et dont la cuvette est chargée d'un morceau de pierre infernale ou de potasse de Filhos.

Après avoir établi une certaine accoutumance à l'aide du cathétérisme préliminaire, on introduit l'instrument fermé, on met à découvert le modificateur, et l'on agit comme on le ferait pour l'urèthre.

Préfère-t-on les agents liquides: on fait usage d'une canule analogue à celle du porte-caustique, ouverte aux deux extrémités et armée d'un embout protecteur porté sur un mandrin. L'introduction faite, on retire embout et mandrin que l'on remplace par une tige à pinceau imbibé d'une solution argentique ou mercurielle, si l'on craint une hémorrhagie ou s'il existe des fongosités.

Les injections intra-utérines de nitrate d'argent ou de chlorure de zinc en solution, faites avec les précautions que nous avons recommandées en parlant de la métrite virulente, constituent un mode thérapeutique qui vaut les précédents et n'offre pas plus de dangers.

Quel que soit le moyen choisi, on ordonne un grand bain, après chaque cautérisation, qu'il ne faut renouveler que tous les huit jours, et dans l'intervalle des injections émollientes et calmantes, ainsi que le repos.

Comme adjuvants du traitement on conseille l'abstinence sexuelle, sinon dans des cas exceptionnels, un régime sévère et l'éloignement de toutes les causes qui pourraient entretenir ou augmenter la phlegmasie chronique. Si, après la disparition des autres symptômes, l'écoulement persiste, entretenu par une diathèse quelconque, tout en continuant le traitement direct, on combat l'état constitutionnel par les moyens appropriés; mais on n'agit ainsi que quand l'élément inflammatoire fait, nous le répétons, absolument défaut.

ARTICLE VIII

Métrite chronique muqueuse externe.

Définition. — Étiologie. — Symptomatologie. — Variétés. — Métrite granuleuse. — Métrite folliculeuse. — Métrite vésiculeuse. — Métrite ulcéreuse. — Diagnostic. — Pronostic. — Traitement.

DÉFINITION. ÉTIOLOGIE. — Le revêtement muqueux du museau de tanche est fréquemment le siège d'une inflammation affectant une marche essentiellement lente, c'est-à-dire chronique. Tantôt cette phlegmasie, cette métrite muqueuse externe est primitive et dérive d'une des causes étudiées à propos de la métrite aiguë, tantôt elle est consécutive à un egorgement parenchymateux du col ; souvent, enfin, elle est engendrée directement par l'irritation que provoquent les produits leucorrhéiques de la métrite interne venant baigner le museau de tanche.

SYMPTOMATOLOGIE. — Comme la métrite interne, la maladie dont il s'agit offre des symptômes généraux ou sympathiques qui souvent attirent seuls l'attention de la malade ; nous disons par là que son début est lent, insidieux et passe, en général, inaperçu. La dyspepsie, la gastralgie, l'anémie, les névralgies de toutes sortes, les troubles menstruels, etc., tels sont les dérangements fonctionnels et les phénomènes morbides qu'elle engendre d'ordinaire.

Les symptômes locaux sont l'écoulement, la douleur, et tous les autres signes que met en lumière l'exploration à l'aide du toucher et du spéculum.

Dans la métrite externe, le flux génital est tantôt muqueux, plus ou moins épais, blanchâtre, laiteux, tantôt muco-purulent, jaunâtre ou tout à fait purulent ; rarement enfin il est séro-muqueux. Chose digne de remarque, jamais l'écoulement n'est albumineux lorsque la métrite externe n'est pas accompagnée de métrite interne.

Le toucher vaginal permet de noter une température plus que normale du col utérin, dont l'orifice est plus ou moins déformé et agrandi. Humide et plus dur ou plus mou qu'à l'état physiologique, le museau de tanche est parsemé, quand l'affection est ancienne, de saillies linéaires — qu'il ne faut pas confondre avec les granulations, sur lesquelles nous reviendrons plus bas — dues au développement variqueux des vaisseaux superficiels. Cet organe est souvent aussi le siége de battements artériels, perceptibles au doigt explorateur.

Si la métrite externe est — fait peu rare — compliquée d'engorgement parenchymateux du col, le toucher laisse reconnaître une augmentation de volume de cet organe, une hypertrophie ordinairement généralisée, quelquefois partielle, occupant alors une lèvre entière — et le plus souvent c'est la postérieure — ou seulement une portion de l'une ou des deux lèvres ; le toucher permet, disonsnous, de noter ces transformations auxquelles on a donné les noms d'hypertrophie par allongement, d'hypertrophie en toupie, d'hypertrophie en bec de flûte; il donne enfin une idée exacte des déviations qu'entraîne presque sûrement le développement anormal du museau de tanche.

Lorsqu'on introduit convenablement le spéculum chez une femme atteinte de métrite externe, et que l'on débarrasse l'organe à examiner des produits leucorrhéiques qui le baignent, et dont il est facile alors de voir exactement la source, on remarque un col utérin de volume ordinaire ou hypertrophié — en cas d'engorgement concomitant — mais dont la couleur n'est plus physiologique. La teinte rose pâle ou blanchâtre de la muqueuse s'est sensiblement modifiée; elle est devenue rosée, rougeâtre, rouge, voire même violette, selon l'ancienneté de la phlegmasie et son degré d'intensité.

Cette coloration est uniformément répandue sur tout le revêtement muqueux, ou bien elle n'occupe qu'une seule lèvre ou une de ses portions. Le plus généralement la teinte morbide prend la forme de pointillés, de plaques, tranchant par leur intensité sur le fond sain du voisinage.

Dans les métrites externes anciennes, il n'est pas rare d'apercevoir des arborisations vasculaires plus ou moins saillantes, varicosités perceptibles au toucher, ainsi que nous l'avons déjà dit.

De douleurs locales, la patiente n'en accuse guère dans le plus grand nombre des cas. Elle se plaint seulement de gêne dans le bassin, de lourdeur périnéale, de tiraillements dans les aines, de pesanteur dans les flancs ou les lombes, quelquefois d'élancements dans l'abdomen et les cuisses. Cependant le coït procure des souffrances telles, parfois, que la femme l'évite le plus possible.

C'est là la métrite externe simple; ajoutons qu'elle est moins fréquente que ses variétés. Presque toujours, en effet, la phlegmasie ne s'arrête pas à ce degré, mais, poursuivant sa marche, détermine sur le col utérin des lésions plus accentuées, c'est-à-dire des granulations, des pustules, des vésicules et des ulcérations.

Métrite externe granuleuse. — Parfois, en plus des signes énoncés ci-dessus, le doigt, porté sur le museau de tanche, éprouve une sensation de surface dépolie; il perçoit des inégalités, des rugosités, des granulations, en un mot, de volume variable, espacées ou conglomérées. Le spéculum découvre une muqueuse inégale, raboteuse, présentant, sur sa totalité ou sur une de ses parties, de petites élevures disséminées ou confluentes, des plaques grenues, colorées du rose au violet foncé, et saillant sur un fond plus ou moins hyperhémié.

Une sécrétion épaisse, muqueuse ou plus souvent muco-purulente, recouvre le col, qu'il est nécessaire d'absterger pour en reconnaître les lésions. C'est là la métrite externe granuleuse.

Métrite externe folliculeuse. — Au lieu de granulations proprement dites, on rencontre parfois des pustules arrondies, reposant sur un fond congestionné, peu nombreuses, de la grosseur d'un grain d'orge à un pois, remplies de sang, de sérosité ou de pus, et, selon leur contenu, colorées en rouge, en jaune ou transparentes. Cette variété, appelée par quelques auteurs métrite externe folliculeuse, semble être la conséquence d'une dégénérescence hypertrophique des glandes mucipares, et n'est, à vrai dire, que le premier degré de la métrite ulcéreuse.

Métrite externe vésiculeuse. — Boivin et Dugès ont étudié une autre forme de métrite, caractérisée par un flux séro-aqueux abondant, parfois teinté de sang, et par des excroissances en choux-fleurs ou vésicules nombreuses entourant l'ouverture du col et ressemblant à des grains de groseilles. Cette affection s'accompagne souvent de pertes sanguines considérables et répétées.

Métrite externe ulcéreuse. — Des ulcérations diverses siégent fréquemment sur le museau de tanche.

Le toucher, dans ce cas, donne la sensation de méplats, de pertes de substance, de derme dénudé, de dépressions, reposant sur un lit dur ou ramolli, mais humide. L'examen avec le miroir montre tantôt des érosions à surface légèrement grenue, rouge, assez semblable à la peau privée de son épiderme par un vésicatoire, tantôt des ulcérations cupuliformes, à bords nets, consécutives à l'ouverture des pustules dont nous parlions tout à l'heure et dont il n'est pas rare de rencontrer des spécimens à côté des pertes de substance.

D'autresfois, les ulcères du col ont un caractère fongueux, quand la maladie est ancienne ; ils sont mollasses, d'un rouge violet, et saignent assez facilement. Parfois, enfin, ils ont une base indurée, un fond grisâtre et des bords épais et boursouflés ; ce sont des ulcères calleux.

Dans la variété ulcéreuse de la métrite externe, l'écoulement est ordinairement jaunâtre, muco-purulent, épais, tout à fait purulent, ou encore roussâtre, strié de sang, rougeâtre, sanguinolent.

La métrite muqueuse externe est une maladie qui se guérit rarement d'une manière spontanée; qui, au contraire, affecte une marche lente, mais progressive, et dont la durée est presque indéfinie lorsqu'on ne tente aucun traitement contre elle.

DIAGNOSTIC. — Dès que l'attention du praticien est dirigée vers les organes génitaux par l'annonce de troubles fonctionnels utérins, d'un écoulement ou de certains phénomènes sympathiques, la métrite externe est reconnue, à moins que le médecin ignore l'utilité du toucher vaginal et l'usage du spéculum. Quant aux variétés de l'affection, elles se différencient elles-mêmes, les unes des autres, par des caractères tranchés.

Ce qu'il faut, c'est savoir si la métrite externe est solitaire, primitive, ou bien compliquée d'un engorgement — facile, il est vrai, à reconnaître, — ou encore d'une métrite interne. Or, dans ce dernier cas, en outre des signes de la métrite externe, on note un ensemble de troubles généraux plus prononcés, des douleurs à forme expulsive et un écoulement qui provient de l'intérieur de la matrice et que l'œil peut voir sourdre hors de l'orifice du col.

Ce qui importe surtout, dans le diagnostic, c'est de reconnaître la nature simplement inflammatoire et non blennorrhagique de la métrite externe.

La blennorrhagie du museau de tanche se caractérise, nous le savons, par une coloration rouge-carmin de la muqueuse, avec des reflets irréguliers et nacrés caractéristiques; elle s'accompagne souvent d'une uréthrite, d'une vulvite, ou du moins d'une vaginite généralisée ou partielle. Ne reconnaissant pour cause que le virus blennorrhagique, elle a débuté d'emblée à la suite d'un coït suspect ou bien consécutivement à une inflammation virulente et vive du conduit vulvo-utérin. Voilà autant de caractères qui distinguent, ce semble, la métrite externe blennorrhagique de la métrite externe simple.

Quant à la blennorrhée du museau de tanche avec ses variétés granuleuse et ulcéreuse, elle offre, en quelques circonstances, de plus grandes difficultés, il faut l'avouer. Les signes fournis par le toucher et la vue sont sensiblement les mêmes dans les deux maladies. L'écoulement en cas de blennorrhée est souvent moins abondant et les douleurs sont, pour ainsi dire, nulles ; mais cela n'est pas constant, et de telles nuances sont insuffisantes pour étayer un bon diagnostic différentiel. On a heureusement d'autres points distinctifs, c'est-à-dire les commémoratifs, les renseignements étiologiques, qui sont précieux. De plus, il est excessivement fréquent dans la blennorrhée du museau de tanche, de rencontrer une uréthrite externe chronique et surtout une blennorrhée des culs-de-sac, si l'on veut se donner la peine d'examiner sérieusement et de chercher un peu.

Ces signes manquent-ils : le temps se charge de différencier la blennorrhée de la métrite, car sous l'influence d'une excitation quelconque, on voit bientôt, quand l'écoulement est virulent, s'opérer une réinoculation blennorrhagique sur un point du conduit vulvo-utérin.

Pronostic. — La métrite externe est une maladie fâcheuse tant par les complications qu'elle peut amener : métrite interne, pelvi-péritonite, atrésie cervicale, que par sa durée longue, son peu de tendance à guérir spontanément, ses récidives faciles, sa résistance au traitement et enfin les troubles qu'elle engendre dans les fonctions organiques.

Traitement. — Lorsque la métrite externe est simple, sans granulations, sans ulcérations, le traitement lui-même doit être simple, c'est-à-dire peu énergique. Il consiste en injections d'eau de mauve, de guimauve, de morelle, en cataplasmes émollients, calmants, résolutifs sur l'hypogastre, en tampons imbibés de glycérolé d'amidon, en bains tièdes de siége ou mieux généraux. Plus tard on recourt aux injections froides, toniques, astringentes, aux sachets de tannin ou d'alun, aux douches vaginales simples, alcalines ou sulfureuses.

La maladie résiste-t-elle : on modifie la surface affectée par des badigeonnages avec les solutés suivants :

℣ Nitrate d'argent............................ 2 gr.
Eau distillée................................ 8
    F. S. A.
℣ Chlorure de zinc............................ 4 gr.
Glycérine pure 10
    F. S. A.

On conseille l'abstention du coït et, comme l'on fera pour toutes les autres variétés de métrite externe, on s'efforce, en même temps que l'on agit topiquement, de supprimer la cause première, si elle existe encore, et de combattre, s'il y a lieu, la diathèse qui entretient la maladie. On veille, enfin, à la liberté du ventre, en administrant de temps en temps de légers purgatifs. Contre les variétés granuleuse et ulcéreuse, ces moyens sont insuffisants. Aussi, en dehors de la médication, dirigée contre les complications fréquentes d'engorgement ou de métrite interne muqueuse, devra-t-on recourir à la cautérisation avec le nitrate d'argent solide ou liquide, avec le chlorure de zinc, avec le nitrate acide de mercure ou avec la potasse caustique de Filhos, selon les cas et la résistance de la maladie.

On vient rapidement à bout des granulations simples à l'aide du chlorure de zinc ou du nitrate d'argent, dans les proportions suivantes :

℞   Chlorure de zinc............................ 10 gr.
    Eau distillée.............................. 10
      F. S. A.
℞   Nitrate d'argent........................... 10 gr.
    Eau distillée.............................. 10
      F. S. A.

On applique ces solutés avec un pinceau, et l'on répète cette petite opération, au début, deux fois par semaine, plus tard, tous les septénaires.

Aux excroissances en choux-fleurs, on oppose les injections fortement astringentes, les sachets alunés, tanniques ou au ratanhia. Le mieux, toutefois, est de toucher les vésicules avec le perchlorure de fer à 30° Baumé. Si la maladie résiste, on la traite comme ci-dessous.

Les formes pustuleuse et ulcéreuse nécessitent, en général, une cautérisation énergique. On obtient cet effet à l'aide de la pierre infernale, du nitrate acide de mercure et du crayon potassique de Filhos, que l'on doit préférer au fer rouge, plus effrayant qu'actif.

A l'ulcération légère, superficielle, la pierre infernale suffit la plupart du temps. Contre l'ulcère succédant à une pustule, contre la pustule elle-même, contre l'ulcération fongueuse, il vaut mieux employer le nitrate acide de mercure du Codex, dont chaque application, faite à l'aide du pinceau, ne sera renouvelée que tout les huit ou dix jours. Pour éviter que le caustique n'endommage les parties saines et ne forme des érosions vaginales très-douloureuses, on aura soin de faire une irrigation après l'opération, et pour plus de sûreté, de saupoudrer, après ce lavage, le fond du vagin avec de l'amidon ou de la fécule de riz.

Pour l'ulcère calleux enfin, et pour tous les cas où les médications précitées sont restées inutiles, on emploie le crayon de Filhos que l'on laisse en contact avec les parties aussi longtemps qu'il est nécessaire pour obtenir la cautérisation voulue.

Tels sont les moyens que la thérapeutique met à notre disposition pour guérir la métrite chronique muqueuse externe; mais nous devons répéter qu'une seule application modificatrice n'a pas, comme le pensent certains praticiens, la puissance d'entraîner la guérison, que l'on n'obtient guère, au contraire, avant huit ou dix séances, c'est-à-dire en un laps de temps variant entre six et dix septénaires. Terminons en ajoutant que bien des fois, et malgré les médications les plus rationnelles, le succès ne vient pas couronner l'œuvre de certains praticiens. Ceci tient à ce que ces derniers, avant de traiter la métrite externe, ont oublié de combattre une métrite interne concomitante, qui entretient la première, en dépit de tous les soins les mieux dirigés.

ARTICLE IX

Leucorrhée.

Les expressions : pertes ou fleurs blanches, leucorrhée, écoulements blancs, sont des vocables élastiques, des mots complexes dont on s'est servi longtemps, et que des arriérés emploient encore, sans se rendre un compte exact de leur sens précis.

On désignait, il y a à peine un demi-siècle, par ces termes des plus vagues, une foule de maladies vaginales, utérines et même vulvaires, de nature et de gravité différentes, dont le caractère saillant et le plus en vue consistait en un écoulement, par les organes de la génération, d'une matière autre que le sang.

Confusion regrettable !

Aussi ne faut-il pas trop s'étonner de l'obscurité qui entoura longtemps les affections génitales de la femme, et que les travaux gynécologiques contemporains, frappés au coin d'une sévère précision, s'efforcent de dissiper.

Maintenant qu'un peu de lumière s'est faite sur la question, surtout depuis l'application rationnelle du spéculum au diagnostic des maladies de matrice, on ne confond plus, comme autrefois, sous le nom impropre de flueurs blanches, a blen norrhagie aiguë et chronique du vagin, du museau de tanche, de l'utérus, les inflammations non spécifiques de ces mêmes organes, en un mot, toutes les entités morbides dont la note dominante, le caractère évident, est un flux plus ou moins abondant par la vulve. On ne parle plus d'écoulement blanc aigu, subaigu, sthénique ou actif, de flueurs blanches chroniques ou passives.

On ne s'occupe guère des nombreuses variétés de pertes

que les circonstances, au milieu desquelles elles se développent, avaient fait dénommer : leucorrhée constitution-
nelle, héréditaire ou acquise, leucorrhée par ingestion de
substances emménagogues actives ou de certains aliments,
leucorrhée critique, leucorrhée sympathique, leucorrhée
métastatique ou supplétive, leucorrhée syphilitique, enfin.

Pourquoi chargerait-on le cadre nosographique de tous
ces noms d'une même maladie méconnue, qui n'est, dans
la majorité des cas, que la métrite simple ou blennorrhagique, aiguë ou chronique, interne ou externe, ainsi qu'il
appert des fastidieuses descriptions de ces soi-disant leucorrhées?

Cependant, au milieu de la demi-clarté qui se répand
sur les maladies génitales, il reste encore un point noir
sur lequel les auteurs sont loin d'être d'accord : nous
voulons parler de la nature, de la pathogénie des flueurs
blanches.

Pour les uns, la leucorrhée est une sécrétion morbide,
une hypersécrétion, un catarrhe, c'est-à-dire un flux muqueux indépendant de tout état inflammatoire. C'est pour
ces écrivains une maladie essentiellement idiopathique ;
aussi la définissent-ils :

Un écoulement blanc chronique affectant certaines
femmes, dont les organes génitaux ne présentent aucune
lésion matérielle appréciable.

Pour les autres, la leucorrhée est bien une hypersécrétion, mais une hypersécrétion qui dépend d'un état inflammatoire, irritatif ou congestif de la muqueuse génitale.
Ces derniers ne voient donc pas dans la leucorrhée une
affection essentielle, mais, au contraire, un phénomène
symptomatique, le signe d'une lésion ; et ils la définissent
à leur tour :

Un symptôme, le plus commun des affections vaginales
et utérines, qui naît sous l'influence d'une excitation mor-

bide, consécutive à une phlegmasie, à une congestion de
de la muqueuse génitale.

De ces opinions, diamétralement opposées, laquelle est
la vraie ?

Un esprit non prévenu, et partant impartial, trouve que
l'une et l'autre sont trop absolues. La plupart du temps, la
leucorrhée est le premier symptôme, souvent même le seul
symptôme, qui attire l'attention des femmes, en réalité atteintes d'une métrite, d'une vaginite ou autre maladie, lesquelles à un moment plus ou moins éloigné, feront éclore
d'autres signes ou laisseront noter des lésions ; cela est incontestable. Mais il est vrai et admissible qu'une hypersécrétion muqueuse, qu'un écoulement blanc puisse naître
— rarement, nous le voulons bien, mais au moins quelquefois — sous l'influence d'un trouble, d'ordre local ou
général, survenu dans l'innervation des glandes mucipares
génitales, sans que la muqueuse elle-même soit irritée,
congestionnée, enflammée, sans qu'il existe sur elle des
lésions appréciables.

Seulement cette leucorrhée essentielle ne reste pas telle
indéfiniment ; elle ne garde pas toujours son caractère
primitif, idiopathique. Une sécrétion morbide, en effet, ne
dure pas longtemps sans que des changements, congestifs
ou hypertrophiques, ne surviennent fatalement dans les
glandes qui l'engendrent ; or le produit anormalement sécrété se ressent de ces modifications glandulaires ; il
change, il acquiert des propriétés nouvelles, il est une
cause permanente de gêne, d'irritation pour les parties
qu'il baigne, qu'il macère.

Celles-ci réagissent à leur tour sur la sécrétion, qui de
primitive devient secondaire, d'essentielle devient symptomatique ; qui de point de départ, de cause, devient conséquence, effet d'une modification des tissus. Il s'est établi un
cercle pathologique.

On peut donc résumer ce qui est relatif à la nature des flueurs blanches en disant :

La leucorrhée, sécrétion morbide de la muqueuse génitale féminine, est le plus souvent consécutive à une irritation, à une congestion, à une inflammation de cette membrane, c'est-à-dire est un symptôme d'une maladie utérine ou vaginale ; cependant, née quelquefois sous l'influence d'une modification de l'innervation des glandes mucipares, elle constitue une entité pathologique temporaire qui engendrera une affection utérine ou vaginale dont elle deviendra un phénomène symptomatique.

Cette manière de voir nous dispense de nous étendre longuement sur l'étiologie, la symptomatologie, la sémiotique et le traitement des flueurs blanches.

En tant que symptôme d'une affection utérine ou vaginale, la leucorrhée a été étudiée avec cette affection ; nous n'avons plus à y revenir. Aussi, ce que nous allons dire a trait seulement à la leucorrhée essentielle qui, nous le répétons, est peu fréquente et ne reste que temporairement idiopathique.

Toutes les circonstances fâcheuses, qui, de près ou de loin, peuvent retentir sur les fonctions nerveuses générales ou locales, c'est-à-dire génitales, sont des causes aptes à faire naître la leucorrhée.

Tels sont une alimentation malsaine et incomplète, l'anémie, les veilles prolongées, la contention soutenue de l'esprit, l'insomnie habituelle, les passions tristes et déprimantes, les climats et les habitations humides, les vices scrofuleux et lymphatique, l'ingestion de certaines substances semblant avoir une action morbifique élective sur les nerfs qui président aux sécrétions génitales, la masturbation sous toutes ses formes, l'excès de coït, les excitations érotiques ordinaires et continues.

L'utérus et le vagin sont les deux sources du flux leucorrhéique; aussi existe-t-il trois variétés de flueurs blanches : les utérines, les vaginales et les utéro-vaginales; ces dernières sont les plus fréquentes.

La leucorrhée, comme nous l'envisageons, n'étant qu'une hypersécrétion, se présente avec l'aspect et les caractères du mucus des divers organes qui la produisent.

Celle du vagin est opalescente ou plus souvent laiteuse, épaisse, comme caillebottée ; celle de l'utérus varie selon qu'elle provient du col ou du corps; dans le premier cas, elle est lourde, cohérente, filante, analogue à l'albumen de l'œuf, et transparente ; dans le second cas, elle est claire, limpide, moins épaisse, moins visqueuse; la leucorrhée mixte ou utéro-vaginale participe des flux précédents, dont elle n'est que le mélange dans des proportions diverses.

Lorsqu'un écoulement est différent de ceux que nous venons d'indiquer, ce n'est plus un flux idiopathique; on est en présence de flueurs blanches symptomatiques.

Le diagnostic consiste donc à savoir reconnaître les sécrétions, à pouvoir en indiquer la source. C'est là chose facile, et nous venons de voir qu'il existe des distinctions manifestes.

Ajoutons que la leucorrhée utérine a une réaction ordinairement alcaline, la leucorrhée vaginale une réaction acide, la leucorrhée mixte une réaction tantôt acide, tantôt alcaline, tantôt neutre, selon les rapports du mélange.

Le spéculum permet de préciser *de visu* la source de l'écoulement; lorsqu'il est utérin, en effet, on le voit sourdre du col sous forme de larmes épaisses, rubanées.

Peut-on confondre la leucorrhée essentielle avec la leucorrhée symptomatique? En d'autres termes, peut-il y avoir confusion entre la leucorrhée proprement dite et les maladies vaginales ou utérines, accompagnées d'un écoulement?

Nous ne pensons pas qu'un observateur sérieux puisse se tromper ; car l'annonce d'un flux génital doit éveiller de suite son attention et l'engager péremptoirement à faire un examen des organes de la génération. De cet examen résulte la découverte de l'existence ou de l'absence des signes diagnostiques.

Dans le premier cas, l'ensemble des symptômes, reconnus par l'exploration et corroborés par les commémoratifs et les renseignements étiologiques, lui permettra de préciser exactement la nature de la maladie ; dans le second cas, le manque même des signes lui sera la meilleure preuve qu'il est en présence de la leucorrhée, dont la symptomatologie est, pour ainsi dire, négative, et dont le diagnostic se doit établir par exclusion.

Il n'est donc pas d'erreur possible, et il est inutile, ce nous semble, de vouloir, à cette place, tracer les caractères qui distinguent la leucorrhée des affections du vagin et de l'utérus, ce qui se résumerait à aligner tous les phénomènes morbides des dites affections, et à ajouter qu'ils font absolument défaut dans les flueurs blanches essentielles.

Le pronostic de la leucorrhée n'est pas grave, mais il est fâcheux, parce que cet état morbide dénote souvent un affaiblissement de l'organisme, une santé détériorée, qu'il ne fait lui-même qu'empirer ; parce que, surtout, il annonce pour bientôt, si on néglige de le traiter, l'éclosion d'une maladie génitale dont nous savons la durée longue et la résistance au traitement. C'est là, en effet, le mode de terminaison de la leucorrhée.

Pour guérir ce flux génital, il est nécessaire de changer le mauvais état organique qui, par sa réaction sur l'innervation glandulaire, a engendré et entretient l'écoulement.

Selon les cas, on devra donc traiter les vices strumeux et lymphatique, réformer l'alimentation, conseiller une habitation sèche et aérée, reconstituer le sang, défendre une tension d'esprit outrée, l'abus du coït et des excitations érotiques, faire cesser l'insomnie, ordonner des distractions et de l'exercice, ou, enfin, déraciner l'habitude de la masturbation.

Mais cette thérapeutique médicamenteuse ou hygiénique, très-utile pour prédisposer à la guérison, sera le plus souvent insuffisante pour la déterminer, si elle est seule employée. Presque toujours un traitement local est nécessaire.

La leucorrhée vaginale cédera aux injections toniques, astringentes avec l'eau chargée d'alun, d'acétate de plomb, de tannin, avec les décoctés de tan, de feuilles de noyer, de quinquina, de ratanhia, avec les infusions d'arnica, d'eucalyptus globulus, etc., etc. Elle résistera moins encore aux tampons imbibés de glycérolé tannique, aux sachets pleins de poudre styptique, et surtout au badigeonnage avec un liquide cathérétique au chlorure de zinc ou au nitrate d'argent.

Contre la leucorrhée utérine, le traitement varie selon qu'elle provient du col ou du corps. Appartient-elle à la muqueuse cervicale : on porte sur cette membrane une substance modificatrice à l'aide d'un pinceau ou d'un bâtonnet dont l'extrémité est armée de brins de charpie, ainsi que nous l'avons indiqué en parlant de la métrite.

Le flux est-il sécrété par le corps utérin : on recourt aux injections intra-utérines de chlorure de zinc ou d'azotate lunaire faites avec les précautions nécessaires. On se sert avec avantage des faibles solutés suivants :

℞ Nitrate d'argent..................... 0,05 centigr.
   Eau distillée........................ 100 gr.
       F. S. A.
℞ Chlorure de zinc.................... 0,10 centigr.
   Eau distillée........................ 100 gr.
       F. S. A.

Dans la leucorrhée mixte — est-il indispensable de le dire? — on combine le traitement du flux vaginal au traitement du flux utérin.

ARTICLE X

Corps fibreux et polypes utérins.

Les tumeurs qui se développent dans le parenchyme même de l'utérus, sous son revêtement péritonéal, sous sa membrane muqueuse, sur cette dernière ou enfin sur le museau de tanche, qu'elles soient pédiculées ou non, et constituées par du tissu dur, fibroïde, cartilagineux ou mou, muqueux, vésiculaire, etc.; en un mot, les corps fibreux et les polypes de la matrice s'accompagnent presque toujours d'un écoulement leucorrhéique muqueux ou muco-purulent. Mais le flux génital n'est pas le symptôme dominant de ces affections, sur lesquelles, pour cette raison, nous ne voulons pas nous appesantir.

Dans ces états pathologiques, en effet, les flueurs blanches ne sont, à proprement parler, qu'accessoires; elles manqueraient complétement que le diagnostic n'en serait pas pour cela compromis.

D'autres signes d'une grande puissance servent à les faire reconnaître; ce sont les irrégularités menstruelles, les métrorrhagies, aussi bien durant la période génitale qu'après la ménopause; ce sont l'augmentation de volume et la lourdeur anormale de la matrice, sensibles à l'exploration, et qui s'accusent, en outre, chez la patiente, par de la pesanteur au périnée, des tiraillements dans les aines et les lombes, de la lassitude et de l'engourdissement dans les membres inférieurs; ce sont encore l'abaissement, le

déplacement, les déviations de l'utérus, causes ordinaires
de constipation, de rétention ou d'incontinence d'urine ;
c'est parfois, enfin, la tumeur elle-même, perçue par le
doigt explorant le vagin ou le rectum, ou sentie par le cathétérisme.

L'écoulement n'est qu'accessoire, disions-nous ; nous
pourrions ajouter qu'il n'appartient pas en propre aux
corps fibreux ou aux polypes ; il est le symptôme d'une
métrite interne muqueuse, née sous l'influence de la congestion, de l'irritation que détermine par sa présence la
tumeur utérine.

Dans un seul cas, le flux acquiert une certaine valeur
sémiotique et devient même un signe pathognostique, non
des polypes, mais des corps fibreux ; c'est lorsqu'il contient des concrétions calcaires, déchiquetées, petites, an-
guleuses, d'une couleur grisâtre, ressemblant à des calculs irréguliers. Ces productions dures, en effet, ne sont
que des débris détachés de la coque dont s'entourent les
corps fibreux qui évoluent depuis longtemps déjà.

Ce qui précède suffit à démontrer que le plus généralement c'est ailleurs que dans l'écoulement qu'il faut chercher les éléments du diagnostic des polypes et des corps
fibreux utérins, pour le pronostic et le traitement desquels
nous renvoyons aux traités de pathologie chirurgicale et
de gynécologie.

A R T I C L E   XI

Cancer utérin.

Nous n'avons ni l'intention ni la prétention de faire ici
une description complète et détaillée du cancer de l'utérus : les développements que comporte un semblable sujet

nous mèneraient, en effet, au delà des limites de notre cadre. Cette grave et trop fréquente affection, étudiée longuement, d'ailleurs, par des auteurs de la plus haute science, ne doit nous intéresser que par un de ses signes : l'écoulement; et c'est à ce seul point de vue que nous voulons l'envisager, en laissant dans l'ombre son étiologie encore peu connue, une partie de sa symptomatologie, son pronostic et son traitement, qui n'est à cette heure que palliatif.

Lorsque le parenchyme du col utérin n'est encore qu'infiltré par la production morbide, et n'a subi d'autre altération visible et tangible qu'un gonflement, qu'une hypertrophie ; en un mot, à la première période du cancer, l'écoulement génital consiste en un suintement, en une sécrétion muqueuse peu considérable, dont la malade ne semble guère se soucier. Peu à peu, en même temps que l'affection progresse, que la dégénérescence s'accentue, le flux augmente, change d'aspect, se colore en blanc, se strie de jaune, s'épaissit et coule incessamment durant le temps qui sépare les époques menstruelles ou les métrorrhagies. Cette leucorrhée du début reconnaît bien pour cause primordiale le cancer, mais, à vrai dire, elle appartient à une métrite interne muqueuse qu'engendre l'irritation développée par le néoplasme. Son odeur est celle des autres écoulements génitaux féminins, c'est-à-dire fade, légèrement nauséeuse.

Quand le cancer, après avoir envahi le derme muqueux, s'est ulcéré, nous disons à la seconde période de la maladie, l'écoulement est plus abondant; de lactescent, de blanc jaunâtre, de muco-purulent, il devient jaune, jaune-verdâtre, strié de rouge, purulent, mélangé de sérosité, de sanie. Le flux, alors, provient non-seulement de la métrite, mais aussi de la plaie en suppuration. Son odeur est plus forte, elle acquiert une puanteur qui ne fait qu'augmenter de plus en plus.

23.

Plus tard, au dernier stade de l'affection maligne, lors de la cachexie, quand la fonte purulente a désorganisé le parenchyme utérin et souvent aussi les tissus voisins, l'écoulement est tout à fait caractéristique. Il est rougeâtre, sanguinolent, brunâtre, lie de vin, roussâtre, couleur de chocolat ; c'est un mélange mal lié, grumeleux, de pus sanieux, de caillots noirâtres, de débris organiques composés de grains charnus, grisâtres, irréguliers, de filaments blanc sale, de détritus macérés. A ces éléments divers s'ajoutent parfois de l'urine, des matières intestinales, des gaz, lorsqu'une des cloisons utéro-vésicale ou recto-utérine est détruite. La fétidité du flux est repoussante à cette période, et possède un caractère unique et *sui generis*.

De ce qui précède il est facile de déduire que le flux leucorrhéique du cancer diffère dans les trois degrés de la maladie, mais qu'il n'est réellement à lui seul un signe d'une grande valeur sémiotique que vers la fin de la deuxième période et durant la troisième.

A ces époques, il suffit de le voir et de le sentir pour diagnostiquer le cancer ; hors ces temps, il ressemble aux leucorrhées symptomatiques. D'autres signes toutefois permettent, par leur concomitance, de rapporter le flux à l'état morbide d'où il procède.

Dans le cancer qui commence, le museau de tanche — lieu d'élection de la maladie — offre à peu près la même altération que dans la métrite parenchymateuse du col, c'est-à-dire une hypertrophie ; mais une exploration sérieuse dénote des différences entre ces deux états pathologiques.

Ainsi, le cancer envahit de préférence la lèvre postérieure, tandis que l'engorgement inflammatoire occupe, en général, la totalité du col, tout en affectant la lèvre postérieure à un plus haut degré.

Dans le cancer, l'hypertrophie est mal limitée, diffuse,

semée çà et là de nodosités, d'inégalités plus dures, qui
vont en s'accentuant de plus en plus ; dans l'engorgement
phlegmasique, l'hypertrophie est bien limitée, et le tissu
offre une consistance unique, seulement un peu plus ferme
que normalement.

Dans la métrite parenchymateuse, le museau de tanche
est chaud, congestionné, douloureux, rouge ; dans le cancer, au contraire, il garde la température ordinaire, il est
rarement sensible et ne présente aucun signe d'hyper-
hémie.

Ces différences locales sont, il faut l'avouer, minutieuses
et peu tranchées ; cependant, elles sont perceptibles et
elles deviennent très-précieuses lorsque les présomptions,
qu'elles engendrent, se peuvent appuyer sur certains signes
rationnels du cancer, sur les troubles cataméniaux et les
métrorrhagies en dehors de l'époque menstruelle, sur les
antécédents, l'hérédité, les commémoratifs, sur la douleur
hypogastrique continue ou rémittente, à exacerbations
nocturnes, à recrudescences provoquées par toutes les
causes de congestion utérine, douleur qui peut, même au
début, affecter le caractère lancinant.

Le cancer de l'utérus ne se présente pas toujours sous
la forme signalée plus haut. Quelquefois, au contraire, il
se montre sous l'aspect d'un ulcère de mauvaise nature,
ou sous la configuration d'un champignon, d'une excroissance. Mais l'erreur diagnostique n'est guère possible :
l'ulcère malin est aussi distinct de la métrite ulcéreuse
que l'excroissance cancéreuse du polype utérin.

L'ulcère cancéreux, en effet, est solitaire ; les ulcérations
de la métrite, multiples ; le premier est large et profond,
les secondes peu étendues, superficielles.

L'ulcère cancéreux est ou bien mou, fongueux, saignant
abondamment et facilement, ou bien calleux, à bords épais,
durs, élevés ; les ulcérations inflammatoires n'offrent que

rarement ces caractères calleux et fongueux, et dans ce cas, ce n'est qu'à un degré atténué, amoindri, minime.

Le champignon cancéreux présente une base large, une surface végétante bosselée, inégale, dure deci delà, parcourue à son implantation par des vaisseaux fortement développés et saillants ; le polype, de son côté, est lisse, d'une consistance unique ; il est arrondi, régulier, et sa base est rarement sessile.

D'aileurs, ici comme plus haut, il faut rechercher les signes rationnels, toujours utiles à connaître.

Si la première période du cancer utérin n'offre à l'observateur que des symptômes vagues et peu nets, il n'en est pas de même de la seconde. A cette époque, l'écoulement, presque caractéristique par lui-même, de l'affection maligne, s'entoure de signes tranchés et affirmatifs. Aussi nous semble-t-il impossible de méconnaître la maladie, quand, avec le flux mentionné plus haut, on perçoit, à l'aide de la vue et du toucher, un col volumineux, bosselé, induré par-ci, ramolli par-là, et entamé par une ulcération souvent profonde et large ; quand, d'autre part, la femme accuse des métrorrhagies fréquentes et abondantes, des douleurs utérines, lancinantes cette fois, et dans quelques cas, horribles, insupportables ; lorsque enfin on remarque des troubles nerveux, des dérangements fonctionnels sympathiques, tels que des névralgies de tout siége, de la gastralgie, de la dyspepsie, des nausées, des vomissements, un amaigrissement rapide, une faiblesse générale, un commencement de marasme.

FIN

TABLE ANALYTIQUE

SECTION I.

DES ÉCOULEMENTS BLENNORRHAGIQUES CONTAGIEUX, AIGUS ET CHRONIQUES DE L'HOMME. DE LEURS ACCIDENTS ET DE LEURS COMPLICATIONS.

CHAPITRE PREMIER.

BLENNORRHAGIE URÉTHRALE.

Article Ier.

Article II.

Article III.

CHAPITRE II.

BLENNORRHÉE URÉTHRALE.

Article Ier.

Article II.

Article III.

SECTION II.

DES ÉCOULEMENTS BLENNORRHAGIQUES CONTAGIEUX, AIGUS ET CHRONIQUES DE LA FEMME. DE LEURS ACCIDENTS ET DE LEURS COMPLICATIONS.

CHAPITRE PREMIER.

BLENNORRHAGIE VULVAIRE, URÉTHRALE ET VAGINALE.

Article Ier. — Blennorrhagie vulvaire.

CHAPITRE II.

BLENNORRHÉE VULVAIRE, URÉTHRALE ET VAGINALE.

Article Ier. — Blennorrhée vulvaire.

Article II. — Blennorrhée uréthrale.

Article III. — Blennorrhée vaginale.

CHAPITRE III.

ACCIDENTS ET COMPLICATIONS DE LA BLÉNNORRHAGIE ET DE LA BLENNORRHÉE DE LA FEMME.

SECTION III.

DES ÉCOULEMENTS BLENNORRHAGIQUES CONTAGIEUX, AIGUS ET CHRONIQUES, COMMUNS AUX DEUX SEXES. DE LEURS ACCIDENTS ET DE LEURS COMPLICATIONS.

§ I. — Blennorrhagie ano-rectacle. Blennorrhée ano-rectale.

SECTION IV.

DES ÉCOULEMENTS BLANCS NON CONTAGIEUX PAR LES ORGANES GÉNITAUX,
CHEZ LES DEUX SEXES.

CHAPITRE PREMIER

ÉCOULEMENTS BLANCS NON CONTAGIEUX SPÉCIAUX A L'HOMME.

Article Ier. — Uréthrite.

Article II. — Balano-posthite.

Article III. — Hypersécrétion des glandes de Cowper.

Article IV. — Prostatorrhée.

Article V. — Spermatorrhée.

CHAPITRE II.

ÉCOULEMENTS BLANCS NON CONTAGIEUX SPÉCIAUX A LA FEMME.

Article Ier. — Vulvite.

Article II. — Vaginite.

Article III.

Article IV.

Article V.

Article VI. — Métrite aiguë.

Article VII. — Métrite chronique muqueuse interne.

Article VIII. — Métrite chronique muqueuse externe.

Article IX.

Article X.

Article XI.

FIN DE LA TABLE ANALYTIQUE.

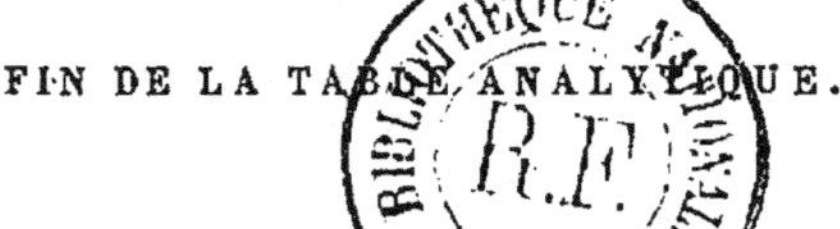

BIBLIOTHÈQUE NATIONALE — R.F.

PARIS. — IMPRIMERIE E. MARTINET, RUE MIGNON, 2

PUBLICATIONS DE LA LIBRAIRIE V. ADRIEN DELAHAYE ET Cie, ÉDITEURS

LANGLEBERT. Aphorismes sur les maladies vénériennes, suivis d'un formulaire magistral pour le traitement de ces maladies. 1 joli vol. in-32, avec vig. 2e édit., revue et aug. 1875. 3 fr. 50

LANGLEBERT. La syphilis dans ses rapports avec le mariage. 1 vol. in-12 de 332 pages. 1873. 3 fr. 50

BOSSU. Lois et mystères des fonctions de reproduction considérées dans tous les êtres animés, spécialement chez l'homme et chez la femme. 1 vol. in-12 avec 2 planches coloriées. 1875. 5 fr.

MOUSSAUD. Précis pratique des maladies des organes génito-urinaires. 1 vol. in-12 avec figures dans le texte. 1876. 5 fr.

NOTTA. Médecins et clients. 2e édition. 1 vol. in-18 de 188 pages. 1876. 2 fr. 50

RIANT (A.), professeur d'hygiène, médecin à l'École normale du département de la Seine, etc. **Leçons d'hygiène**, contenant les matières du programme officiel adopté par le ministre de l'instruction publique pour les lycées et les écoles normales. 1 beau vol. in-18. 1873. 6 fr.

PIORRY. La médecine du bon sens. De l'emploi des petits moyens en médecine et en thérapeutique. 2e édit. 1 vol. in-12. 1867. 5 fr.

BENOIST DE LA GRANDIÈRE. Notions d'hygiène à l'usage des instituteurs et des écoles normales primaires. 3e édition. 1 vol. in-18. 1878. 1 fr. 50

LE BRET, président de la Société d'hydrologie médicale de Paris, etc. **Manuel médical des eaux minérales.** 1 vol. in-12. 1874. 1 vol. in-18. 1874. Broché, 5 fr. 50. Cart. 6 fr.

GÉRARD. Traité pratique des maladies de l'appareil génital de la femme; avec une notice sur la stérilité et le moyen d'y remédier par la fécondation artificielle. 2e *édition.* 1 vol. in-12, 1877. 5 fr.

GUICHET (A.) **Les Etats-Unis.** (*United states América*). Notes sur l'organisation scientifique : les Facultés de médecine, les hôpitaux, la prostitution, l'hygiène, etc. 1 vol. in-18. 1877. 2 fr. 50

CULLERIER, chirurgien de l'hôpital du Midi, etc. **Des affections blennorrhagiques : Leçons cliniques** professées à l'hôpital du Midi, recueillies et publiées par le Dr ROYET, suivies d'un Mémoire thérapeutique, revues et approuvées par le professeur. 1861. 1 vol. in-8 de 248 pages. 4 fr.

RICORD, chirurgien de l'hôpital du Midi, membre de l'Académie de médecine, etc. **Leçons sur le chancre**, professées à l'hôpital du Midi, recueillies et publiées par le docteur A. FOURNIER, suivies de notes et pièces justificatives et d'un formulaire spécial. 2e édition, revue et augmentée. 1860. 1 vol. in-8 de 549 pages. 7 fr.

SUCQUET (J.-P.) **De l'embaumement chez les anciens et chez les modernes, et des conservations pour l'étude de l'anatomie.** 1 vol. in-8. 1872. 5 fr.

SOLARI. Traité pratique des maladies vénériennes. 2e édition. 1 vol. in-12 avec planches coloriées. 1868. 6 fr.

LE DUC (Philibert). **L'école de Salerne avec la traduction burlesque** du docteur MARTIN, nouvelle édition revue pour le latin sur les meilleurs textes, et pour la traduction sur l'édition originale de 1650, augmentée de deux suppléments latins traduits et annotés et d'extraits des anciens commentateurs. 1 vol. petit in-8, 1875. 3 fr.

PARIS. — IMPRIMERIE E. MARTINET. RUE MIGNON, 2.

BIBLIOTHEQUE NATIONALE DE FRANCE

3 753102198887 9

www.ingramcontent.com/pod-product-compliance
Lightning Source LLC
LaVergne TN
LVHW021925030726
842523LV00001B/58